血液内科常见病
实验室检查及诊治

李慧玲　主编

中国纺织出版社有限公司

图书在版编目（CIP）数据

血液内科常见病实验室检查及诊治 / 李慧玲主编
. -- 北京：中国纺织出版社有限公司，2023.4
　　ISBN 978-7-5229-0369-9

　　Ⅰ. ①血… 　Ⅱ. ①李… 　Ⅲ. ①血液病—实验室诊断②
血液病—诊疗 　Ⅳ. ①R552

中国国家版本馆CIP数据核字（2023）第035124号

责任编辑：樊雅莉　高文雅　责任校对：高　涵　责任印制：王艳丽

中国纺织出版社有限公司出版发行
地址：北京市朝阳区百子湾东里A407号楼　邮政编码：100124
销售电话：010—67004422　传真：010—87155801
http://www.c-textilep.com
中国纺织出版社天猫旗舰店
官方微博 http://weibo.com/2119887771
三河市宏盛印务有限公司印刷　各地新华书店经销
2023年4月第1版第1次印刷
开本：787×1092　1/16　印张：11.75
字数：265千字　定价：88.00元

编 委 会

主　编　李慧玲　董秀帅　常玉莹　徐海婵　任慧娟

副主编　蒲小燕　谈才文　李　静　李桂梅
　　　　吴兴华　廖崇皓　王　莉　严　峰

编　委　(按姓氏笔画排序)
　　　　王　莉　　佳木斯大学附属第一医院
　　　　任慧娟　　内蒙古医科大学附属医院
　　　　刘　洋　　哈尔滨医科大学附属第四医院
　　　　刘心平　　北部战区空军医院
　　　　严　峰　　辽宁中医药大学附属医院
　　　　李　静　　成都市新都区中医医院
　　　　李桂梅　　内蒙古医科大学附属医院
　　　　李晓霞　　哈尔滨医科大学附属第四医院
　　　　李慧玲　　佳木斯大学附属第一医院
　　　　吴兴华　　内蒙古医科大学第二附属医院
　　　　辛　延　　哈尔滨医科大学附属第二医院
　　　　赵玉德　　佳木斯大学附属第一医院
　　　　侯文宜　　哈尔滨医科大学附属第一医院
　　　　徐　萍　　哈尔滨医科大学附属第二医院
　　　　徐海婵　　北京大学深圳医院
　　　　谈才文　　重庆市开州区人民医院
　　　　常玉莹　　哈尔滨医科大学附属第二医院
　　　　董秀帅　　哈尔滨医科大学附属第二医院
　　　　蒲小燕　　新疆医科大学附属哈密市中心医院
　　　　廖崇皓　　重庆市开州区人民医院

前　言

随着科学技术不断发展，人们对血液系统疾病的研究日渐深入，血液科内容不断拓展和延伸，新的治疗手段和措施不断更新和完善，对血液病的治疗也从化疗、放疗、支持治疗发展到诱导分化治疗、免疫治疗、分子靶向治疗、基因治疗及造血干细胞移植治疗等现代综合治疗手段和方法。

本书首先简要介绍了血液学基础理论和常见实验室检查项目，然后详细阐述了临床血液系统常见疾病的病因、发病机制、临床表现、实验室检查、诊断与鉴别诊断，以及治疗方法等。本书内容翔实，资料新颖，体现科学性，突出实用性，希望能供广大医务工作者阅读参考。本书由全国各地具有丰富临床实践经验的有关专家、教授和高年资医师共同编写而成，作者们在繁忙的临床、教学、科研工作中，以严谨的治学态度，为本书的编写倾注了大量的心血和精力，在此，致以衷心的感谢。

本书在编写的过程中，由于编者较多，文笔不一，加之时间仓促及篇幅所限，书中疏漏和不足在所难免，敬请各位读者提出宝贵意见。

编　者

2022 年 11 月

目　录

第一章

绪 论

血液学是医学科学的一个独立分支。它的主要研究对象是血液和造血组织，包括研究血液中有形成分形态的血细胞形态学；研究细胞来源、增殖、分化和功能的血细胞生理学；研究血细胞组成、结构、代谢和血浆成分的血液生化学；研究血细胞免疫和体液免疫的血液免疫学；研究血液病遗传方式和信息传递的遗传血液学；研究血液流动性和血细胞变形性的血液流变学；研究实验技术和建立实验方法的实验血液学等。近年来，基础学科的飞速发展，实验技术的日新月异，促使血液学的研究内容和范畴不断地深入和扩大，开拓了许多新的领域，如血细胞生物学和血液分子生物学等。血液学已成为生理学和病理学等多个专业工作者共同耕耘的园地，血液学范围不断扩大。

第一节 血液学的组成与发展

一、血液学的组成

（一）临床血液学

临床血液学是血液学的基础，也是血液学得以发展的内在动力。我国的临床血液学以《邓家栋临床血液学》为标志，经过几十年的发展，已为中国血液学树立了标杆。临床血液学是以疾病为研究对象、基础理论与临床实践紧密结合的综合性临床学科，主要包括来源于血液和造血组织的原发性血液病以及非血液病所致的继发性血液病。临床血液学重点研究血细胞（如白血病等）和造血组织（如再生障碍性贫血等），以及出血倾向（如血友病等）和血栓栓塞（如深静脉血栓形成等）的病因、发病机制、临床表现和治疗等。此外，也研究临床各科疾病，如肝病、肾病、冠心病、糖尿病、脑血管病、呼吸病、传染病、免疫病、产科病、恶性肿瘤、遗传病等以及外科手术、严重创伤、药物治疗等引起的血液学异常。近年来，利用分子标志物对白血病进行免疫学分型和对血栓前状态进行精确诊断也取得了极大的进展。生理学家、生物化学家、免疫学家、遗传学家和肿瘤学家等与临床血液学家密切合作，使临床血液学的预防、诊断和治疗水平不断提高，同时，临床血液学又为多个基础学科解决了不少问题，并开阔了新的领域。

（二）基础血液学

基础血液学研究血液的各种组分，是对血液学基本理论、基本概念的研究，是血液病诊断、治疗和预防的基础，是指导血液学发展的探索过程。在我国，基础血液学奠基者非朱益栋教授莫属。尤其在血栓止血领域，他为此付出毕生精力。到目前为止，能与国际上基础血液学研究相提并论的成果只有血液学领域中的一个方向，即以王振义教授主编的《血栓与止血基础理论与临床》为标志，在引领中国血液学教学、科研和临床工作方面都有极高的价值。

（三）实验血液学

实验血液学根据各种血液学理论和学说进行体内和体外实验，或者是分子、蛋白水平的模式研究，以证实理论和学说的正确性，并为临床血液学研究提供必要的基础。这不仅是血液学研究的重要环节，也是血液学与其他学科关联、与生命科学协同的重要途径，也被认为是可独立展开研究的重要组成部分。遗憾的是，我国还没有任何真正意义上的实验血液学，却有太多的学者、教授将实验室开展的血液学检验与其混为一谈。实验血液学的突破将是我国血液学真正跨入国际先进水平的标志。

（四）血液学检验

血液学检验以血液学的理论为基础，以检验学的实验方法为手段，以临床血液病为工作对象，创建了一个理论—检验—疾病相互结合、紧密联系的体系，且在实践过程中不断发展、完善和提高。医学分子生物学的进展全面推动了血液分子细胞生物学的发展，血细胞的分子和细胞学结构的研究及其在发病中的作用原理，对血液疾病的理论和实践有了更深入的认识；在方法学上，多聚酶链反应等分子生物学研究方法在血液学检验和临床诊断中已广泛应用，使认识和诊断疾病从原来的细胞水平上升到亚细胞水平，将血液学检验提高到崭新的分子水平。公共信息平台的构建和先进实验仪器的快速发展打破了国家间的分界，使中国的血液学检验在标准化、实验室论证体系建设方面不落后于任何一个国家。近几十年来，血液学检验各类专著教材层出不穷，在血液学研究领域已严重失衡，只在数量上弥补了血液学其他领域研究的不足。

二、血液学的发展

血细胞的发现虽已有150~300年的历史，但这些细胞的形态学至今还是血液学家研究的重要部分。随着观察血细胞的技术不断改进，光学显微镜的精密度不断提高，染色技术使细胞形态更清晰、易于鉴别，得以区分出各类血细胞，且观察到各种血细胞的异常形态；特殊显微镜的发明使血细胞形态学概念更加充实。目前应用的特殊显微镜有：暗视野显微镜、位相显微镜、偏光显微镜、干涉显微镜以及电子显微镜等。从19世纪60年代开始了解到血细胞产生于骨髓，骨髓中有幼稚血细胞，这些幼稚细胞成熟后才进入血液。1929年发明了骨髓穿刺针，骨髓可像血液一样被吸取和推成薄膜片，在油镜下观察。从此骨髓细胞观察成为血细胞形态学研究的一个重要内容。类似技术也应用于淋巴组织内的血细胞形态观察。

血液学发展很大程度上是研究能力和实验技术的发展，如血细胞吸管（1852~1867年）、血细胞计数板（1855年）、血红蛋白定量（1878~1895年）和细胞分类技术（1877~1912年）。1953年，美国Coulter发明了世界上第一台血细胞自动计数仪，迄今已有各种半自动化和全自动化血细胞计数分析仪不断问世，并在世界范围内广泛应用，大大推动了血细胞计数和分类计数的发展。

（一）对红细胞的认识

对红细胞功能的认识，开始于 1871~1876 年，已知红细胞有带氧功能且能在组织中参与呼吸作用，1900~1930 年对此有更全面的了解。1935 年才知红细胞内有碳酸酐酶，能将大量二氧化碳转变成碳酸根离子，使之溶解于血液中；同时也能将碳酸根离子转化成二氧化碳，在肺泡中释放。这一发现不仅明确了红细胞的呼吸作用，而且了解到红细胞和血液酸碱平衡有密切关系。1967 年以后明确红细胞内 2，3-二磷酸甘油醛可作用于脱氧的血红蛋白分子，有利于组织获得更多的氧。1946 年，肯定红细胞寿命在 120 天左右。人体输血能较安全地开展，是在 1900 年发现红细胞 ABO 血型之后。在 20 世纪 20 年代已知红细胞在体外保存需要葡萄糖，20 世纪 30 年代已应用体外保存的血液作输血之用，20 世纪 40 年代血库才开始逐渐建立。对红细胞糖代谢的全面了解是在 1959 年后。近几十年来，红细胞结构与脂肪、蛋白的关系已较明确。

（二）对白细胞的认识

1. 对粒细胞的认识

1892~1930 年已知中性粒细胞有趋化、吞噬和杀灭细菌的作用，1986 年后才知道杀灭细菌的作用依赖于细胞内存在过氧化物酶，使自身体内的 H_2O_2 起氧化作用。嗜酸性粒细胞的功能虽然至今还不十分清楚，但早在 1949 年就知道嗜酸颗粒会转变成夏科—莱登结晶。近年来得知嗜酸性粒细胞内有阳离子蛋白，具有杀死微小生物的作用。对嗜碱性粒细胞功能也有一定了解。嗜碱颗粒中有多种化学成分，如组胺（血清素）等都是一些参与过敏反应的物质。

2. 对单核细胞的认识

单核细胞的吞噬功能在 1910 年后才有报道，此类细胞不但能吞噬一般细菌，而且能吞噬较难杀灭的特殊细菌（如结核分枝杆菌、麻风杆菌），也能吞噬较大的真菌和单细胞寄生虫。故当时有学者称之为"打扫战场的清道夫"。20 世纪 60 年代后发现，单核细胞能杀死和消化吞噬物质，主要依靠单核细胞内大量存在的溶酶体。近年来更了解到单核细胞在免疫反应中也起了很大作用，能将外来物质消化后提取抗原供给淋巴细胞，同时又可调节淋巴细胞以及其他血细胞生长、增殖或功能受抑。1924 年 Aschoff 曾提出"网状内皮系统"（RES）这一名称，1976 年后已被否定而改为与单核细胞有关的"单核吞噬细胞系统"（MPS）。现已知单核细胞只是该系统中一个较短暂、留在血液内的细胞，以后进入各种组织转变成组织细胞。组织细胞内如已有吞噬物质，则称为巨噬细胞，目前有学者称之为吞噬细胞。

3. 对淋巴细胞和浆细胞的认识

对淋巴细胞功能的认识主要在最近几十年。过去认为淋巴细胞是淋巴系统中最末的一代，已经成熟到不能再分化，而且对它的作用也很不了解。1959 年以来发现，淋巴细胞受到丝裂原和抗原刺激后又转化为抗原（免疫母细胞），并能再进行有丝分裂和增殖。近年来更明确，淋巴细胞虽然形态都相似，但在功能上却显著不同：B 细胞产生抗体；T 细胞中有的起杀伤作用，有的起辅助作用，有的起抑制作用，有的起诱导作用等。其实各类淋巴细胞还有更细的分工：一个淋巴细胞只对 1~2 种抗原起反应，抗原有千千万万，可想象淋巴细胞分工的复杂性。浆细胞是 B 淋巴细胞受到抗原刺激后转化出来的一种能分泌免疫球蛋白的细胞，这已在 20 世纪 60 年代得到肯定。T 细胞还能产生多种细胞激活素。

（三）对血栓与止血的认识

1842年发现血小板，直至1882年才知道它有止血功能和修补血管壁的功能，1923年知道血小板有集聚功能和黏附功能。它的作用机制和超微结构在近几十年逐渐了解，现已知集聚和黏附功能受到体内许多物质的影响，如肾上腺素、凝血酶、胶原和前列腺素等；而其中有些物质却又能在血小板内生成并通过微管分泌至血小板外，然后又作用于血小板。血小板超微结构的研究进展明确了血小板内各种亚结构，并且也明确了这些亚结构与上述一些物质的产生和分泌有关。使用激光共聚焦显微镜进行单个血小板断层扫描，分析单个血小板激活过程中钙离子浓度，应用流式细胞仪观察群体血小板钙离子流变化，证实血小板激活过程中，血小板外钙内流起重要作用，为临床工作中血栓性疾病的诊断及抗血小板药物的研究建立了重要的方法学基础。

对止血与血栓的认识开始于出血问题上。例如，血友病早在2000年以前犹太人法典中已有记载。20世纪50年代以后，对凝血机制有了深入的认识，到了20世纪60年代，"瀑布学说"已成为公认的凝血机制。20世纪60年代以后逐渐认识到血栓形成比止血缺陷对人类健康威胁更大，对血液凝固的研究不仅涉及止血问题，还涉及血管内血栓问题。近年来随着研究工作的深入，不仅在凝血因子方面有了新的发现，同时对体内抗凝蛋白，如蛋白C、蛋白S、抗凝血酶和组织因子途径抑制物等也加深了研究，活化蛋白C抵抗（APCR）的研究与临床应用，使血栓与止血实验诊断工作进入了新阶段。纤维蛋白溶解问题也取得新的认识和进展。分子标志物检测，将是研究和诊断血栓前状态和易栓症的重要方法和依据。

（四）对造血干细胞的认识

造血干细胞是由胚胎干细胞发育而来，在造血微环境及造血因子等诱导下，增殖、分化、发育成熟为各系血细胞，释放至外周血液执行其生物学功能。造血系统持续不断生成新的血细胞以替换衰老退变的细胞，维持体内恒定的血细胞数量，从而保证生命活动中机体对各类血细胞的需要。多年来，关于血细胞起源问题，单元论及多元论争论不休。20世纪初，提出造血干细胞（HSC）的概念，当时对这种细胞认识不甚清楚。直至1961年Till等用致死量放射线照射实验小鼠，然后进行骨髓移植，成功地在脾脏形成结节，发现了造血干细胞，即这类形成脾结节的原始细胞。后采用天然性染色体及性别决定基因作为细胞遗传的标志，结合造血干细胞研究中的单个脾集落转移技术，研究结果表明脾集落生成细胞是一类多能造血干细胞。此后进一步深入研究，在实验血液学研究史上书写了光辉的一页。1979年，体外培养人造血祖细胞成功，对造血干细胞、祖细胞有了崭新的认识。造血干细胞分化为各系祖细胞，进一步分化、成熟为各系成熟细胞。造血干细胞具有高度自我更新（自我复制）及多向分化这两个最基本的特征，是机体维持正常造血的主要原因。20世纪末，由于造血干细胞、造血祖细胞检测技术的进展，血液学研究深入到对造血和血液病发病机制的探索。为了进一步研究造血干细胞的分化功能，采用了天然的细胞标志纯化造血干细胞和发展体外造血干细胞培养技术，同时为应用造血干细胞移植治疗白血病、再生障碍性贫血等打开了新局面。

（五）对造血调控的认识

血细胞生成是造血干细胞经历连续增殖与分化的结果。机体根据需要有条不紊地调控造血干细胞的增殖与分化，保持各类细胞数量的相对恒定。在这个复杂的细胞活动中，造血细胞与间质细胞之间通过受体与配体的相互接触，以及细胞因子与造血细胞受体之间相互作用，并通过不同的信号转导通路启动或关闭一系列的基因而实现对造血细胞增殖、分化与凋亡的调控。近年来，在生理性及病理性造血调控研究方面取得明显进展，对血细胞的发生从分子水平上有了进一步的了解。造血调控研究是造血的基础研究，它对于阐明造血机制以及造血系统疾病的诊断、治疗和病因分析等都有重要作用。细胞因子及其受体的互相作用与信号传导是造血调控研究的另一个热点领域。对各系血细胞的调节因子如干细胞因子（SCF）、粒细胞集落刺激因子（G-CSF）、粒细胞—巨噬细胞集落刺激因子（GM-CSF）、促红细胞生成素（EPO）、血小板生成素（TPO）、白细胞介素（IL）等的理化性质、氨基酸序列、作用特点均已有较为详细的了解，细胞因子与受体的纯化、克隆、功能研究等不断地有新的进展。造血微环境中同时存在着造血细胞和间质细胞。它们之间的相互作用构成了造血调控的重要内容。造血微环境主要包括基质细胞、细胞外基质分子（ECM）、细胞黏附分子（CAM）各种正负调控因子等，造血微环境对于造血干细胞的增殖与自我更新，造血细胞的迁移与定位，各系祖细胞的发育、分化与成熟等均具有十分重要的调控作用。各种 Integrins、Ig 超家族分子、Selectins 等 CAM 间的互相识别，各种蛋白多糖（PG）如 SHPG、CS、HC 等对细胞因子的富集作用，各型胶原、糖蛋白（如 Fn、Lm、Hn、TSP 等）与造血细胞的定位、分化、成熟、释放等方面的研究也都取得了明显的进展。1973 年 Dexter 等建立了造血细胞体外长期培养体系，为体外模拟造血迈出了一大步。由骨髓细胞构造的贴壁细胞层对造血干细胞增殖与分化的调控是通过造血微环境细胞分泌的细胞因子实现的。造血调控的研究一方面为认识生命科学的许多基本问题提供了重要的研究模型和理论；另一方面在血液系统疾病、恶性肿瘤、遗传性疾病等的发病机制、诊断、治疗和预后判断中均具有十分重要的意义。

（李慧玲）

第二节　血液病患者评估

怀疑患者有血液系统异常时，应该系统全面了解病史并做体检，获得尽可能多的关于患者疾病的发病和演变过程信息，以及遗传和环境因素的影响，患者一般健康状况和以往的病史有助于了解疾病的发生和进展。医师认真体检时，通过床边观察仔细寻找疾病体征，获得组织器官异常的证据。皮肤改变，肝、脾或淋巴结肿大等体征对疾病诊断有很大帮助。外周血、骨髓、影像和活体组织检查都是必不可少的。血液系统疾病并不少见，但更多看到的是继发于其他疾病的血液系统改变。例如，贫血的体征和症状以及淋巴结肿大既是血液病的常见临床表现，也是继发性疾病经常产生的血液病的体征和症状。尤其当结缔组织疾病患者出现贫血的体征和症状，并有明显的淋巴结肿大时，可发现造血和淋巴系统以外的其他系统的原发性病变。

一、病史

在当今技术手段驱动的医疗环境下，仔细询问病史和体检收集信息的重要性已大不如前，但病史和体检仍然是对临床疾病进行评估的第一步。

（一）症状和体征

1. 体重减轻

体重减轻是很多严重疾病的常见伴随症状，包括原发性血液病，但大多数血液病并不表现出明显的体重减轻。很多消耗性疾病，如肿瘤扩散和结核病可引起贫血。极度消瘦时，应该怀疑相关疾病，而贫血可能并不是原发性异常。

2. 发热

侵袭性淋巴瘤和急性白血病常见的早期表现是发热，是由释放的致热原性细胞因子如白细胞介素引起的。化疗引起的造血细胞减少或伴有免疫缺陷导致的感染也通常是引起发热的原因。不明原因的发热，应该考虑淋巴瘤，特别是霍奇金淋巴瘤。原发性骨髓纤维化、急性白血病、晚期骨髓增生异常综合征和其他淋巴瘤也可引起发热。极少数严重恶性贫血或溶血性贫血患者也可出现发热。严重溶血，免疫缺陷或中性粒细胞减少患者并发的菌血症可伴有寒战。夜间盗汗提示低热，可见于淋巴瘤或白血病患者。

3. 疲劳、不适和虚弱

这些症状是非特异性的，对其评估也非常复杂和困难。在有严重疾病的患者，这些症状可能是发热、肌肉消耗或其他相关情况引起的。中度或重度贫血患者经常出现疲劳、不适或虚弱，这些症状也可见于血液系统恶性肿瘤。缺铁，甚至并没有明显贫血的缺铁也可出现疲劳或虚弱。

4. 乏力

伴随贫血或恶性疾病过程而出现的消耗表现，常出现全身无力或体能下降。局部身体乏力也可能由血液系统疾病并发神经系统异常所致。维生素 B_{12} 缺乏（如恶性贫血）患者可出现下肢无力，伴有麻木、麻刺感、步态不稳。单克隆免疫球蛋白血症可出现外周神经病变引起的肢体无力。白血病、骨髓瘤或淋巴瘤患者出现一个或多个肢体虚弱，可能表明侵入中枢或外周神经系统。血液系统恶性肿瘤可引起继发性肌病，通常表现为近端肌肉群无力。脚下垂或腕下垂可见于铅中毒、淀粉样变、系统性自身免疫性疾病，或由于长春新碱治疗引起的并发症。

5. 神经系统

（1）头痛：贫血或者红细胞增多症可导致轻微至严重头痛。血液系统疾病患者可由白血病或淋巴瘤细胞侵入或压迫大脑，隐球菌或分枝杆菌机会性感染中枢神经系统而导致头痛。血小板减少或者其他出血性疾病导致颅内出血或蛛网膜下隙出血可引起突然的剧烈头痛。

（2）感觉异常：见于恶性贫血引起的外周神经病变，或继发于血液恶性肿瘤或淀粉样变性的外周神经病变。长春新碱治疗也可引起感觉异常。

（3）意识模糊：可伴发于颅内肿瘤或感染，也伴发于高热。意识模糊见于重度贫血、高钙血症或高剂量糖皮质激素治疗。意识模糊或明显的智力衰退可能是恶性贫血的表现。急性间歇性卟啉病或用大剂量糖皮质激素治疗可引发明显的精神病症状。意识障碍可由中枢神经系统出血或白血病和淋巴瘤产生的颅内压增高引起。重度贫血，红细胞增多症，由血浆单克隆免疫球蛋白引起的血液黏滞度过高，或者白血病性高白细胞血症，特别是慢性粒细胞白血病等，也可伴意识障碍。

6. 颈部

颈部无痛性肿大为淋巴瘤的特征，但一些其他疾病也可引起类似症状。淋巴瘤患者肿大的淋巴结可因继发感染或迅速增大而产生疼痛或触痛。疼痛或触痛性淋巴结肿大常见于炎性反应，如传染性单核细胞增多症或化脓性淋巴结炎。淋巴结肿大可压迫并阻塞上腔静脉引起颈部、面部弥漫性肿胀。

7. 胃肠系统

食欲减低是常见症状但通常无特异性诊断价值。高钙血症和氮质血症可引起食欲减低、恶心和呕吐。在血液系统疾病中可能出现的各种定义不详的消化道症状都归类为"消化不良"。脾脏极度肿大可引起腹胀、少食饱腹感、反酸、呃逆或不适。淋巴瘤阻塞肠道、腹膜后出血、铅中毒、急性溶血、过敏性紫癜、急性间歇性卟啉病等均可引起腹痛。腹泻可发生于恶性贫血，它也是各种肠吸收不良的突出症状。血小板减少或其他出血性疾病相关的胃肠出血常常表现为呕血或黑便，但也可能表现为隐匿性的。出血性疾病伴结肠病变可出现便血。高钙血症患者或接受长春花生物碱治疗的患者可发生便秘。

8. 皮肤

皮肤表现对血液系统疾病有非常重要的意义，包括皮肤纹理或颜色的改变，瘙痒及特异或非特异皮肤病变。缺铁性贫血患者的皮肤可变得干燥，头发干而细，指甲脆。甲状腺功能低下可引起贫血，患者的皮肤干燥、粗糙，呈鳞状。恶性贫血、先天性或获得性溶血性贫血患者可呈现明显黄疸。恶性贫血患者因黄疸和苍白同时出现，故其皮肤被形容为"柠檬黄"。血液系统恶性肿瘤，特别是淋巴瘤，累及肝脏或造成胆管阻塞，也可出现黄疸。皮肤苍白是贫血患者常见的伴随症状，但有些严重贫血患者却可不表现苍白。真性红细胞增多症患者可并发难受的红斑性肢痛病。斑片状或广泛的红皮病发生于皮肤 T 细胞淋巴瘤和某些慢性淋巴细胞白血病或淋巴细胞性淋巴瘤。在骨髓移植后的移植物抗宿主病，其皮肤常常受累，有时甚至非常严重。血色病患者可有青铜色或灰色皮肤色素沉着。硫化血红蛋白血症、氧亲和力降低的异常血红蛋白病，以及原发性和继发性红细胞增多症，都可出现皮肤发绀。有冷球蛋白或冷凝集素者，在暴露于冷空气后耳朵或指端可发绀。霍奇金淋巴瘤可出现皮肤瘙痒，甚至极度瘙痒而无可见皮肤病变。蕈样真菌病或其他累及皮肤的淋巴瘤也可表现为皮肤瘙痒。相当多的红细胞增多症患者有浴后皮肤瘙痒的主诉。

瘀点和瘀斑最常见于血小板减少性紫癜、非血小板减少性紫癜，获得性或遗传性血小板功能异常，以及血管性血友病。如果没有创伤，这些瘀点和瘀斑通常不会引起疼痛，但精神性紫癜和红斑结节可出现疼痛。

浸润性病变可发生于白血病（皮肤性白血病）和淋巴瘤（皮肤性淋巴瘤），有时是患者就诊的主诉。单核细胞白血病比其他类型白血病发生皮肤浸润的频率高。坏死性病变可见于血管内凝血、暴发性紫癜和华法林诱发的皮肤坏死，极少数情况下血液循环有冷球蛋白或冷凝集素的患者，当暴露在寒冷中也可发生皮肤坏死。

（二）家族史

详细的家族史对研究血液病患者非常重要，对溶血性贫血，应询问亲属中有无黄疸、贫血和胆结石。对止血障碍或静脉栓塞的患者，必须特别注意家庭成员中是否有出血表现和静脉血栓栓塞。如果是常染色体隐性遗传病如葡萄糖-6-磷酸脱氢酶（G-6-PD）缺乏症，患者父母通常不患病，但其兄弟姐妹中可能已经有相似的临床综合征。询问关于死于婴儿期兄弟姐妹的情况尤其重要。如果怀疑 X 连锁遗传，有必要询问外祖父、舅舅、兄弟及其子女的症状。显性遗传性疾病如遗传性球形红细胞增多症患者，医师应该能够在父母一方以及很可能在同胞兄弟中和患者的子女中也发现这些病的特征。种族背景在考虑某些疾病的诊断时也非常重要，如地中海贫血、镰形细胞贫血和葡萄糖-6-磷酸脱氢酶缺乏症等在地中海地区或东南亚有特定地理分布的遗传性疾病。

二、体格检查

对每一位患者应做详细的体检，对各系统都要认真检查，以获得对患者一般健康状况的全面了解。人体的某些部位与血液病尤其相关，因此应予以特别重视。这些部位包括皮肤、眼睛、舌、淋巴结、骨骼、肝、脾以及神经系统。

1. 皮肤苍白和潮红

皮肤的颜色与皮肤中含有的色素和通过皮肤毛细血管的血液有关。血液对皮肤颜色的影响对诊断贫血或红细胞增多症有指导作用，因为血红蛋白水平降低可引起皮肤苍白，而血红蛋白水平增高引起皮肤潮红。皮肤中色素的多寡可影响皮肤颜色，可能误导临床医师，例如由于色素减少而皮肤变白或因色素过多而使皮肤颜色失去指导意义。

血流量和血红蛋白量的改变能影响皮肤颜色，这也可能误导临床医师。情绪变化既可引起皮肤苍白也可致面部潮红。寒冷或酷热同样可引起皮肤苍白或潮红。长期风吹或日晒能引起持久的皮肤发红，长期饮酒可致面部发红。皮肤发红的程度能通过拇指用力压迫皮肤来判断，如按压前额，使毛细血管中的血液排空，松开拇指后立即比较受压迫部位与周围未受压部位皮肤的颜色。

黏膜和甲床对判断贫血或红细胞增多症较皮肤更可靠。结膜和牙龈可因为炎症不能真实反映血红蛋白水平，或者由于嘴唇压迫，牙龈可呈浅白色。牙龈和甲床也可有色素沉着，使毛细血管模糊不清。有些个体的甲床毛细血管的颜色要从侧面或指甲末端压迫指尖才能完全看清。掌面的皱褶也可用来判断血红蛋白水平，手掌完全展开时应该呈粉红色，否则表示血红蛋白在 70 g/L 或以下。肝病可诱发手掌鱼际和小鱼际隆起发红，即便在贫血患者也如此。

2. 发绀

皮肤发绀就像皮肤苍白一样，可因为皮肤色素而很难判断。发绀综合反映血红蛋白减少程度、高铁血红蛋白或硫化血红蛋白的总量。当血红蛋白降低至约 50 g/L，高铁血红蛋白含量达 15 ~ 20 g/L，或硫化血红蛋白含量达 5 g/L 时，可引起明显的发绀。

3. 黄疸

黄疸时可在结膜、黏膜，或者没有较深色素的皮肤观察到。黄疸患者应在白天自然光下检查，而不要在白炽灯或者荧光灯下，因为黄色灯光会掩盖患者的皮肤黄色。黄疸由皮肤被胆色素染色所致，葡萄糖醛酸胆红素（直接反应或结合胆红素）比非结合胆红素更易使皮肤着色。如果胆红素水平在 2 mg/dL 以下，肉眼观察不到皮肤黄疸。皮肤黄色色素沉着也可见于胡萝卜素血症，特别是在幼儿。

4. 瘀点和瘀斑

瘀点较小（直径 1 ~ 3 mm），是由皮肤内出血引起的圆形、红色或棕色皮肤病变，主要发生在静脉压力高的部位，如下肢。这些瘀点压之不退色。瘀点有时稍稍隆起，可触摸得到，这种表现提示血管炎。瘀斑可大小、形态不一，视皮肤出血的程度和时间，可显红色、紫色、蓝色或黄绿色。瘀斑可呈扁平或隆起状，有些有疼痛和触痛。遗传性出血性毛细血管扩张症呈现细小、扁平、无脉动的紫罗兰色瘀斑，压之退色。

5. 表皮脱落

某些血液系统疾病如霍奇金淋巴瘤，即便没有皮肤病变，也可出现严重瘙痒。搔抓导致皮肤表皮脱落是皮肤严重瘙痒症的唯一体征。

6. 腿部溃疡

开放性溃疡或溃疡愈合后的瘢痕常见于镰形细胞贫血患者的内外踝，其他遗传性贫血少见。

7. 指甲

慢性和严重缺铁性贫血患者的指甲可出现纵向皱褶和扁平，或反甲。

8. 眼睛

通过检查眼睛可发现黄疸、苍白或多血症。检查巩膜比检查皮肤更易发现黄疸。血液系统疾病患者还必须做检眼镜检查。视网膜出血和渗出发生在患严重贫血和血小板减少的患者，若出血面很大可使视网膜隆起，看起来像黑色肿瘤。视网膜中心呈白色的圆形出血也常见。静脉扩张可见于红细胞增多症。在巨球蛋白血症患者中，静脉充血呈香肠状节段。

9. 口腔

口腔黏膜溃疡常发生于中性粒细胞减少症患者。白血病患者也可因为牙龈浸润而表现出红肿和出血。黏膜出血见于出血性疾病。铅中毒患者的牙基部牙龈处可因硫化铅沉积而形成一条黑线。恶性贫血和缺铁性贫血患者的舌头可变得完全光滑。营养缺乏的患者舌头可变得又红又光滑，并可伴有口角开裂。舌头增大，摸起来比正常的硬，可能表明有原发性淀粉样变性。

10. 淋巴结

淋巴结广泛分布于全身，任何单个或一组淋巴结在发生疾病时均可受累及。体检注意检查颈部、锁骨上、腋下、肱骨内上髁、腹股沟区域的肿大或触痛的淋巴结。正常成人仅腹股沟处的淋巴结容易被触摸到，正常儿童颈部还可触及多个小的（0.5～1.0 cm）淋巴结。触诊动作应轻柔，最好用指尖做环形移动，缓慢增加压力。触痛的淋巴结通常提示炎症，但快速增生的淋巴瘤在触诊时也可产生触痛。检查深部淋巴结可通过特定的造影技术手段检查，包括 CT、磁共振成像（MRI）、超声波检查、镓造影术和正电子发射断层扫描等。

11. 胸腔

肋骨或胸骨的触痛是一个易被忽视的重要体征，全身性骨痛加剧见于白血病，局部性骨痛加剧见于浆细胞骨髓瘤或转移性肿瘤。应该用指尖间歇性施压，检查所有骨骼表面以确定可能的受累区域。

12. 脾脏

正常成人脾脏在体检时通常不能触及，但偶尔可以摸到脾尖。正常脾脏是否可触及可能与体型有关。通过叩诊、触诊或两者结合可检查出肿大的脾脏。脾脏增大 40% 便可触及，通过放射性同位素扫描或超声波检查可估计脾的大小，并帮助发现体检时不能触及的脾肿大。

13. 肝脏

右上象限触及肝脏边缘常常用于检查肝脏肿大，尽管已有证据显示此方法不精确。为了适当评估肝脏大小，有必要通过叩诊确定肝脏的上下边缘。影像检查常用于显示局部浸润性病变。

14. 神经系统

对很多血液病患者必须进行神经功能的全面评估。维生素 B_{12} 缺乏损害大脑、嗅觉、脊髓和外周神经功能，严重慢性维生素 B_{12} 缺乏可导致不可逆的神经性退行性病变。白血病脑膜炎常表现为头痛、视觉受损或脑神经功能紊乱。脑内肿瘤生长或脊髓受压迫等，可由恶性淋巴瘤或浆细胞瘤引起。白血病、淋巴瘤和骨髓瘤患者可因为肿瘤浸润、出血、感染或副肿瘤综合征而发生各种各样的神经系统异常。原发性单克隆免疫球蛋白病患者可出现若干类型的感觉和运动神经病变。多神经病是 POEMS 综合征的特征，表现为多神经病、器官肿大、内分泌病、单克隆免疫球蛋白病和皮肤病变。

15. 关节

膝、肘、踝、肩、腕或髋关节畸形可能是由血友病或严重凝血因子缺乏导致反复出血引起，通常是出血的关节畸形。

（李慧玲）

第三节 血液病的治疗原则

血液病属于难治性疾病。依据不同的疾病类型，结合全身支持开展病因治疗是总原则，主要包括补充血液成分、补充造血物质、调整止血血栓平衡，对肿瘤性、遗传性疾病进行综合治疗等。在此，主要阐述血液肿瘤的抗肿瘤药物治疗和抗血栓性疾病治疗原则。

一、造血细胞移植的治疗原则

造血细胞移植成功并应用于临床是近一个世纪医学探索和研究的重大发现。1975 年西雅图研究组发表了引人注目的改善移植预后的研究成果，使得造血细胞移植治疗正式成为血液病广泛使用的最重要的治疗手段。

（一）适应证

恶性血液淋巴肿瘤患者选择自体或异基因造血干细胞移植部分取决于疾病的治疗状况、对常规剂量化疗的反应以及是否有合适的供者。一般情况下，自体造血干细胞移植适合对常规剂量治疗敏感的恶性疾病，并且使用的治疗药物不会严重损害骨髓。这些疾病的特点是肿瘤细胞可被移植预处理方案中的细胞毒性药物清除，而自体骨髓回输则起到促进造血恢复的作用。异基因造血干细胞移植通常用于起源于骨髓的恶性血液病的治疗，如急慢性白血病、再生障碍性贫血以及骨髓增生异常综合征、骨髓增殖性肿瘤。对于那些具有广泛骨髓侵犯的疾病，如低分化淋巴瘤和骨髓瘤，究竟选择自体或异基因造血干细胞移植相对比较困难。一般而言，异基因造血干细胞移植更有利于控制疾病复发，但与异基因造血干细胞移植相关的风险因素，如移植物抗宿主病（GVHD）、感染和治疗不良反应，显著影响患者的总生存率。因此，对于这些患者，需要综合考虑患者的情况，如合并疾病、年龄、有无合适的供者、疾病本身特征和患者的意愿等，来决定进行自体或异基因造血干细胞移植。而对于那些移植物抗肿瘤（GVT）效应可能较强的疾病，如慢性髓细胞性白血病（CML）、急性髓细胞性白血病（AML）、急性淋巴细胞白血病（ALL）和反复复发的低分化淋巴瘤，则推荐选择异基因造血干细胞移植。对于骨髓增生异常综合征、骨髓增殖性肿瘤等，则只能选择异基因造血干细胞移植治疗。

造血干细胞移植可治疗多种良性肿瘤和先天性疾病。特别值得注意的是，HLA 相合同胞供者异基因造血干细胞移植治疗重型再生障碍性贫血疗效显著，80% ~ 90% 的患者可获得长期无病生存和完全血液学缓解。造血干细胞移植也可以用于治疗血红蛋白异常性疾病，在重型地中海贫血，尤其尚未累及到肝脏的患者中，异基因造血干细胞移植已取得了良好疗效。同样，异基因造血干细胞移植可作为重型镰刀状贫血年轻患者的治疗选择。对血红蛋白病患者，异基因造血干细胞移植相当于一种基因治疗手段。对那些伴有严重免疫缺陷综合征或其他先天性淋巴免疫缺陷患者，异基因造血干细胞移植是一种可选择的治疗手段。异基因造血干细胞移植已经被用于储积性疾病的治疗，这类疾病是由溶酶体水解酶或过氧化氢酶的单个基因缺失，而导致的一系列临床症状，在这类疾病中尤以黏多糖沉积症的某些亚类的疗效最为显著。目前，一些临床试验正在评估自体和异基因造血干细胞移植治疗那些有危及生命或有重要脏器损害的自身免疫性疾病的疗效。

（二）造血干细胞移植的疗效

1. 急性髓细胞白血病

造血干细胞移植是治疗 AML 的重要手段。许多研究均表明异基因造血干细胞移植可明显降低复发率。随着白血病细胞的遗传学检查对预后预测水平的提高，具有高复发风险的患者可选择以移植为基础的治疗。

2. 急性淋巴细胞白血病

异基因造血干细胞移植已被广泛用于成人 ALL 患者的治疗，特别是具有高危因素的患者，如诊断时高白细胞计数、非 T 细胞免疫亚型、不良的细胞遗传学特征、髓外侵犯和治疗 30 天未达到缓解等。许多研究已经表明，这些情况下异基因造血干细胞移植具有重要作用，可降低复发率和提高预期总生存率。

3. Ph 染色体阳性的急性淋巴细胞白血病

对于应用化疗方案治疗 Ph 染色体阳性成人 ALL 疗效不佳者，异基因造血干细胞移植可使这些患者生活质量提高，而单独化疗则预后差。

4. 多发性骨髓瘤

年龄小于 70 岁的骨髓瘤患者，开始治疗后一年内进行自体造血干细胞移植已经成为标准的治疗策略。虽然化疗和自体造血干细胞移植均不能治愈骨髓瘤，但是与传统化疗相比，自体造血干细胞移植可提高其无病生存率和总生存率。结合新的化疗药物，如硼替佐米、沙利度胺、来那度胺，作为起始治疗可提高进展期骨髓瘤的治疗有效率和单纯化疗的生存率。

5. 非霍奇金淋巴瘤和霍奇金淋巴瘤

对于中、高危的化疗敏感的淋巴瘤患者，即使在第二次及以后缓解期，接受自体造血干细胞移植疗效仍然优于单纯化疗的挽救性治疗方案。对于 B 细胞非霍奇金淋巴瘤（NHL）患者，应用利妥昔单抗作为体内净化和移植后的维持治疗可达到更好的疗效。高危恶性肿瘤，如具有高危因素的弥漫大 B 细胞淋巴瘤、套细胞淋巴瘤和部分 T 细胞淋巴瘤，在第一次缓解后应行自体移植，临床研究已证明可取得比标准化疗更好的疗效。对那些化疗反应差、PET 检查残留病灶持续阳性的淋巴瘤患者，应用自体造血干细胞移植是否可提高疗效尚正处于研究中。对于复发的 NHL 和霍奇金淋巴瘤（HL）患者，经挽救治疗后应用 PET 检查有助于确定患者在自体造血干细胞移植治疗后是否会处于复发的高危状态，对这样的患者应考虑在自体造血干细胞移植后，进行减剂量异基因移植或移植后免疫治疗。

相信在不久的将来，将不再需要利用外周血动员或骨髓抽吸的所有细胞进行移植，而是将根据不同疾病类型和治疗效果来分选所需要移植的细胞种类从而取得最佳疗效。

二、疫苗治疗原则

疫苗是一种用于刺激宿主免疫系统产生中和抗体，以对抗各类临床靶抗原的生物制剂。尽管用于慢性感染和肿瘤的疫苗治疗已经取得初步疗效，但仍然还没有达到理想的预期目标。血液系统肿瘤是疫苗治疗的一类很好的疾病模型，其中一个重要的原因是血液系统肿瘤对免疫效应的敏感性及其标本的易获得性，以便进一步进行深入的机制研究。

治疗性肿瘤疫苗诱发的免疫反应较应用单克隆抗体产生的被动免疫治疗具备更多的优势。在主动免疫治疗中，所有免疫反应产生的效应均来源于宿主本身。同时，因为不具有其他外源性成分而使得宿主的免疫反应更为持久。如果疫苗含有多个靶抗原的成分，则可以产生更为广泛的免疫反应，识别抗原中多个表位。疫苗诱发的免疫反应所产生的抗体可识别肿瘤表面的完整蛋白质，此外，可以通过细胞免疫反应递呈肿瘤细胞表面的抗原肽段激活 T 细胞。活化的 T 细胞可以通过多种机制杀灭肿瘤细胞，如通过细胞与细胞接触机制溶解肿瘤细胞，或者通过产生细胞因子而直接杀伤肿瘤细胞。

以细胞为基础的疫苗能够诱发患者体内产生肿瘤反应性 T 细胞进而用于肿瘤治疗，该方法有待进一步研究。

三、免疫细胞治疗原则

过继性 T 细胞治疗是通过 T 细胞输注来增强或建立一种免疫应答，具有较强的抗感染和抗肿瘤效应。目前，研究者们已经发现了一些病毒和肿瘤细胞上的靶抗原，改进了抗原特异性 T 细胞的分离方法和使该类 T 细胞在患者体内更长时间保留的基因工程技术，并且认识到了在淋巴细胞缺少的环境中输注 T 细胞有利于提高输注效率和治疗效果，这些将推动 T 细胞治疗方案在临床上的进一步开展。在免疫细胞治疗的下一发展阶段可能与特异性调控或抑制途径的靶向干预相结合。

四、抗血栓治疗原则

血栓性疾病是引起致死和致残的主要疾病，因抗血栓药物疗效显著，故是医疗过程中最常用的药物之一。根据抗血栓药物的作用机制可分为抗凝剂、纤维蛋白溶解治疗和抗血小板药，它们的作用之间有部分重叠，最重要的应用意义是预防高危人群的血栓性疾病，在治疗急性血栓形成中也有着重要的作用。但许多药物的风险受益比率较低，以致发生出血等并发症。而出血是在抗凝治疗中最常见的不良反应，因此，在选择治疗方案时应为每位患者小心谨慎地权衡风险和利益。这些药物本身可能不会导致出血，但会加重原有的出血。在决定治疗方案时，避免增加出血风险是很重要的。

（一）维生素 K 拮抗剂

维生素 K 拮抗剂作为口服抗凝药，可用于治疗低凝血酶原血症。香豆素具有抑制维生素 K 的作用，在 20 世纪 40 年代被提纯并应用于临床。多种药理特性不同的香豆素衍生物统称为维生素 K 拮抗剂，在当今世界各地已被作为抗凝药广泛应用，其中的华法林使用普遍。这些药物被广泛用于预防和治疗血栓性疾病，是现有最为普及的口服抗凝药。

维生素 K 拮抗剂的抗凝效果用血浆凝血酶原时间（PT）监测，它对依赖维生素 K 的凝血因子的降低很敏感，而且会随依赖维生素 K 的凝血因子水平的降低而逐渐延长。影响 PT 的重要成分是促凝血酶原激酶。促凝血酶原激酶成分的差异会导致结果的变化。国际标准化比值（INR）的广泛使用已经促进了结果的可比性，不同实验室得到的 INR 值可以对治疗效果进行可靠比较。治疗初期，INR 应每隔 2 ~ 3 天检查 1 次，持续 1 ~ 2 周，直到达到稳定的治疗效果。对大多数适应证来说目标 INR 为 2.5，可用的治疗范围是 2 ~ 3。对于心瓣膜置换术的患者和那些 INR 在 2 ~ 3 但抗凝治疗失败的患者，推荐达到更高的 INR。

（二）肝素和低分子肝素

肝素和低分子肝素（LMWH）是使用最广泛、作用迅速的非口服抗凝剂。肝素的组成具有很大的异质性，它由包括不同链长、相对分子质量在 5 000 ~ 30 000 的不同分子组成。肝素并不直接作用于凝血因子，它通过丝氨酸蛋白酶抑制剂——抗凝血酶发挥作用。只有三分之一的肝素分子含有独特的能与抗凝血酶结合的戊多糖序列并具有抗凝活性。

肝素通常采用静脉给药，以便于快速达到完全的抗凝效果。因为患者对肝素的反应性存在个体差异，所以尽管其抗凝作用迅速，实验室监测还是必不可少。最方便的实验室检测指标是活化部分凝血时间（APTT），血浆存在 0.1 U/mL 或者更高的肝素浓度都会影响 APTT。此外，抗活化的 Xa 因子水平可在 APTT 时间不可靠时作为替代检测指标，比如狼疮等疾病而造成患者的 APTT 基础值延长时。通过 APTT 或抗活化 Xa 因子水平的检测来快速达到治疗剂量，对于确保足够的抗凝效果是非常重要的。

（三）纤维蛋白溶解治疗

纤维蛋白溶解治疗通过注射高剂量纤维蛋白溶解酶原激活剂，加速纤维蛋白溶解酶原转变成有活性的纤维蛋白溶解酶，从而降解纤维蛋白。不同药物特有的生化和药理学特性是决定给药原则、血块溶解的效果和药物本身的不良反应的重要因素。纤维蛋白溶解治疗可用于动脉和静脉血栓的治疗，由于其具有加速血管再灌注、降低发病率和致死率等特点，纤维蛋白溶解治疗已成为急性心肌梗死患者的标准疗法。纤维蛋白溶解治疗也已成为治疗外周血管疾病，心脏搭桥术及心内导管介入的标准疗法。纤维蛋白溶解治疗也用于治疗并发血栓性脑卒中的部分患者。纤维蛋白溶解治疗还能改善严重肺栓塞并伴血流动力学不稳定的患者的预后。血浆纤维蛋白原和 D-二聚体水平检测有助于纤维蛋白溶解治疗监测。

（四）抗血小板药

血小板在止血和血栓形成中起着重要的作用，因此抗血小板制剂是治疗血栓性疾病的重要手段。一旦血管受损，血小板即黏附到暴露的内皮下膜上并被激活，释放致密颗粒、α 颗粒的内容物，从而发生聚集。凝血酶生成是与血小板黏附和聚集反应同步发生的。与静脉血栓相比，血小板在动脉血栓形成中的作用更明显，这是因为动脉的高剪切力能激活血小板，故抗血小板药物在动脉血栓中的治疗作用大于静脉血栓。

抗血小板治疗联合用药要比单一用药更为有效。因此，对于急性冠脉综合征和冠脉支架术后的患者，多个抗血小板药物联合使用已经成为常规的治疗策略，但同时也会增加并发出血的风险。参与联合用药的药物有：阿司匹林、双嘧达莫、氯吡格雷、受体抑制剂、华法林、利伐沙班和其他新型药物。阿司匹林和氯吡格雷联用降低经皮冠脉介入治疗支架再狭窄的发生，是这一领域的标准治疗方法，其联合使用是治疗急性冠脉综合征的首选。然而，双重或多重抗血小板药物联合使用并不是任何情况下都优于单种药物，例如在某些特殊的患有高风险脑血管疾病的患者中，阿司匹林和氯吡格雷的联合使用不会减少脑卒中的发生，反而会增加出血的概率。在部分患者特别是伴有心房颤动或者冠状动脉疾病的患者中，会用到华法林、阿司匹林和氯吡格雷的三者联合使用，但有出血风险。随着各类新型药物的问世，其他联合用药的方式也将变得更加普及，例如利伐沙班和阿司匹林合用（加或不加氯吡格雷）。这样的联合使用虽然能发挥更有效的作用，但同时也会相应增加出血等并发症的发生风险。必要时可选择血小板功能检查进行监测。

五、抗感染治疗原则

许多血液系统疾病患者存在感染的风险，包括严重遗传性或获得性的中性粒细胞减少症和再生障碍性贫血，中性粒细胞功能缺陷以及接受化疗导致强烈抑制骨髓的患者。由于细胞毒性化疗药物抑制了正常造血系统功能，化疗期间常常出现全血细胞减少。化疗后中性粒细胞减少期间，大多数患者都会发生感染。淋巴系统肿瘤患者常常发生明显的体液免疫和细胞免疫功能的改变，从而导致非细菌性的感染发病率增加。

（一）危险因素和引起感染的病原体

1. 中性粒细胞减少的严重程度

中性粒细胞减少患者可以发生细菌、真菌、病毒和寄生虫等感染。最常见的也是最严重的是细菌感染。如果中性粒细胞计数低于 $0.5 \times 10^9/L$，细菌感染的风险明显增加。当中性粒细胞计数低于 $0.1 \times 10^9/L$，感染的风险进一步加大。中粒细胞减少程度和持续时间是细菌感染风险的重要决定因素。黏膜屏障的破坏，尤其是口腔、食管和肠道黏膜的破坏为病原体的入侵打开门户，从而促进了感染的发展。

2. 细菌

革兰阴性杆菌是最常见的致病菌，包括肺炎克雷伯杆菌、大肠埃希菌、假单胞菌属和变形杆菌。这些细菌引起多种感染，包括肺炎、软组织感染、肛周感染和原发性菌血症。使用导尿管或者发生尿路梗阻，可发生尿路感染。目前中性粒细胞减少患者发生的感染，大约一半由革兰阳性菌引起。葡萄球菌和肠球菌是目前中性粒细胞减少并发感染的患者中分离到的最常见的病原菌。其原因可能与半永久性静脉导管的应用和预防性应用抗革兰阴性杆菌药物有一定关系。

3. 真菌

真菌感染常常发生在持续性中性粒细胞减少、淋巴瘤或慢性淋巴细胞白血病患者。念珠菌属是引起真菌感染最主要的病原菌。以往白念珠菌是最常见的病原菌，然而，近几年非白念珠菌感染有所增加，部分原因可能是普遍预防性应用抗白念珠菌药物所致。胃肠道被认为是念珠菌的储存库，有可能发生糜烂性食管炎。念珠菌可以通过留置导管进入血液循环。曲霉菌和毛霉菌也可能引起侵袭性疾病。这些病原菌往往会定植，引起鼻窦和支气管肺炎。由于细胞免疫是防御真菌感染所必需的，因此隐球菌、曲霉菌、球孢子菌、组织胞浆菌和念珠菌感染在长期应用糖皮质激素的白血病和淋巴瘤患者中更为常见。

4. 病毒

病毒感染在细胞免疫功能受损的患者中尤其常见。在免疫功能受损的宿主所感染的病毒中，单纯疱疹病毒、水痘—带状疱疹病毒、巨细胞病毒和腺病毒最为重要。皮肤病变和黏膜炎通常由单纯疱疹病毒所致。带状疱疹病毒感染尤其严重，并有播散倾向。

5. 原虫

耶氏肺孢子虫，是一种普遍存在的内源性寄生虫，会导致中性粒细胞减少和细胞免疫缺陷的患者发生肺炎，特别是糖皮质激素治疗减量或停药后经常出现这种感染。另一种原虫即弓形虫，可以引起淋巴瘤或慢性淋巴细胞性白血病患者发生脑脓肿，尤其是糖皮质激素治疗的患者。接受糖皮质激素治疗的患者如果身处流行地区还存在类圆线形虫高度感染的风险。

6. 分枝杆菌感染

淋巴系统恶性肿瘤和结核病之间的关系已经被人们认识，特别是偏远地区患者。结核病的死灰复燃和耐药菌株的大量流行正在成为一个常见和严重的问题，非典型分枝杆菌感染在HIV阳性患者较为常见，化疗患者较罕见。

（二）初次治疗原则

1. 细菌感染

对多种不同的方案进行评估后发现，发热伴中性粒细胞减少患者进行经验性治疗是可以接受的。一般而言，初始经验治疗时联合用药效果好，但是对于中性粒细胞减少程度较轻、无明显的败血症表现以及能耐受氨基糖苷类的患者，单药治疗同样有效。对于所有干细胞衰竭、严重的中性粒细胞和单核细胞减少同时合并感染的患者，不推荐单药治疗。今后几年内，多药耐药病原体的出现将影响经验性治疗的效果。大约60%的院内获得性金黄色葡萄球菌菌株为抗甲氧西林金黄色葡萄球菌（MRSA）。

2. 真菌感染

真菌感染在中性粒细胞减少患者较常见，经验性抗生素治疗3～5天仍无效的发热患者，需要经验性抗真菌治疗。随着新型唑类和棘白霉素类抗真菌药物的出现，虽然两性霉素B脱氧胆酸盐在治疗真菌感染中的地位受到了挑战，但该药仍然是治疗中性粒细胞减少患者多数真菌感染的首选药物。目前有三种脂质体两性霉素制剂：两性霉素B脂质体，两性霉素B脂质复合物和两性霉素B胶质分散体，三者可选择使用。虽然目前耐药问题还不严重，耐药真菌的出现仍然是一个潜在的临床威胁。预防性抗真菌药物可能有助于治疗罕见的耐药菌属感染。抗真菌药物直接的交叉耐药及相互作用，也是一个潜在的重要的问题。

3. 病毒感染

病毒感染的治疗比较有限，阿昔洛韦对单纯疱疹病毒感染有效，大剂量阿昔洛韦可用于治疗水痘—带状疱疹感染，对巨细胞病毒和EB病毒无效。其他制剂，如泛昔洛韦和伐昔洛韦，对单纯疱疹病毒感染同样有效，但可能临床应用较少，且无静脉制剂。更昔洛韦、缬更昔洛韦和膦甲酸钠也可用于治疗巨细胞病毒感染和单纯疱疹感染。在感染早期使用最有效。因此，监测抗原血症和早期治疗高危患者，如移植受者，可以改善预后。这些药物联合抗巨细胞病毒的免疫球蛋白已经成功应用于骨髓移植患者的巨细胞病毒性肺炎。利巴韦林用于治疗呼吸道合胞病毒感染。

4. 原虫感染

耶氏肺孢子虫感染可用甲氧苄啶—磺胺甲噁唑治疗，无法耐受甲氧苄啶—磺胺甲噁唑治疗以及对该药过敏的患者，可用喷他脒治疗。其他治疗方案，包括氨苯砜—甲氧苄啶、伯氨喹—克林霉素和阿托伐醌，已被证实对艾滋病有效。但是化疗相关的免疫抑制患者的治疗，还缺乏相关经验。

5. 分枝杆菌感染

在全世界范围内，血液系统恶性肿瘤患者存在较高的结核分枝杆菌感染率，所以伴有肺部浸润的中性粒细胞减少患者，应该排除结核。一线抗结核治疗包括利福平、异烟肼、吡嗪酰胺和乙胺丁醇。推荐联合治疗。耐多药结核感染的治疗比较困难，而且预后不良。

（李慧玲）

第二章

血液学的一般实验室检查

血液不断地流动于循环系统之中，与机体所有的组织均有密切的联系，且参与机体的功能活动。因此，对保持机体的新陈代谢功能调节以及维持人体内外环境的平衡起着十分重要的作用。血液发生病理变化时常常会影响到全身的组织器官；反之，器官或组织病变又常引起血液成分发生变化。有些血液病，例如各种贫血、紫癜等，其血液中的白细胞、红细胞和血小板的质和量均会发生相应的变化，常以此作为诊断的关键。故血液学的一般实验室检查是临床医学中应用最为广泛的检查项目。

血液学的一般实验室检查，通常是指血液中 3 种有形成分红细胞、白细胞和血小板的质和量的实验室检查。

第一节 红细胞检查

一、红细胞计数（RBC）

1. 测定方法

血细胞计数仪法或显微镜计数法。

2. 标本准备

末梢血 20 ~ 100 μL 或 EDTA-2K 盐抗凝静脉血 1 mL，或紫帽真空管静脉采血，供全血细胞分析或全血细胞计数全项测定，也可用于涂片染色显微镜检查。

3. 参考范围

成年男性（4.5 ~ 5.5）× 10^{12}/L（10^6/μL），或（4.3 ~ 5.9）× 10^{12}/L（10^6/μL）；成年女性（4.0 ~ 5.0）× 10^{12}/L（10^6/μL），或（3.8 ~ 5.2）× 10^{12}/L（10^6/μL）。

4. 临床意义

主要用于贫血的形态学分类、红细胞增多症诊断、失水或血液黏度评价。

（1）增多。

1）各种原因失水所致的血液浓缩：红细胞、血红蛋白和红细胞比容均相对增加。

2）真性红细胞增多症：病因不明，红细胞和血红蛋白显著增多，血液黏度增高，网织红细胞相对数不增多，红细胞形态正常或有轻度大小不匀。伴有白细胞和血小板计数增多。

3）缺氧代偿：如①新生儿（胎儿期代偿）；②高原生活，严重者可致高原病；③心脏疾病，如慢性充血性心力衰竭，尤以发绀型先天性心脏病（右向左分流）为甚；④慢性阻塞性肺疾病（COPD）、广泛的肺结核、肺纤维化症、皮克威克综合征（主要表现为肥胖、嗜睡、换气不足和红细胞增多）；⑤某些先天性或获得性血红蛋白异常症，如高铁血红蛋白症（MHb）、硫化血红蛋白症（SHb）、慢性一氧化碳中毒（COHb）等。

4）内分泌性：如库欣综合征、男性化卵巢疾病如多囊卵巢综合征（PCOS）、嗜铬细胞瘤、肾上腺肿瘤等。

5）某些肿瘤：如肾癌、肾腺瘤、肾囊肿，肝、子宫、肺、胃、前列腺的良性肿瘤或恶性肿瘤。可能与血浆或肿瘤组织中的促红细胞生成素（EPO）增多有关。

6）其他：①神经性，如小脑肿瘤、电休克；②某些药物，如雄性激素及其衍生物、肾上腺皮质激素的使用等；③骨髓纤维化，早期增多，后期减少。

（2）减少：见于各种原因所致的贫血或血液稀释（如快速输液后、孕期贫血症等）。

血细胞计数仪法测定必须进行质量控制。如有冷凝集素存在，红细胞计数结果将显著降低，而 Hb 测定则不受影响；当 RBC 与 Hb 的对应关系相差悬殊时应疑及此。取制备的计数用红细胞稀释液 1 滴在显微镜下观察，见有红细胞凝集现象；此时可将红细胞稀释液置 37 ℃加温 15 分钟后再计数。如确诊为冷凝集现象，应建议临床做冷凝集素试验和肺炎支原体抗体检测。

二、血红蛋白（Hb）

1. 测定方法

氰化高铁血红蛋白（HiCN）或十二烷基硫酸钠血红蛋白（SDS-Hb）光度法。不同方法溶血剂不同，必须专用，不可替代或混用；还必须定期用标准品定标，否则将产生较大的误差并影响相关参数的计算值。

2. 标本准备

末梢血或 EDTA-2K 抗凝静脉血，同 RBC；或紫帽真空管静脉采血。

3. 参考范围

成年男性 130～180 g/L（13～18 g/dL），成年女性 120～160 g/L（12～16 g/dL）。

4. 临床意义

用于贫血诊断和鉴别诊断、红细胞增多症诊断，失血、失水、溶血、血液黏度评价和某些致红细胞增多的肿瘤如肾、肝等肿瘤的发现。

（1）增多：失水所致的血液浓缩，缺氧代偿如新生儿（胎儿期代偿）、高原生活和高原病、慢性心肺疾病，急性和慢性心肺功能不全，尤以先天性发绀型心脏病为甚。某些肾脏、肝脏等肿瘤，真性细胞增多症等。参见 RBC 项。

（2）减少：各种原因的贫血或血液稀释。是贫血诊断的主要依据，对小细胞贫血早期的诊断较 RBC 和红细胞比容（HCT）为敏感。

贫血诊断标准（WHO），平原地区，Hb（g/L）：成年男性≤130，成年女性≤120，妊娠妇女≤110；6 个月至 5 岁≤110，6～14 岁≤120。

贫血临床分级 Hb（g/L）：轻度 120～90，中度 60～90，重度 30～60，极重度＜30。

三、红细胞比容（HCT)

1. 测定方法

用离心法测定者称为红细胞比容，因是离心力的压缩容积，又称红细胞压积（PCV）。细胞计数仪法为单个红细胞体积的累加，故本书称为红细胞比容，用占全血的百分数表示，名称虽有不同，但都是指红细胞占全血的比例（%）。

2. 标本准备

细胞计数仪法同 RBC；Wintrobe 法 EDTA-2K 抗凝静脉血 2 mL 或紫帽真空管静脉采血。

3. 参考范围

成年男性 39% ~ 50%（平均 45%），成年女性 35% ~ 47%（平均 41%）。

4. 临床意义

主要用于失水和血液黏度评价、贫血的诊断和鉴别诊断。

（1）增多：失水所致的血液浓缩，缺氧代偿如新生儿（胎儿期代偿）、高原生活、慢性心肺疾病，急性和慢性心肺功能不全，尤以先天性发绀型心脏病为甚。某些肝脏、肾脏等肿瘤，真性红细胞增多症等。

（2）减少：各种原因所致的贫血或血液稀释。

四、红细胞指数（EI）

1. 测定方法

根据 RBC、Hb、HCT 的计算值。计算公式：

$$平均红细胞体积（MCV）= HCT/RBC（单位：fL）$$
$$平均红细胞血红蛋白含量（MCH）= Hb/RN（单位：pg）$$

平均红细胞血红蛋白浓度（MCHC）= MCH/MCV = Hb/HCT（单位：pg/fL 或 g/L）

用公式 MCH/MCV 时单位为 pg/fL；用公式 Hb（g/L）/HCT（%）时单位为 g/L。临床习惯用百分比（%）表示，因为简便直观；pg/fL 数 × 100（%）或 g/L 数 × 1/10（%）即是。

2. 参考范围

成年 MCV 80 ~ 100 fL，MCH 26 ~ 34 pg，MCHC 31% ~ 35%。

3. 临床意义

EI 又称红细胞平均值，主要用于贫血的形态学分类。贫血的病因学与红细胞的体积和形态密切相关。根据 MCV、MCH 和 MCHC 的贫血形态学分类和不同疾病的红细胞指数改变见表2-1和表 2-2。

表 2-1　根据 MCV、MCH、MCHC 的贫血形态学分类的红细胞指数改变

形态学分类	大细胞性贫血	正细胞性贫血	小细胞性贫血	小细胞低色素性贫血
MCV	↑	N	↓	↓
MCH	↑	N	↓	↓
MCHC	N	N	N	↓

注：↑：增大或升高；↓：减小或降低；N：正常。

表 2-2 不同疾病的红细胞指数改变

状态	MCV	MCH	MCHC
缺铁性贫血	↓	↓	↓
慢性炎症	↓	N ±	N ±
恶性贫血，维生素 B_{12}、叶酸缺乏	↓	N 或 > N	> N
遗传性球形红细胞症	N 或 ↓	↑	↑
溶血性贫血或再生障碍性贫血	N ±	N ±	N ±
急性失血性贫血	N ±	N ±	N ±
真性红细胞增多症	N ±	N ±	N ±

注：↑：增大或升高；↓：减小或降低；N：正常；±：在一定范围内波动。

五、红细胞体积分布宽度（RDW）

1. 测定方法

红细胞分布直方图的基底宽度，细胞仪自动计算，可用 MCV 的 SD 表示，但须结合 MCV 评价；故较常用 MCV 的变异系数（CV）值表示，即 MCV 的标准差（SD）与 MCV 的比率，是相对值。计算公式为：

$$RDW（CV\%）= SD_{MCV}/MCV$$

2. 参考范围

正常成人 11% ~ 14.5%，或 < 15%。

3. 临床意义

反映红细胞体积的变异，RDW < 14.5% 表明红细胞体积为均一性，即大小均匀；> 15% 反映红细胞体积为非均一性，即大小不匀。用于贫血的形态学分类。

RDW 作为缺铁性贫血（IDA）的早期诊断指标，比贮存铁各项指标的测定简便快捷，特别适合于日常的诊疗工作。当发现 Hb 和 MCV 正常，而有 RDW 增大时，即可对铁不足作出判断。此时应给予铁剂治疗以补足储备铁，使 RDW 恢复正常，避免发展为临床期贫血。

六、红细胞分布直方图

1. 测定方法

即红细胞体积频数分布图，血细胞计数仪在红细胞计数过程中，自动测定红细胞体积并自动绘制分布直方图。

2. 临床意义

反映 MCV 和 RDW 改变，用于贫血类型和治疗反应的判定，较用数字表示更为直观。分析红细胞参数时须结合红细胞体积分布直方图。

（1）单峰，正态分布，峰值为 80 ~ 100 fL（MCV 正常）。

1）基底较集中（RDW 正常），见于正常人或均一性正细胞性贫血，如慢性疾病、慢性肝病、非贫血性血红蛋白病、慢性白血病、化疗、遗传性球形红细胞增多症和失血等。

2）基底拉宽（RDW 增大），为非均一性正细胞性贫血，见于混合性贫血、铁或叶酸缺乏早期、血红蛋白病贫血、骨髓纤维化和铁粒幼细胞贫血等。

（2）单峰，负偏态分布，峰值 <80 fL 甚或 <60 fL（MCV 减小）。

1）基底比较集中（RDW 不大），为均一性小细胞性贫血，见于杂合子地中海贫血、慢性疾病。

2）基底特别向左拉宽（RDW 增大），提示小细胞性大小不匀，为非均一性小细胞性贫血，见于缺铁性贫血、维生素 B_6 缺乏性贫血、铁粒幼细胞贫血、β 地中海贫血、血红蛋白病、红细胞碎片（见于微血管病性溶血性贫血）。

（3）单峰，正偏态分布，峰值 >100 fL（MCV 增大）。

1）基底比较集中（RDW 不大），为均一性大细胞性贫血，见于再生障碍性贫血、白血病前期、非贫血性红细胞酶或膜缺陷。

2）基底分散特别向右拉宽（RDW 增大），提示大细胞性大小不匀，为非均一性大细胞性贫血，见于恶性贫血、巨幼细胞贫血、家族性维生素 B_{12} 吸收不良性贫血，也见于免疫性溶血性贫血、冷凝集素血症、慢性淋巴细胞白血病、红白血病。

（4）双峰，峰值分别 <80 fL 和 >100 fL（双峰平均 MCV 可在正常范围）。

1）基底向左右拉宽（RDW 增大），MCV 正常、偏大或偏小，为混合性贫血（铁缺乏和叶酸或维生素 B_{12} 同时缺乏的营养性贫血、孕产妇贫血等）的特征性分布。

2）缺铁性贫血和巨幼细胞贫血的有效治疗过程中也可出现双峰，新峰值接近于 80～100 fL，为新生正常态红细胞与原有贫血态红细胞混合存在的结果。

七、显微镜标本异常红细胞及其意义

血细胞形态检查包括细胞大小、均一性、染色性、异常形态、白细胞和血小板质和量、异常细胞以及血液寄生虫。由于制片等因素正常可见有少量变异型细胞，如增多，排除人工假象则属于病理状态，有助于诊断。

1. 叶缘形红细胞

红细胞边缘呈叶缘状或锯齿状为正常红细胞变异型。

2. 碎裂红细胞

见于不稳定血红蛋白病、弥散性血管内凝血（DIC）、静脉内纤维蛋白沉积物、微血管病性溶血性贫血、心脏瓣膜病、严重灼伤、尿毒症、转移性恶性肿瘤、重症缺铁性贫血或失血、正常新生儿。

3. 棘状红细胞

见于先天性无 β 脂蛋白血症、终末期肝病、红细胞丙酮酸激酶缺乏症（PKD）、肾衰竭、个别病例使用肝素后。

4. 球形红细胞

见于遗传性球形红细胞增多症、免疫性或其他原因的溶血状态。

5. 椭圆红细胞

少量为正常，增多见于椭圆形红细胞增多症、缺铁性贫血（IDA）、巨幼细胞贫血、地中海贫血、镰状红细胞（HbS）病或血红蛋白 C 病和其他溶血性贫血。

6. 靶形红细胞

见于血红蛋白病（地中海贫血、HbS、血红蛋白 C 病和血红蛋白 D 病）、铁缺乏、肝病、卵磷脂胆固醇酰基转移酶（LCAT）缺乏症。

7. 镰状红细胞

镰状红细胞病（HbS）及其变异型如镰状红细胞并发 β 地中海贫血（S/β）、并发血红蛋白 D 病或并发血红蛋白 C 病。

8. 口形红细胞

红细胞裂口如口唇样，见于遗传性口形红细胞增多症、酒精中毒和 Rh 全部缺乏症（一种罕见血型）。

9. 三角形红细胞

见于酒精中毒、血红蛋白 C 病、地中海贫血、非酒精性肝病、血栓性血小板减少性紫癜（TTP）和抗有丝分裂化疗。

10. 离心红细胞

血红蛋白离心性不对称分布，见于红细胞 6-磷酸葡萄糖脱氢酶缺乏症（G6-PDD）。

11. 咬痕红细胞

红细胞边缘有缺口如咬痕，见于 Heinz' 体溶血性贫血，苯偶氮吡啶、磺胺等药物和氧化剂引起的高铁血红蛋白（MHb）症，不稳定血红蛋白病如 Hb Koln 和地中海贫血等。

12. 泪滴红细胞

红细胞如泪滴状，见于骨髓增殖性疾病、全骨髓萎缩症、恶性贫血和地中海贫血。

13. 半影红细胞

见于 Heinz' 体溶血性贫血和氧化剂损伤的氧化性溶血性贫血。

14. 嗜碱性点彩细胞

见于地中海贫血、不稳定血红蛋白病、嘧啶-5′-核苷酸酶缺陷、铅中毒和溶血状态。

15. 铁粒细胞

普鲁士蓝染色，见于某些溶血性贫血、脾切除后、某些巨幼细胞和铁粒幼细胞贫血。

16. 嗜多色性细胞

增多见于红细胞增多症、不稳定血红蛋白病、骨髓病和溶血状态或脾切除后。

17. 缗钱状红细胞

由血浆免疫球蛋白增多引起，如多发性骨髓瘤、巨球蛋白血症和冷凝集素综合征等。

18. 有核红细胞

见于红血病、红白血病、骨髓纤维化、骨髓病、溶血状态、脾切除和巨幼细胞贫血。

19. 豪—乔小体

为红细胞核片段，见于溶血性贫血、脾切除后和巨幼细胞贫血。

20. 卡伯特环

为红细胞核残留物或有认为是脂质变性，见于巨幼细胞贫血。

（李慧玲）

第二节 白细胞检查

一、白细胞计数（WBC）

1. 测定方法

血细胞计数仪法或显微镜计数法。

2. 标本准备

末梢血 20~100 μL 或 EDTA-2K 抗凝静脉血 1 mL 或紫帽真空管静脉采血，与 CBC 或 RBC 同用一份血。

3. 参考范围

见表 2-3。

表 2-3 白细胞计数参考范围（$G = 10^9$，$k = 10^3$）

年龄	参考范围	SI 单位	习用单位
成人	4~10	$\times 10^9$/L 或 G/L	$\times 10^3$ 或 k/μL
新生儿	13~34	$\times 10^9$/L 或 G/L	$\times 10^3$ 或 k/μL
1 月	6~19	$\times 10^9$/L 或 G/L	$\times 10^3$ 或 k/μL
6 月~2 岁	6~17	$\times 10^9$/L 或 G/L	$\times 10^3$ 或 k/μL
10 岁	5~11	$\times 10^9$/L 或 G/L	$\times 10^3$ 或 k/μL

白细胞计数的正常范围，在 20 世纪 50 年代及以前一直为 6 000~8 000/μL。在 20 世纪 60 年代，由于工作量增加，改用试管稀释计数法以致精密度降低，通常采用 5 000~9 000/μL 为参考范围。20 世纪 80 年代国内外采用细胞（粒子）计数仪法，参考范围进一步拉宽为 4 000~10 000/μL。这只是一个正常人群的参考范围，而绝大多数正常人白细胞计数在 6 000~8 000/μL 的范围内。在病理情况下如患者有发热、皮疹、上呼吸道症状、腹痛、软弱、出血倾向或其他症状，或影响白细胞的药物使用、放射线作业或暴露等情况，白细胞超过 9 000/μL 一般应视为增高，少于 5 000/μL 一般应视为减低；同时须结合白细胞分类百分数和绝对值、显微镜白细胞形态学检查等进行判断。

4. 临床意义

白细胞质和量的变化是反映机体侵袭、损伤、防御或免疫功能的重要指标之一，对疾病诊断扮演着十分重要的角色。主要用于感染性疾病的辅助诊断和鉴别诊断、血液造血系统疾病鉴别诊断和评价、抗代谢和细胞毒性药物治疗监测以及放射性损伤的监测。

（1）增多。

1）生理性增多：①饱餐后，特别是摄取富含蛋白质的食物；②情绪激动、体育锻炼或体力劳动后、高温或寒冷刺激等，主要与应激激素水平升高有关；③新生儿及婴幼儿期，出生时中性粒细胞明显增多，之后为淋巴细胞增多所取代，伴随免疫系统发育成熟过程，持续到学龄后；④月经期、妊娠和分娩，妊娠后期轻度增加，分娩期明显增加，与应激和出血有关；⑤下午较上午高。

2）病理性增多：①感染，尤以化脓菌感染为明显，不仅白细胞总数增多，同时有分类计数和白细胞形态改变，如中性粒细胞核像改变、细胞质的中毒性和退行性改变等；②中毒和毒素，内源性中毒如酮症酸中毒、尿毒症等和外源性中毒如生物毒素、化学品、一氧化碳等中毒，刺激粒细胞增多；③炎症、灼伤、组织坏死、创伤等，由于炎性产物、变性的蛋白和应激刺激粒细胞增生和释放，严重者可见未成熟粒细胞增多；④急性溶血、急性出血，刺激骨髓加速造血和中性粒细胞增生释放，网织红细胞、嗜多染性红细胞、有核红细胞等未成熟红细胞增多；⑤恶性肿瘤、恶病质、濒死时，特别是伴有肿瘤破溃、坏死，坏死毒素或骨转移刺激骨髓粒细胞释放，对老年无发热的白细胞增多，应警惕和注意查找潜在的肿瘤性疾病；⑥骨髓增殖性疾病和白血病等。非白血病性白细胞增多为反应性增多，增多的细胞是良性细胞；白血病性白细胞增多是恶性增多，增多的细胞是肿瘤细胞。

（2）减少：见于某些杆菌或病毒感染、存在自身免疫抗体、造血功能障碍、巨幼细胞贫血、骨髓病、急性非白血性白血病、恶性组织细胞病和脾功能亢进症等。

1）急性感染性疾病：白细胞减少可由中性粒细胞减少或淋巴细胞减少所致，二者的意义不同，特别是对热性疾病的鉴别具有重要意义。急性细菌性感染病情严重时，由于骨髓功能受抑制，白细胞计数由升高转为减少，主要是中性粒细胞由增多转为减少所致，如重症肺炎、败血症等。重症热性疾病白细胞减少提示机体防御能力降低，中性粒细胞减少常伴有核左移和细胞退行性变，淋巴细胞绝对值减少提示细胞免疫功能受损，预后严重。

2）伤寒：发病初期白细胞可有增多，但迅速转为减少（发病2～3天后），主要为中性粒细胞减少，淋巴细胞相对增多，嗜酸性粒细胞减少或消失。具有辅助诊断意义。

3）急性粟粒性结核：中性粒细胞减少，淋巴细胞相对增多；但嗜酸性粒细胞仍然存在，此点与肠伤寒不同。

4）布鲁菌病：又称波状热，主要为中性粒细胞减少，淋巴细胞相对增多，嗜酸性粒细胞减少或消失，此特点与伤寒酷似。

5）流行性感冒：中性粒细胞减少，淋巴细胞相对增多，嗜酸性粒细胞存在或经过良好者反见有增多。

6）麻疹、风疹、脊髓灰质炎、登革热，中性粒细胞减少，淋巴细胞相对增多。风疹可见粒细胞显著减少和浆细胞增多。

7）获得性免疫缺陷综合征（AIDS）、冠状病毒相关严重急性呼吸综合征（SARS）、白细胞减少是由淋巴细胞减少所致。

8）寄生虫病：疟疾发作时、黑热病、恙虫病等。

9）其他：如脾功能亢进症、自身免疫性疾病、粒细胞减少症、粒细胞缺乏症、再生障碍性贫血、巨幼细胞贫血，由于存在自身抗体、白细胞破坏过多、造血功能障碍或缺乏造血组织、缺乏造血原料。

10）放射线损伤：如慢性放射性物质接触或作业、镭、X线照射等。

二、白细胞分类计数（DLC）

1. 测定方法

显微镜计数法或细胞计数仪法。细胞计数仪法根据白细胞核的体积分类，只用于过筛检查。

2. 标本准备

末梢血或 EDTA-2K 抗凝静脉血 1 mL，或紫帽真空管静脉采血，与 CBC 或 WBC 同用一份血。须用显微镜检查时，血片须在取血后 4 小时内制作。

3. 参考范围

细胞计数仪法：

LYM（淋巴细胞）成人 20%～40%，1 月平均 60%，10 岁平均 40%。

MID（中间细胞）成人 3%～13%，1 月平均 8%，10 岁平均 7%。

GRA（中性粒细胞）成人 50%～70%，1 月平均 30%，10 岁平均 50%。

EOS（嗜酸性粒细胞）1%～5%。

BAS（嗜碱性粒细胞）0～1%。

MON（单核细胞）3%～8%。

显微镜计数法：成人参考范围见表 2-4，儿童参考范围见表 2-5。

表 2-4　成人白细胞分类计数参考范围

符号	名称	相对数（%）	绝对数（×10⁹/L）
N-St	嗜中性杆状核粒细胞	1～5	0.04～0.50
N-S	嗜中性分叶核粒细胞	50～70	2.0～7.0
EOS	嗜酸性粒细胞	0.5～5	0.02～0.50
LYM	淋巴细胞	20～40	0.80～4.00
MON	单核细胞	3～8	0.12～0.80

表 2-5　儿童白细胞分类计数参考范围（%）

年龄	N（S+S）	EOS	BAS	LYM	MON
1 日龄	60～80	1～5	0～1	10～30	5～10
6～10 日	30～45	1～5	0·1	35～50	10～15
2 周龄	15～44	1～5	0～1	43～52	6～12
1～6 个月	10～40	1～5	0～1	60～80	5～9
7～12 个月	20～40	1～5	0～1	50～70	5～8
1～3 岁	30～50	1～5	0～1	40～60	5～8
4～6 岁	35～55	1～5	0～1	40～60	5～8
6～9 岁	40～60	1～5	0～1	25～45	3～8
10 岁以上			同成人		

血细胞计数仪 DLC 只是一种过筛检查，不能完全取代显微镜检查和人的经验；凡有以下任何一种情况，都应进行显微镜检查。

（1）血液学参数有显著异常者。

（2）白细胞直方图异常，MID 细胞增多，或有警告标志者。

（3）严重感染、不明高热、明显贫血和（或）出血倾向者。

（4）寄生虫（特别是华支睾吸虫、肺吸虫、血液寄生虫）病、过敏性疾病、嗜酸性粒细胞浸润性疾病或严重感染嗜酸性粒细胞有特别意义者。

（5）临床疑有血液病或血细胞形态具有诊断意义时。

（6）血液病治疗监测或临床认为有必要观察血细胞形态时。

4. 临床意义

主要用于血液造血系统疾病、感染性疾病、急性失血、急性中毒、过敏性和嗜酸性粒细胞增多性疾病的诊断、辅助诊断和筛查，非特异性防御功能和感染性疾病的预后评价。

细胞仪 DLC 原理是经稀释的血液加入溶血剂使红细胞溶解，白细胞脱胞浆，根据白细胞核体积进行分类。分布在 35 ~ 90 fL 区域的细胞主要为淋巴细胞，分布在 160 ~ 450 fL 区域的细胞主要为中性粒细胞，介于两者之间，即 90 ~ 160 fL 区域的细胞，称为中间细胞，主要包括单核细胞、嗜酸性粒细胞、嗜碱性粒细胞、原始细胞以及各种前体细胞。五分类是结合阻抗法、激光法和组化法将中间细胞进一步分为 EOS、BAS 和 MON，当五分类有困难时仪器自动转为三分类；此时须结合显微镜检查确证血细胞有无异常改变。无论是三分类还是五分类，都不能完全代替显微镜检查和嗜酸性粒细胞直接计数。

（1）白细胞分类计数的意义。

1）中性粒细胞：具有吞噬和激活补体功能，能吞噬细菌和组织细胞碎片，释放弹性蛋白酶和多种细胞因子；激活的补体成分具有粒细胞趋化作用。

反应性增多：①感染症，如细菌、病毒、真菌、螺旋体、立克次体、寄生虫，特别是化脓性细菌全身性或严重局部感染如败血症、肺炎、脑膜炎、阑尾炎、急性肾盂炎或肾盂肾炎、丹毒、蜂窝织炎等；②炎症，如腐蚀性或刺激性化学品损伤、急性胰腺炎、化学性腹膜炎；免疫性如风湿热、类风湿关节炎、结节性动脉周围炎和脉管炎等；③急性中毒，如化学品或药物中毒，自身代谢性中毒如尿毒症、酮症酸中毒或乳酸性酸中毒；④急性失血，尤其是内脏出血如肝、脾、宫外孕破裂出血；1 ~ 2 小时开始升高，2 ~ 5 小时达高峰；⑤组织损伤或坏死，如心、肺、肾、脑梗死，肌肉挫伤、大手术后；⑥排异反应；⑦恶性肿瘤，尤其并发感染、坏死或骨髓转移时。

肿瘤性增多：骨髓增生性疾病，如白血病，特别是慢性粒细胞白血病；骨髓增殖性疾病，如骨髓纤维化、真性红细胞增多症和原发性血小板增多症等。

减少：①感染。某些病毒或杆菌感染如流感、伤寒、副伤寒、布鲁菌病，机体防御或免疫功能降低的严重感染。严重感染时白细胞由增多转为减少，提示机体防御能力衰竭，侵袭大于防御，尤其是伴有中性粒细胞核左移和细胞退行性变者，预后严重；②造血功能障碍。缺乏造血组织如再生障碍性贫血，缺乏造血原料如巨幼细胞贫血；③骨髓病。非白血性白血病、恶性组织细胞病、肿瘤骨转移、苯中毒和辐射损伤等；④破坏过多。自身抗体如免疫性粒细胞减少症、脾功能亢进症等；⑤药物。多种抗肿瘤药物、氯霉素、头孢菌素类、磺胺类、奎诺酮类、万古霉素、氨基比林、非那西汀、保太松、硫氧嘧啶和甲巯咪唑类、氯丙嗪、奎宁等药物的使用；⑥特发性粒细胞减少症、费尔蒂综合征。

2）嗜酸性粒细胞：与过敏反应密切相关，受嗜酸性粒细胞趋化因子调节，吞噬免疫复合物和异体蛋白。

增多：①变态反应性疾病，如支气管哮喘、血管神经性水肿、花粉症、血清病、荨麻疹、药物过敏反应等；②寄生虫病，如肠道蠕虫病，尤其是肠道外感染如华支睾吸虫病、血吸虫病、肺吸虫病、丝虫病、包囊虫病、旋毛虫病、内脏蠕虫蚴移行症等；③某些皮肤病，如湿疹、脓痂病、接触性皮炎、剥脱性皮炎、天疱疮、银屑病等；④肿瘤性疾病，如肿瘤转移坏死时、肺癌、恶性淋巴瘤、慢性粒细胞白血病、真性红细胞增多症等；⑤内分泌疾病，如垂体前叶功能减退症、肾上腺皮质功能减退症；⑥嗜酸性粒细胞浸润性疾病，如嗜酸性粒细胞增多综合征、伴有肺浸润的嗜酸性粒细胞增多症如单纯性肺、嗜酸性粒细胞浸润症、嗜酸性粒细胞性肺炎、热带嗜酸性粒细胞增多症以及嗜酸性粒细胞性心内膜炎、许尔许斯特劳斯综合征（变应性肉芽肿性血管炎）等；⑦某些感染性疾病，猩红热、麻疹的潜伏期和出疹性疾病。多种传染病的极期减少乃至消失，恢复期增多。在严重感染，由减少逐渐转变为增多，是疾病经过良好的指标；⑧某些结缔组织病，如皮肌炎和结节性动脉周围炎；⑨脾摘除、癫痫发作；⑩恶性贫血或巨幼细胞贫血维生素 B_{12}、叶酸治疗有效时，可作为疗效判断的指标。

减少：①急性传染病极期（猩红热除外）和严重感染，如伤寒、斑疹伤寒、肺炎、败血症、化脓性疾病等。在过程中嗜酸性粒细胞出现是疾病好转的佐证；②急性粟粒性结核时减少或消失，但慢性结核时不消失。疟疾发作中；③各种急性应激如创伤、大手术后，皮质醇增多症或皮质激素治疗；④巨幼细胞贫血和其他骨髓功能严重障碍。

3）嗜碱性粒细胞：表面有 IgE 的 Fc 受体，与 IgE 结合即被致敏，再受相应抗原攻击时发生颗粒释放反应，颗粒含有组胺、慢反应物、肝素、嗜酸性粒细胞趋化因子和血小板活化因子。

增多：见于骨髓增殖性疾病如慢性粒细胞白血病、骨髓纤维化，也见于慢性溶血、脾切除术后、淋巴瘤、骨髓转移癌、铅中毒和过敏反应等。

减少：未见有临床意义。

4）淋巴细胞：免疫细胞，合成和释放淋巴因子及免疫球蛋白，参与细胞免疫和体液免疫。

增多：①生理性增多。6 岁前儿童期伴随免疫功能成熟和获得性自动免疫建立过程；②感染。a. 病毒感染，如麻疹、风疹、水痘、流行性腮腺炎、传染性单核细胞增多症、传染性淋巴细胞增多症、病毒性肝炎、流行性出血热等。病毒感染可见胞体大、核不规则、胞浆丰富或呈泡沫状的异型淋巴细胞。异型淋巴细胞增多有时也见于药物过敏、血液透析或体外循环等。b. 细菌感染，如百日咳、结核病、布鲁菌病。c. 螺旋体感染，如梅毒；③急性传染病恢复期；④自身免疫性疾病、器官移植排异反应前；⑤淋巴细胞白血病和淋巴瘤。

减少：①严重感染，如败血症、急性粟粒性结核等严重疾病，一般在疾病初期减少，恢复期增多。因而在疾病过程中淋巴细胞从减少到增多，提示预后良好；②淋巴组织广泛破坏的疾病，如淋巴肉芽肿、淋巴肉瘤、广泛的淋巴结核和癌高度淋巴结转移；③先天性或获得性免疫缺陷，如先天性免疫球蛋白缺乏症，获得性免疫缺陷如 AIDS、放射性损伤、皮质醇或烷化剂治疗等。

5）单核细胞：吞噬细胞，具有吞噬细菌、清除坏死细胞和异物、活化粒细胞和向 T 细胞传递免疫信息功能。

增多：①某些病毒、立克次体感染，如麻疹、水痘、风疹、传染性单核细胞增多症、病毒性肝炎和斑疹伤寒；②慢性细菌、螺旋体或寄生虫感染，如结核病、麻风病、亚急性细菌性心内膜炎（SBE）、梅毒、疟疾和黑热病等；③急性传染病或急性感染恢复期；④恶性淋巴瘤、恶性组织细胞病和单核细胞白血病。

减少：未见有明确的临床诊断意义。①急性感染症初期（恢复期转为增高）；②粒细胞缺乏症、再生障碍性贫血、巨幼细胞贫血、急性粟粒性结核、淋巴细胞白血病等。

6）浆细胞：正常一般不见浆细胞。反应性增多见于病毒、螺旋体等感染骨髓受刺激时，如风疹。肿瘤性增多见于多发性骨髓瘤、浆细胞白血病。

（2）白细胞体积分布直方图的意义。

1）正常分布：三分类法分 aL（淋巴细胞分布区域）、aM（中间细胞分布区域）、aG（颗粒细胞分布区域）三个区域，其面积以 aG 最大，aM 最小，aL 居中。某一面积增多或减少，或正常分布为单峰取代，均提示分类计数异常，都需要进行显微镜检查确定。

2）单峰分布：说明细胞的单一性，多见于白血病或类白血病反应。

基底左移单峰，提示为单一的小细胞增多，见于急性或慢性淋巴细胞白血病、小（副）原始粒细胞白血病、淋巴细胞类白血病反应。

基底右移单峰，提示为单一大细胞增多，见于急性粒细胞和（或）单核细胞白血病。

基底拉宽，可能为慢性粒细胞白血病、类白血病反应或异型淋巴细胞显著增多。

（3）白细胞形态异常、核像及其意义。

1）中性粒细胞核分叶过多为核右移，见于巨幼细胞贫血和恶性贫血。

2）中性粒细胞杆状核和幼稚细胞增多，称为核左移，见于严重感染、急性出血、粒细胞白血病等。非白血病重度核左移血常规和临床表现类似白血病，称为类白血病反应。

3）中性粒细胞的细胞质有中毒颗粒、空泡形成，或同时有细胞核染色质浓缩，为细胞退行性变的表现，见于严重急性细菌性感染。

4）中性粒细胞颗粒减少，见于慢性粒细胞白血病的某些病例。

5）胞浆包涵体，瑞氏染色或吉姆萨染色在粒细胞质中呈现一种淡蓝色小圆或类圆形小体，见于急性感染，如肺炎、猩红热、麻疹、败血症和梅—黑异常。

6）奥氏小体，瑞氏染色或吉姆萨染色存在于幼粒细胞细胞质中的一种红色小杆状体，见于急性粒细胞白血病。

（4）白细胞参数的临床应用。

1）分析白细胞参数时必须结合临床，如患者有发热，WBC 超过 $9 \times 10^9/L$（9 000/μL）即为升高，少于 $5 \times 10^9/L$（5 000/μL）即为减少。WBC 正常也可有质的改变，中性粒细胞核对感染最敏感，必要时应做显微镜检查。

2）中性粒细胞增多、核像左移、无退行性改变为再生性核左移，提示感染或出血严重，但机体反应性尚好；中性粒细胞减少或有中毒或退行性改变、核像左移，为退行性核左移，反映感染严重，机体防御功能损伤，预后严重。

3）感染时嗜酸性粒细胞减少或不见，提示感染严重；嗜酸性粒细胞回升，提示疾病好转。

4）淋巴细胞百分比与中性粒细胞呈相反变化，当感染中性粒细胞增多时，必须注意淋巴细胞绝对值变化。中性粒细胞增高，淋巴细胞绝对值不减少，说明机体防御能力良好，有利于消除感染；淋巴细胞绝对值减少，说明机体免疫功能受损，防御能力减弱，预后险恶。

5）病毒感染如 EB 病毒、风疹病毒、肝炎病毒感染，异型淋巴细胞增多。感染消退单核细胞和淋巴细胞增多，与炎性产物、坏死细胞清除以及抗体产生有关。

（5）中性粒细胞功能检查的临床应用：对易感染倾向患者应检查中性粒细胞功能，包括游走功能、吞噬功能和杀菌功能。

中性粒细胞功能异常的代表性疾病：①黏附功能异常：白细胞黏附不全症、肌动蛋白（actin）功能不全症（actin 结合蛋白异常）；②运动功能亢进：家族性地中海热；③游走功能异常：高 IgE 综合征、威—奥综合征；④脱颗粒功能异常：白细胞异常色素减退综合征、特殊颗粒缺乏症；⑤杀菌功能异常：慢性肉芽肿、髓过氧化物酶（MPO）缺乏症、6-磷酸葡萄糖脱氢酶（G6PD）缺乏症和谷胱甘肽代谢异常。

（李慧玲）

第三节　血小板检查

一、血小板计数

1. 测定方法

显微镜计数法或血细胞计数仪法。

2. 标本准备

末梢血或 EDTA-2K 抗凝或紫帽真空管采静脉血，与 RBC 同用一份标本。

3. 参考范围

显微镜计数法 100~300 k/μL（×10^9/L）。

细胞计数仪法 1~14 岁 200~450 k/μL（×10^9/L），15 岁至成人 150~400 k/μL（×10^9/L）。

4. 临床意义

用于出血血栓性疾病评价，DIC 诊断和手术前准备。有出血倾向而血小板不减少者应结合血小板形态和血块退缩试验、血小板黏附试验和聚集试验对血小板功能作出评价。

血小板减少见于以下疾病。

（1）获得性血小板减少症。

1）生成减少：①缺乏造血组织，如再生障碍性贫血；②骨髓浸润，如急性白血病、骨髓纤维化、肿瘤骨髓转移；③骨髓损害，如放射病、骨髓抑制剂或化学品（如抗代谢药物）使用，铅、苯中毒；④缺乏核苷酸合成原料，如维生素 B$_{12}$、叶酸缺乏等。

2）破坏亢进：①免疫性，如特发性血小板减少性紫癜（ITP）、免疫性抗体（如 SLE）、药物过敏性血小板减少性紫癜、感染性血小板减少症、输血后血小板减少症、新生儿血小板减少症；②脾功能亢进症等。

3）消耗过多：如弥漫性血管内凝血（DIC）、血栓性血小板减少性紫癜（TTP）、溶血性尿毒综合征（HUS）、体外循环性血小板减少症、产科大出血并发症等。

4）其他原因：如肝病性血小板减少症等。肝素治疗有致血小板减少的报道。EDTA 相关性血小板减少为抗凝剂 EDTA 致血小板凝聚而使其计数显著减少；但临床无出血倾向。当遇此情况，不用抗凝剂直接取末梢血测定可鉴别，或涂片染色镜检观察血小板数量也有鉴别意义。此种情况较为罕见。

（2）先天性血小板减少症。

1）威—奥综合征：湿疹、反复感染、血小板减少症。

2）范科尼综合征：先天性全血细胞减少症，或称范科尼贫血。

3）血小板减少无桡骨（TAR）综合征：常染色体隐性遗传，多器官畸形、血小板减少、出血倾向。

4）梅—黑异常：多形核粒细胞浆有纺锤形或新月形包涵体形成，畸形巨大血小板，轻度出血倾向，约 1/3 有血小板减少，又称先天性骨髓病综合征。

5）卡萨巴赫—梅里特综合征：巨大血管瘤，伴血小板减少症。

6）Muphy-Oski-Gardener 综合征：凝血因子 I、凝血因子 II、凝血因子 V、凝血因子 VIII 减少，出血倾向，血小板减少及其寿命缩短。

7）爱泼斯坦综合征：又称遗传性血小板减少—巨血小板—肾炎—耳聋综合征。

8）胎儿巨幼红细胞增多症等。

血小板增多见于以下疾病。

（1）骨髓增殖性疾病：如原发性血小板增多症、慢性粒细胞白血病和真性红细胞增多症。

（2）反应性增多：如急性失血、急性溶血、排异反应和某些肿瘤早期。

二、血小板指数（PI）

1. 参考范围

MPV（fL）：1 ~ 14 岁 7.3 ~ 11.1，15 岁以上 7.7 ~ 11.7。

PCT（%）：1 ~ 14 岁 0.185 ~ 0.425，15 岁以上 0.158 ~ 0.358。

PDW（%）：10 ~ 20。

大血小板比率（P-LCR）：15% ~ 40%。

2. 临床意义

为血小板平均值。血小板体积正常有变异，新生者偏大，衰老者偏小；大血小板止血功能优于小血小板。

（1）平均血小板体积（MPV）。

MPV 增大见于以下情况。

1）先天性：奥尔波特综合征、Swiss-Cheese 血小板综合征、爱泼斯坦综合征、贝尔纳—苏利耶综合征（巨血小板综合征）、血小板型血管性血友病和梅—黑异常（PLT 减少伴体积增大，形态异常）。

2）获得性：特发性血小板减少性紫癜（ITP）、骨髓增殖性疾病（PLT 增多），还见于乙醇性血小板减少症、动脉粥样硬化症、心肌梗死和糖尿病伴血管病变（新生型血小板增多）。

MPV 减小见于以下情况。

1）先天性：TAR 综合征和威—奥综合征（湿疹—血小板减少—免疫缺陷综合征）。

2）获得性：辐射性或化学性骨髓损伤、再生障碍性贫血、巨幼细胞贫血、脾功能亢进症和急性白血病（衰老型血小板增多）。

MPV 除对以血小板异常为特征的疾病有诊断意义外，对血小板减少和出血倾向的急性免疫性血小板减少性紫癜（ITP）和急性白血病也有鉴别诊断意义。前者增大，后者减小；虽不能取代骨髓穿刺，但在实用方面简便快速。

血小板减少症的出血倾向与 MPV 相关，MPV > 6.4 fL 者出血频率较低，可用作是否需要输血小板的评价指标。

（2）血小板压积（PCT）：由血小板数量和体积两个因素决定，通常主要受数量因素影响。增高见于血小板增多的各种原因，降低见于血小板减少的各种原因。

（3）血小板体积分布宽度（PDW）：是血小板体积的变异系数，反映血小板的异质性，与血小板生成、破坏等因素有关。减小说明血小板均一性好，无临床意义；增大见于血小板生成障碍或生成过速，如先天性血小板异常综合征、急性白血病、巨幼细胞贫血、恶性贫血、免疫性血小板减少性紫癜、慢性粒细胞性白血病和急性出血，也见于肾性贫血。表明除红细胞生成障碍外，还有血小板生成障碍。

几种常见血液病血小板参数改变见表2-6。

表2-6 几种常见血液病血小板参数改变

情况	PLT	PCT	MPV	PDW
免疫性血小板减少症	↓	↓	↑	↑
急性白血病	↓	↓↓	↓	↑
巨幼细胞贫血	↓	↓	↓	↑
慢性粒细胞白血病	↑	↑	N	↑
骨髓增殖性疾病	↑	↑↑	↑	↑

注：↑：增多或增大；↓：减少或减小；↑↑/↓↓：增多或减少变化显著；N：正常范围。

（李慧玲）

第三章

骨髓细胞的实验室检查

第一节　骨髓细胞形态学检查

骨髓检查是诊断许多疾病，特别是血液系统疾病的重要方法之一，可用于了解骨髓细胞的生成情况、正常细胞成分的改变及其程度和异常细胞的出现，并间接地了解血细胞从骨髓中输出到血液中的情况，来协助疾病的诊断、观察疗效和估计预后。当然，结果的判断还必须紧密结合临床，以免片面地作出错误结论。

一、骨髓检验指征

（1）确定贫血的基本类型：协助诊断贫血的性质，排除其他血液病，观察疗效。

（2）确定白血病的诊断及其细胞学类型，以决定治疗措施，判断疗效。观察病情变化及预后。

（3）协助粒细胞缺乏症的诊断和病情判断。

（4）协助血小板减少性紫癜的诊断和治疗方案的确定。

（5）了解脾肿大患者的骨髓象的改变，帮助确定脾功能亢进患者是否须做脾切除手术。

（6）确定淋巴瘤是否累及骨髓，以决定放疗或化疗。

（7）观察骨髓中可能出现的异常细胞，以协助诊断多发性骨髓瘤、巨球蛋白血症、恶性组织细胞病、霍奇金淋巴瘤、尼曼—皮克病、戈谢病、转移癌、系统性红斑狼疮（SLE）及粟粒性结核等。

（8）原因不明的全血细胞减少、红细胞减少、白细胞减少及血小板减少。

（9）原因不明的淋巴结肿大、脾肿大及肝肿大。

（10）原因不明的发热、恶病质或体重减轻。

（11）血友病为禁忌证，骨质缺损做定位穿刺。

二、骨髓涂片的低倍镜观察

（1）取材、涂片、染色是否满意：如果取材不好，涂片太厚或染色不佳，会影响分类计数结果。

（2）观察有核细胞与成熟红细胞比例，以判断增生程度。

（3）计数全片巨核细胞的数目，并用油镜确定其发育阶段。

（4）注意涂片末端有无体积较大的细胞或特殊细胞：如转移癌细胞、戈谢细胞、尼曼—皮克细胞及海蓝组织细胞等。

三、骨髓涂片油镜观察

选择细胞分布均匀的视野用油镜进行分类计数。一般粒细胞、单核细胞、巨核细胞多分布在涂片的体尾部及骨膜的边缘，淋巴细胞多分布于头体部。因此，分类计数时应从体尾交界处向尾部迁回。分类计数至少要有500个有核细胞，并注意各系细胞的变化。

（1）粒细胞系：观察粒细胞系统在涂片中所占的比例，粒细胞系统各阶段之间的比例，粒细胞在形态上有无异常，核浆比例及发育情况是否平衡，胞质中有无中毒颗粒及空泡变性、有无奥氏小体存在。

（2）红细胞系：观察有核红细胞占全部骨髓有核细胞的比例，红细胞系统细胞之间的比例，有无巨幼红细胞及红细胞生成增多的现象，如豪—乔小体、卡伯特环、嗜碱性点彩红细胞、嗜多色性红细胞等，有无大小不等及中心淡染现象等。

（3）淋巴细胞及单核细胞系统：注意其数量细胞形态异常及各阶段比例关系。

（4）其他细胞：如网状细胞、浆细胞、组织嗜碱性粒细胞、吞噬细胞和内皮细胞等形态改变及比例的变化。

（5）巨核细胞量的多少，幼稚型与成熟型的比例、形态变化、胞质颗粒多少、空泡变性、血小板的多少及形态变化。

（6）有无寄生虫，如疟原虫、黑热病的利—杜小体等。

（7）有无异常细胞。

四、骨髓细胞增生程度的分级

骨髓取材如果满意，骨髓涂片中有核细胞的多少应能反映骨髓增生程度，在低倍镜下观察有核细胞的多少，并将增生程度分为5级（表3-1）。

表3-1　骨髓增生程度分级

骨髓增生程度	成熟红细胞：有核细胞
增生极度活跃	（1~2）：1
增生明显活跃	（5~10）：1
增生活跃	30：1
增生减低	100：1
增生程度减低	200：1

由于在做骨髓穿刺时吸取的骨髓液只有稀释的，可能无浓缩的机会。因此，当检查结果介于两级增生程度之间时，可将增生程度提一级。例如，在增生极度活跃或明显活跃之间者，可考虑为增生极度活跃。

五、临床意义

1. 骨髓的增生程度

（1）骨髓细胞的增生程度应结合周围血常规进行考虑：如果血常规中红细胞、白细胞和血小板三系均减少，可考虑再生障碍性贫血。粒细胞缺乏症患者的骨髓三系细胞减少，血常规中粒细胞减少，而红细胞和血小板数正常。

（2）骨髓细胞明显增生：常见于增生性贫血、骨髓增生性疾病及脾功能亢进等。

（3）骨髓细胞极度增生：常见于白血病。

2. 巨核细胞计数

（1）骨髓巨核细胞增加常见于原发性血小板减少性紫癜、脾功能亢进以及骨髓增生性疾病等。

（2）巨核细胞减少，甚至消失见于再生障碍性贫血、急性白血病等。对某些慢性再生障碍性贫血，骨髓象呈粒系、红系增生而巨核细胞减少更有诊断价值。

3. 粒红比例

粒细胞与有核红细胞比例的变化，可由某一系统红细胞增加或另一系统细胞减少所致。

（1）粒红比例正常：见于正常骨髓、再生障碍性贫血、骨髓纤维化、多发性骨髓瘤、骨髓转移癌、真性红细胞增多症和传染性单核细胞增多症等。

（2）粒红比例增加（>8∶1）：见于幼红细胞减少、粒细胞性白血病、炎症引起的粒细胞增多和类白血病反应等。

（3）粒红比例降低或倒置（<2∶1）：见于粒细胞缺乏症、白细胞减少症及各种增生性贫血等。

4. 各系统增生情况分析

（1）粒细胞系统。

1）原粒细胞增生为主：见于急性粒细胞性白血病。粒系呈白血病裂孔现象，原粒细胞+早幼粒细胞一般>30%，甚至达到70%~80%。以原粒细胞为主。原粒细胞呈过氧化酶及苏丹黑强阳性，尿液水解试验阳性；胞质可见一条至多条奥氏小体；中性粒细胞碱性磷酸酶阳性率和积分降低或阴性。

在粒细胞缺乏症恢复期的骨髓中，也可见一时性原粒细胞及早幼粒细胞增多。

慢性粒细胞白血病急性变时原粒细胞也明显增多，与急性粒细胞白血病一样，有粒细胞形态异常。但慢性粒细胞白血病急性变时，细胞的核浆发育不平衡更显著，嗜碱性粒细胞比例增加。

在白血病前期，原粒细胞也可增多，但未达到白血病的诊断标准，目前称为"骨髓增生异常综合征"。表现为骨髓增生正常或活跃，各系有细胞质和量的异常，外周血有贫血、粒细胞和血小板质和量的异常。

2）早幼粒细胞增生（40%~50%）：见于早幼粒细胞白血病。细胞常呈伪足、双层浆、核圆或椭圆、常偏位，核仁清晰，浆内有大量粗大嗜苯胺蓝颗粒，部分重叠在核上，过氧化酶染色为强阳性。非特异性酯酶染色常呈阳性，奥氏小体易见。

3）中性中幼粒细胞增生为主：见于亚急性粒细胞白血病，伴有粒细胞显著的核浆发育不平衡现象；也可见于慢性粒细胞白血病、类白血病反应。类白血病反应时，粒细胞常呈中毒性变化，中性粒细胞碱性磷酸酶积分增加，血小板数正常或略高。

4）中性晚幼粒及杆状核粒细胞增生为主：常见于各种急性感染、代谢障碍、某些药物和毒素的影响、严重烧伤、急性失血、大手术后、迅速生长的消化道肿瘤及慢性粒细胞白血病等。

5）嗜酸性粒细胞增多：多见于过敏性疾病和寄生虫感染以及某些血液病，如慢性粒细胞白血病、嗜酸性粒细胞白血病、真性红细胞增多症及霍奇金淋巴瘤等。

6）嗜碱性粒细胞增多：多见于慢性粒细胞白血病、嗜碱性粒细胞白血病及深部 X 线照射的反应。

7）粒细胞绝对数减少：见于粒细胞缺乏症。粒细胞可有中毒颗粒及空泡变性。

（2）红细胞系统。

1）红细胞增生以原始红及早幼红增多为主，见于红血病及红白血病。以中幼及晚幼红细胞增多为主，见于溶血性贫血、急性失血等增生性贫血，以及原发性血小板减少性紫癜的急性期和地中海贫血等。以中幼红细胞增多为主者，见于缺铁性贫血。以晚幼红增生为主者，见于慢性再生障碍性贫血、红血病、红白血病、某些溶血性贫血及巨幼细胞贫血。除有红细胞比例的改变外，还有红细胞形态的异常，包括多核幼红细胞及巨幼红细胞等改变。

2）红细胞减少：见于纯红细胞再生障碍性贫血。

粒细胞和红细胞都增多，见于红白血病，有原粒、早幼粒细胞和巨红、早幼红细胞增多。粒细胞系统可有细胞核浆发育不平衡现象及胞质中有奥氏小体；红细胞系统有巨幼样改变及多核或分叶核幼红细胞出现。

淋巴细胞系统增多（>20%），见于急性和慢性淋巴细胞白血病、传染性单核细胞增多症及传染性淋巴细胞增多症等。急性淋巴细胞白血病以原始淋巴细胞及幼淋巴细胞增多为主。传染性单核细胞增多症，可见到较多的异型淋巴细胞，而传染性淋巴细胞增多症、不典型的淋巴细胞较少见。

单核细胞系统增多，多见于单核细胞白血病。白血病过氧化酶染色及苏丹黑染色阴性或弱阳性，尿水解试验阴性。非特异性酯酶染色呈阴性，血中及尿中溶菌酶均增加。

（3）巨核细胞系统的病变。

1）巨核细胞系统增多：见于慢性粒细胞白血病、原发性血小板减少性紫癜及急性失血等。急性型原发性血小板减少性紫癜以幼稚/颗粒型巨核细胞为主，慢性型以颗粒型巨核细胞为主，产生血小板的巨核细胞均减少。原发性血小板减少性紫癜的巨核细胞有核浆发育不平衡，浆少，胞质性碱性较明显颗粒少，产生血小板巨核细胞少，甚至不见。增多的巨核细胞呈畸形变化（如原巨核细胞的核扭曲、折叠或分叶），常见于巨核细胞白血病。

2）巨核细胞减少或消失：见于急慢性再生障碍性贫血、各种急性白血病及部分阵发性睡眠性血红蛋白尿症等。

（4）浆细胞系（正常时浆细胞<1%）。

1）良性浆细胞增多一般在 20% 以下，形态正常，很少成堆：见于风湿热、风湿性关节炎、败血症、转移癌、再生障碍性贫血、各种急性白血病、肝炎、肝硬化、过敏性疾病、SLE、粟粒性结核及霍奇金淋巴瘤等。

2）恶性浆细胞增多：见于急性再生障碍性贫血、反应性网状细胞增生症及恶性组织细胞病。在恶性组织细胞病的骨髓涂片中，多形性异常组织细胞及多核巨型组织细胞具有特异性诊断价值。

（5）其他异常细胞。

1）任何诊断不明的骨髓涂片都要寻找堆积的癌细胞：癌细胞大小形态和染色深浅不一。因为癌细胞在涂片上分布不均匀，故须多检查几张涂片，阴性结果无价值。骨骼 X 线检查阴性或血常规无显著发现者，也可能得到阳性结果。

2）镜形细胞见于霍奇金淋巴瘤，该病网状细胞、嗜酸性粒细胞也可增多。

3）戈谢细胞为含脑苷脂细胞，糖原染色及酸性磷酸酶染色呈阳性。

4）尼曼—皮克细胞为含磷脂细胞，糖原染色及酸性磷酸酶呈阴性。

5）海蓝组织细胞为 $20 \sim 60~\mu m$ 小的网状细胞，核偏位，核染质呈块状，核仁 1 个，浆内有不等量的海蓝色或蓝绿色颗粒、苏丹黑及糖原染色阳性。见于先天性海蓝组织细胞增生症及获得性海蓝组织细胞增多症，后者有原发性血小板减少性紫癜，偶见于地中海贫血、慢性粒细胞白血病、真性红细胞增多症、多发性骨髓瘤高脂蛋白血症、脂色素性组织细胞增多症、类肉瘤病、慢性肉芽肿及镰状红细胞贫血等。

6）红斑狼疮细胞：见于系统性红斑狼疮，一般做血液学检查，但多次检查阴性时也可检查骨髓液的红斑狼疮细胞。

7）可寻找疟原虫、黑热病原虫、回归热螺旋体等。

骨髓检查的同时应常规检查周围血液，两者互相对照可以增加对血细胞形态学的理解。形态学的诊断初步形成后，尚应结合临床资料做进一步的分析。

（董秀帅）

第二节　骨髓细胞化学染色检查

一、骨髓铁染色

1. 概述

骨髓铁染色是诊断缺铁性贫血最有价值的方法之一，对铁幼粒细胞贫血的诊断也有重要价值，以了解体内铁的储备和利用的情况。血红蛋白的合成与铁的代谢密切相关。在正常情况下，机体的储存铁以铁蛋白及含铁血黄素的形式存在，在幼稚红细胞中也有非血红素的含铁小粒。这些铁与亚铁氰化钾在酸性溶液中形成亚铁氰化铁（即普鲁士蓝反应）呈蓝色。

2. 参考值

约 2/3 正常人的细胞外铁为 ＋＋，1/3 为 ＋。铁幼粒细胞为（18% ~ 94%），平均值为 64.5%。

3. 临床意义

（1）缺铁性贫血：缺铁性贫血患者细胞外铁都不能见到，多数病例的幼红细胞中也见不到铁小粒，即使见到铁幼粒细胞，其比例也很低，最低仅为 1%，平均值为 3.4%，在幼红细胞中找不到铁小粒的病例，细胞外铁也为阴性；相反，在细胞外铁阴性的病例中，有时在少数幼红细胞中仍可见到铁小粒。只有严重的缺铁性贫血，幼红细胞的铁小粒才完全消失。这种患者经口服铁剂治疗后，数日之内，细小的铁小粒便出现在幼红细胞中，但细胞外铁的出现则需要较长的时间。

（2）非缺铁性贫血：在非缺铁性贫血中，骨髓中均可见到细胞外铁。大量的细胞外铁（＋＋＋ ~ ＋＋＋＋）常出现于再生障碍性贫血、地中海贫血、巨幼细胞贫血及多次输血的病例中，其次为溶血性贫血、感染、脓毒血症和尿毒症的部分病例。铁粒幼细胞在所有这些病例中均能见到，其最低数为 3%，最高数为 96%，平均值为 55.5%。在地中海贫血、巨幼细胞贫血、各种溶血性贫血、再生障碍性贫血、白血病和多次输血的病例中，铁粒幼细胞的百分数一般都增高。

（3）铁粒幼细胞贫血：幼红细胞中铁粒明显增多、增大，在核周围呈环状分布，细胞外铁也增多，这对诊断有重要意义。

二、过氧化物酶染色

1. 概述

利用细胞内的过氧化物酶作用与过氧化氢，使之释放出氧原子，后者能使无色联苯胺氧化成蓝色的联苯胺蓝。联苯胺蓝是一种不稳定的中间产物，可再与硝普钠合成蓝色或棕色化合物沉淀，定位于含酶胞质中。根据颗粒的多少和大小，可分别定位弱阳性、阳性及强阳性。

2. 参考值

正常分布：血细胞与骨髓细胞过氧化酶（POX）染色呈阳性者，主要为粒细胞系列，单核细胞呈弱阳性，分化的网状细胞可有不同程度的阳性，而其他各类型血细胞均为阴性。在粒细胞系列中，原粒细胞为阴性（含奥氏小体者阳性）。自早幼粒细胞起出现阳性，随着细胞的成熟，阳性逐渐增强。嗜碱性粒细胞在正常情况下多为阴性。

3. 临床意义

POX染色有助于急性白血病类型的鉴别。某些急性粒细胞白血病体积较小，类似于原始淋巴细胞，在瑞氏染色的情况下，未能显示颗粒，而过氧化物酶反应显示胞质内含特殊的棕黑色颗粒状阳性物质，奥氏小体也呈阳性反应，显示棕黑色条状外形，而淋巴细胞均呈阴性。因此，凡原始细胞POX呈阳性反应者，即可排除急性淋巴细胞白血病的诊断。单核细胞白血病，POX可呈弱阳性或阴性，粒—单核细胞性白血病及早幼粒细胞白血病可呈强阳性反应。

三、苏丹黑染色

1. 概述

苏丹黑是一种脂溶性燃料，可以显示组织中的脂类。在多种苏丹黑燃料中，用于染磷脂的重氮染料苏丹黑B的效果最佳。由于血细胞中所含脂类物质大多为磷脂，故可用苏丹黑B染色。苏丹黑B染色的阳性为深黑色颗粒，位于胞质内。脂类物质在粒系等细胞中含量丰富，根据颗粒的多少和大小，对阳性的程度做出分级。

2. 参考值

苏丹黑B染色在各系各阶段细胞的正常分布如下：淋巴细胞系及红细胞系苏丹黑染色均为阴性。粒细胞系从原始粒细胞直至分叶核粒细胞，阳性随着成熟程度逐渐增强，与过氧化物酶颗粒阳性程度大致相符。早幼粒细胞含有少数嗜苏丹黑颗粒，而成熟中性分叶核细胞含有大量嗜苏丹黑颗粒，嗜酸性粒细胞也呈阳性，单核细胞可呈阴性或弱阳性。

3. 临床意义

（1）鉴别急性白血病的类型：急性粒细胞白血病的原粒细胞可呈阳性，奥氏小体可呈强阳性；急性粒—单核细胞白血病及急性红白血病的幼稚粒细胞阳性也增强；急性单核细胞白血病的原单核细胞和其他单核细胞一样，呈弱阳性；急性淋巴细胞白细胞的原淋巴及幼淋巴细胞均呈阴性。

当原粒细胞 POX 呈阴性时，苏丹黑 B 染色可呈阳性，借此排除急性淋巴细胞白血病。

（2）慢性粒细胞白血病的中性粒细胞各阶段嗜苏丹黑颗粒明显减少，经治疗缓解后，其嗜苏丹黑反应可转为正常。慢性粒细胞白血病急性变时，原粒细胞苏丹黑染色可呈阴性。

（3）尼曼—皮克细胞及高雪细胞苏丹黑 B 染色均呈阳性。

四、碱性磷酸酶染色（偶氮耦联法）

1. 概述

中性粒细胞胞质中的碱性磷酸酶（AKP）在碱性（pH 9~9.6）环境下，可将基质液中的萘酚磷酸酯水解，释放出 α 萘酚，后者立即与重氮化盐耦联，在有活性的酶处形成不溶性的有色沉淀。此法操作简便，阳性产物不扩散，无假阳性。在油镜下计数 100 个杆状核粒细胞及分叶核粒细胞，观察颗粒大小、多少和着色，分为 I~IV 级，相当于 1~4 分，分别予以记录。全部阳性细胞之和即为"阳性率"，所有阳性细胞分数的总和即为积分值。

2. 参考值

中性粒细胞 AKP 的正常值因各实验室条件不同和个体差异，其数值的差别很大。一般说来，细胞阳性率平均为 20%~40%，阳性细胞的强度大多数为 I~II 级，而 III 级、IV 级者极为少见。平均积分为 20~60 分，一般多在 80 分以下。

3. 临床意义

（1）化脓性感染时，中性粒细胞 AKP 活性明显增高，细胞阳性率可达 90%~100%，积分可高达 300 分以上。病毒性或寄生虫感染时无明显变化。

（2）急性淋巴细胞白血病、恶性淋巴瘤、骨髓纤维化、慢性淋巴细胞白血病时，中性粒细胞 AKP 活性明显升高，恶性肿瘤时活性也可明显升高。多发性骨髓瘤、浆细胞白血病时活性增高。急性、慢性粒细胞白血病及红白血病时，中性粒细胞 AKP 活性减低，慢性粒细胞白血病急性变化和合并骨髓纤维化时活性增强；单核细胞白血病时，中性粒细胞 AKP 活性一般在正常范围。恶性组织细胞病时其活性降低，急性粒细胞白血病经化疗缓解后，中性粒细胞 AKP 活性增高至正常水平或略高，急性淋巴细胞白血病缓解期活性下降至正常水平。据文献报道，慢性粒细胞白血病经治疗后活性增高者，则有急性变的倾向。

（3）再生障碍性贫血时，中性粒细胞 AKP 水平增高，其他类型贫血者均无改变，而阵发性血红蛋白尿症时 AKP 活性降低，有助于这两种贫血的鉴别诊断。

（4）垂体—肾上腺皮质功能亢进及应用皮质激素时，中性粒细胞 AKP 活性增高，妊娠 2~3 个月后，其活性也增高。

五、糖原染色

1. 概述

含有 1，2-乙二醇基的多糖类经过碘酸氧化后产生醛基，此醛基进而与 Shift 试剂作用，使无色品红变为红色化合物，定位于胞质中。红色的深浅与细胞内 1，2-乙二醇基量成正比。阳性在细胞质内呈红色颗粒或块状，可按阳性程度分级和计算积分值。血与骨髓涂片中高碘酸—希夫（PAS）阳性物质多能被淀粉酶所消化，故大多为糖原物质。

2. 参考值

糖原主要存在于粒细胞系统。原粒细胞呈阴性。自早幼粒细胞以后各阶段随细胞的成熟而糖原增多，成熟粒细胞的糖原最丰富。嗜酸性粒细胞和嗜碱性粒细胞也为阳性，但不被淀粉酶所消化。单核细胞胞质内含有细小或弥散的阳性颗粒。巨核细胞和血小板均呈阳性。10% ~50% 的淋巴细胞含有细小阳性颗粒。正常淋巴细胞的 PAS 阳性率为 20% ，积分为 15 ~ 70 分。幼红细胞和成熟红细胞均呈阴性。

3. 临床意义

（1）急性粒细胞白血病时，原粒细胞呈阴性；急性单核细胞白血病时，原单核细胞一般呈阴性，幼单核细胞呈弱阳性；急性淋巴细胞白血病时，原淋巴细胞常为阳性，幼淋巴细胞也呈较强阳性。

（2）缺铁性贫血、地中海贫血的幼红细胞常为弱阳性或阴性。巨幼细胞贫血和再生障碍性贫血时，幼红细胞糖原均呈阴性。

（3）淋巴系统恶性肿瘤时，淋巴细胞的糖原常明显增多，非特异性淋巴细胞增生时，淋巴细胞的糖原常轻度增多，急性淋巴细胞白血病时，淋巴细胞糖原减少，但也有增多者。

（4）戈谢细胞糖原染色反应阳性，尼曼—皮克细胞为阴性或弱阳性。

（5）对鉴别不典型巨核细胞及里—斯细胞有所帮助。前者 PAS 反应强阳性，后者则呈阴性或弱阳性。

（6）红血病及红白血病的有核红细胞常呈较强阳性，可帮助与巨幼细胞贫血的鉴别。

六、酸性磷酸酶染色

1. 概述

染色方法有钙钴法和偶氮耦联法。钙钴法是细胞中的嗜酸磷酸酶在 pH 5.0 左右条件下水解 β-甘油磷酸钠产生磷酸根，然后相继与硝酸钠、硫化铵作用，最后生成硫化铅黑色沉淀，定位于含酶的胞质内。偶氮耦联法是酸性磷酸酶在 pH 5.0 的条件下使孵育液中的基质磷酸萘酸钠水解，产生 α 萘酚，立即与坚牢蓝 BBN 耦联，产生不溶性有色沉淀，定位于含酶的胞质内。

2. 参考值

中性粒细胞、单核细胞、网状细胞、吞噬性网状细胞、组织嗜碱性粒细胞及浆细胞均呈强阳性。淋巴细胞、红细胞、巨核细胞及血小板均呈阴性。

3. 临床意义

（1）帮助鉴别高雪细胞和尼曼—皮克细胞，前者呈强阳性，后者呈阴性。

（2）里—斯细胞，多发性骨髓瘤细胞单核细胞白血病、恶性组织细胞及毛细胞白血病均呈强阳性，毛细胞白血病细胞不被 L-酒石酸所抑制。

（3）红白血病幼红细胞呈核旁单侧酸性磷酸酶强阳性。

（4）协助 3 种急性白血病鉴别：急性单核细胞白血病的原单核、幼单核细胞常有阳性；急性淋巴细胞白血病的原淋巴细胞呈弱阳性；急性粒细胞白血病时原粒细胞反应不一，但大多阳性较强。

（5）血小板减少紫癜中巨核细胞的酸性磷酸酶活性增强。

七、α-醋酸萘酚酯酶染色加氟化钠抑制试验

1. 概述

人类白细胞中以 α-醋酸萘酚酯酶（α-NAE）为底物的非特异性酯酶（NSE）主要存在于单核细胞和组织细胞中，粒细胞及淋巴细胞中含量甚微。酯酶可将作用液中的底物 α-NAE 水解产生萘酚，萘酚与重氮盐耦联，生成不溶性的有色产物，定位于细胞质酶活性所在处。其活性程度分为：可疑阳性为淡灰的沉淀，弱阳性呈灰黑色，中等阳性呈棕黑色，强阳性呈深黑色，并可记录积分，粒细胞及淋巴细胞基本呈阴性。

由于急性单核细胞白血病细胞的 NSE 均对氟化钠敏感，而急性粒细胞白血病的白血病细胞主要含对氟化钠抵抗性的 NSE，所以，在反应中若加入氟化钠，可见氟化钠对急性单核细胞白血病的白血病细胞的 α-NAE 明显抑制，而对急性粒细胞白血病的白血病细胞 α-NAE 无明显抑制，两者差别明显，称为"氟化钠抑制试验"。

2. 参考值

单核细胞呈阳性；原、幼单核细胞阶段反应较弱；成熟阶段呈中等度阳性。

3. 临床意义

有助于急性粒细胞、单核细胞急性单核细胞白血病与急性粒细胞、早幼粒细胞白血病的鉴别。

（1）急性单核细胞、急性粒细胞单核细胞的 α-NAE 积分较高，加氟化钠抑制后，积分一般下降≥50%。

（2）急性粒细胞的 α-NAE 阳性较低，氟化钠抑制率＜50%。

（3）早幼粒细胞白血病 α-NAE 积分可比急性单核细胞白血病、急性粒细胞、单粒细胞白血病更高，但氟化钠抑制率＜25%。

（4）急性淋巴细胞的 α-NAE 积分阴性或更低。

八、醋酸萘酚酯酶（AS-D-AE）染色加氟化钠抑制试验

1. 概述

AS-D-AE 也属于非特异性酯酶。当细胞内有这一活性酯酶活性时，能将基质液中脂酸 AS-D-AE 水解，释放出萘酚，与重氮盐耦联生成蓝色不溶性颗粒沉淀。阳性程度根据颗粒大小进行分级并记录积分。本法简便，稳定性好，并可结合氟化钠（NaF）抑制试验判断（与 α-NAE 相似）。

2. 临床意义

（1）急性粒细胞性白血病：包括早幼粒细胞白血病，AS-D-AE 的阳性率和积分均高，急性粒细胞及早幼粒细胞白血病均不被氟化钠抑制（以抑制率＞50%作为被氟化钠抑制的标准）。

（2）急性单核细胞白血病：AS-D-AE 也呈阳性，但可被氟化钠抑制。

（3）急性淋巴细胞白血病：AS-D-AE 呈阴性或弱阳性，不被氟化钠抑制。

（4）急性粒—单核细胞白血病：AS-D-AE 的阳性率程度介于急性粒细胞白血病与急性单核细胞白血病之间，呈中等度增高，也可被氟化钠抑制。

（5）有助于急性单核细胞、急性粒细胞及急性淋巴细胞白血病的鉴别诊断。

九、氯化醋酸萘酚酯酶（AS-D-CE）染色

1. 概述

AS-D-CE 检测急性白血病细胞中以氯化醋酸萘酚为基质的酯酶，可作为粒细胞的标志，有助于急性粒细胞白血病与急性单核细胞白血病的鉴别。

正常时，粒细胞及肥大细胞含有丰富的以氯化醋酸萘酚为基质的酯酶；单核细胞、组织细胞及嗜碱性粒细胞不含或含量甚微；淋巴细胞、浆细胞、红细胞、巨核细胞以及嗜酸性粒细胞则无此酶活性。当细胞内存在此酶活性时，可将此基质液中氯化醋酸萘酚水解，释出氯化醋酸及萘酚，后者与坚牢紫酱 GBE 进行耦联，形成不溶性橙红色或深红色产物，沉积于细胞内有酯酶活性的部位。

由于 AS-D-CE 几乎仅出现在粒细胞内，而单核细胞多数为阴性，仅少数呈阳性，故有学者称 AS-D-CE 为"特异性的酯酶染色"。

2. 临床意义

AS-D-CE 对鉴别急性粒细胞与急性单核细胞白血病有重要价值。

（1）M_1（急性粒细胞白血病未分化型），M_2（急性粒细胞白血病部分分化型）及 M_3（急性早幼粒细胞白血病）的 AS-D-CE 均呈阳性改变，但其阳性程度不一，其中以 M_1 的阳性较弱，M_2 较强，M_3 最强（阳性细胞可达90%）。据报道，AS-D-CE 持续强阳性者，提示急性粒细胞白血病恶化。

（2）慢性粒细胞白血病，粒细胞全部呈阳性。

（3）M_5（急性单核细胞白血病）绝大多数幼稚细胞呈阴性。国内有学者报道，在11例 M_5 中 AS-D-CE 的阴性率高达99.5%，仅1例有6%的细胞呈弱阳性。

（4）M_4（急性粒—单核细胞白血病）AS-D-CE 虽呈阳性，但其阳性程度主要取决于原粒细胞的数量和分化的程度。分化程度较好的原粒细胞，AS-D-CE 呈阳性，但原始的幼稚单核细胞多数呈阴性。若结合 AS-D-AE + NaF 抑制试验，可进一步确诊，并有助于 M_4、M_5 与急性粒细胞白血病的鉴别。

（5）M_6（红白血病）的原始及幼稚红细胞的 AS-D-CE 全部为阴性，原始及幼稚粒细胞呈阳性。

（6）急性淋巴细胞及慢性淋巴细胞白血病 AS-D-CE 均呈阴性。

十、酸性 α-醋酸萘酚酯酶染色

1. 概述

T 细胞含有酸性非特异性酯酶，在酸性环境下（pH 5.8）可将基质液中的 α-醋酸萘酚水解为 α-萘酚和醋酸，随后 α-萘酚与六偶氮副品红耦联成红色颗粒的沉淀物，定位于酯酶活性处，从而标记 T 细胞。T 细胞多呈现 1~2 个较粗大的点状颗粒，也有 3 个以上颗粒或呈现弥散而细小的红色颗粒。B 细胞不显示 ANAE 反应。单核细胞和粒细胞多呈弥散性红色片状阳性颗粒。急性单核细胞白血病呈多而密的强阳性；急性粒细胞白血病为阳性反应。α-NAE 也可做氟化钠抑制试验，急性单核细胞白血病可被抑制，而急性粒细胞及急性淋巴细胞白血病不被抑制。

2. 临床意义

（1）主要用于鉴别 T 细胞和 B 细胞：前者呈阳性，后者呈阴性。对急性淋巴细胞白血病的免疫分型有帮助。

（2）应用免疫抑制物、肿瘤化疗药物时，T 细胞可降低。细胞免疫缺陷性疾病 T 细胞下降较显著。白血病时 T 细胞也较低，尤以淋巴细胞白血病更为显著。

十一、墨汁吞噬试验

1. 概述

中性粒细胞及单核细胞对细菌及异物有吞噬作用。测定其吞噬功能可以作为了解机体免疫功能的一种指标，也可协助临床对某些疾病和白血病类型的鉴别。粒细胞的吞噬功能仅限于成熟阶段的粒细胞，而单核细胞在其分化发育过程中即具备吞噬功能。因此，幼稚单核细胞具有吞噬能力。墨汁吞噬试验方法简便、易行。

2. 参考值

成熟中性粒细胞的平均吞噬率为（74 ± 15）%，范围为 46% ~ 93%，平均吞噬指数（即吞噬积分）为（126 ± 60），范围为 50 ~ 249。成熟单核细胞的平均吞噬率为（95 ± 5）%，范围为 80% ~ 100%。平均吞噬指数为（318 ± 86），范围为 150 ~ 445。

3. 临床意义

（1）再生障碍性贫血患者的成熟中性粒细胞吞噬功能在治疗前增高，治疗有效后则下降，并趋于正常。地中海贫血墨汁吞噬功能降低，蚕豆病急性溶血时墨汁吞噬功能明显降低，缓解后恢复正常。

（2）急性粒细胞白血病、急性早幼粒细胞白血病、急性淋巴细胞白血病、原始及幼稚细胞墨汁吞噬试验均阴性，未见吞噬墨汁细胞。急性粒—单核细胞白血病的吞噬指数在 30 以下，急性单核细胞白血病的吞噬率为 50%（范围为 39% ~ 73%），吞噬指数为 100（范围为 71 ~ 117），急性红白血病的粒细胞型者均阴性，单核细胞型的吞噬率为 34% ~ 54%，吞噬指数为 96 ~ 108。

（3）慢性粒细胞白血病未治疗者及复发者的成熟中性粒细胞吞噬率及吞噬指数明显低于正常，病情好转或缓解后，吞噬功能回升。慢性粒细胞白血病急粒变的墨汁吞噬试验阴性。慢性粒细胞白血病急单变的吞噬率为 9%，吞噬指数为 9。慢性淋巴细胞白血病的成熟中性粒细胞吞噬率及吞噬指数均高于正常。

十二、溶菌酶与过氧化酶双重染色

1. 概述

溶菌酶是一种水解酶，能溶解细菌特别是腐生球菌。其溶菌作用的强弱与溶菌酶活力成正比，如溶菌酶活力高，则溶菌作用强，溶菌酶活力低，则溶菌作用弱或缺乏。溶菌酶主要来自单核细胞及粒细胞较成熟的细胞（原粒细胞、嗜酸性粒细胞、嗜碱性粒细胞除外）。单核细胞的溶菌酶位于细胞表面，易向周围释放，其活力最强。粒细胞的溶菌酶在细胞内，故释放较少。淋巴细胞、红细胞及血小板几乎均不含溶菌酶。因此，急性单核细胞性白血病的细胞的溶菌酶活力明显升高，急性淋巴细胞性白血病显著降低，而急性粒细胞白血病介于两者之间，与正常较为接近。

溶菌酶与过氧化酶双重染色比溶菌酶活力测定或过氧化酶染色的单项测定更有帮助。

2. 临床意义

（1）急性淋巴细胞白血病的溶菌酶与过氧化酶均呈阴性。

（2）急性粒细胞白血病时，多数原粒细胞溶菌酶呈阴性，少数呈弱阳性。而过氧化酶呈阴性至中度阳性。当溶菌酶与过氧化酶均呈阳性时，表明细胞有一定分化，以早幼粒或亚急性粒细胞白血病可能性大。

（3）急性粒—单核细胞白血病的溶菌酶活性明显高于过氧化酶，此点与急性粒细胞白血病不同，具有鉴别意义。

（4）早幼粒细胞白血病过氧化酶活性大于溶菌酶活性；反之，急性单核细胞或急性粒—单核细胞白血病的溶菌酶活性可大于过氧化酶活性，对急性单核细胞与早幼细胞白血病有鉴别意义。

（董秀帅）

第四章

血液学的其他实验室检查

第一节 网织红细胞、嗜酸性粒细胞及中性粒细胞检查

一、网织红细胞计数（RET）

1. 测定方法

煌焦油蓝活体染色，计算相对值、绝对值和网织红细胞生成指数。

2. 标本准备

末梢血或 EDTA-2K 抗凝血，或紫帽真空管静脉采血。

3. 参考范围

相对值为 $0.5\% \sim 1.5\%$，绝对值为 $(24 \sim 84) \times 10^3/\mu L$ 或 G/L。

网织红细胞生成指数（RPI）<1，RPI 计算公式：

$$RPI = (pRET/2) \times (pHCT/nHCT)$$

式中，p 为患者人数；n 为常人人数；nHCT 男性以 45% 计，女性以 40% 计；2 为 RET 成熟时间（天）。

4. 临床意义

反映骨髓造血功能，主要作用如下。

（1）血细胞骨髓增生活性评价。

1）增多提示造血旺盛，见于增生性贫血，以急性或慢性溶血、溶血性贫血最为显著。

2）减少提示造血不良，见于再生障碍性贫血。

绝对值和生成指数用以矫正 RBC 不同数量水平对结果的影响，比相对值更有意义。

HCT 减小、RPI 增大（>3）提示骨髓造血活跃。

CT 减小、RPI 减小（<2）提示骨髓增生减低或红细胞成熟障碍。

（2）抗贫血治疗骨髓反应评价。

巨幼细胞贫血、缺铁性贫血有效治疗后上升，以前者反应最明显。

溶血性贫血有效治疗后下降。

新型的血细胞分析仪除对白细胞进行五分类外，还能对网织红细胞成熟过程分期。在红细胞稀释液中加入荧光色素，网织红细胞中核残留物（主要为脱氧核糖核酸）被荧光染色，荧光强度反映核残留物多寡，亦即网织红细胞成熟阶段的不同。高荧光网织红细胞

（HFR）、中荧光网织红细胞（MFR）和低荧光网织红细胞（LFR）分别反映网织红细胞的早、中、晚阶段。正常比例为 HFR > MFR > LFR。骨髓造血功能活跃时，网织红细胞计数（RET）增多，早期网织红细胞（HFR）比例增大；骨髓造血功能低下时 RET 减少，HFR比例减小。

二、嗜酸性粒细胞计数（EOS）

1. 测定方法

显微镜计数法。

2. 标本准备

末梢血或紫帽真空管静脉采血，不得有凝块，在 4 小时内完成计数。

3. 参考范围

$30 \sim 350/\mu L$（$\times 10^6/L$）。

4. 临床意义

用于过敏性疾病、药物过敏反应、寄生虫感染、胶原病、霍奇金淋巴瘤和骨髓增殖性疾病的辅助诊断。增多也见于血管神经性水肿、急性排异反应、嗜酸性粒细胞性非过敏性鼻炎、嗜酸性粒细胞性胃肠炎、急性高嗜酸性粒细胞综合征（HES）、肺嗜酸性粒细胞增多症（嗜酸性粒细胞浸润性肺疾病）、嗜酸性粒细胞增多肌痛综合征、变应性肉芽肿性血管炎（许尔许斯特劳斯综合征，CSS）等。血液或内脏寄生虫病、内脏蠕虫蚴移行症，嗜酸性粒细胞通常增加（分类计数常大于30%），而肠蛔虫症一般在正常范围之内。

HES 是一种少见但很重要的疾病，1～3 年病死率高达81%～95%，主要表现为高嗜酸性粒细胞计数、精神障碍和心脏症状。严重者白细胞可超过 90 000/μL（$90 \times 10^9/L$），血涂片可见幼稚细胞，可出现心力衰竭、器质性精神障碍（精神错乱、谵妄乃至昏迷），预后不良。

嗜酸性粒细胞浸润性肺疾病包括一组多病因的变态反应性疾病，如莱夫勒综合征（肺嗜酸性粒细胞增多症，轻微呼吸系症状、短暂性肺浸润、嗜酸性粒细胞增多，通常与肺内蠕虫蚴移行相关）、慢性或哮喘型嗜酸性粒细胞性肺炎（与真菌、花粉、真菌孢子、寄生虫、螨、毛屑、异体蛋白、药物等过敏原或骨髓移植相关）和热带嗜酸性粒细胞增多症（与丝虫感染相关）等。

嗜酸性粒细胞增多肌痛综合征（EMS）其特征为：嗜酸性粒细胞计数明显增多达 2 000/μL（$2 \times 10^9/L$）或以上，无力性肌痛，最终发展为吉兰—巴雷综合征样多发性神经病而死亡。

CSS 是一类病因不明的系统性坏死性血管炎，病理特征为血管炎，受累组织有大量嗜酸性粒细胞浸润和血管外肉芽肿形成。主要累及小动脉、小静脉，冠状血管也可受累。早期表现为过敏症状，常伴有哮喘和变应性鼻炎。后期有多器官损害症状，主要累及肺、心、肾、皮肤和外周神经。发病机制与免疫异常有关。实验室检查外周血嗜酸性粒细胞增多，可有红细胞沉降率（ESR）增速、C 反应蛋白（CRP）、免疫球蛋白 E（IgE）增高。缺乏特异性免疫学标志，活检有助于诊断。

三、中性粒细胞碱性磷酸酶积分（NAP）

1. 测定方法

磷酸萘酚在中性粒细胞碱性磷酸酶（NAP）作用下，与固蓝形成蓝色偶氮色素沉淀，显微镜计数。NAP 活性以阳性颗粒密度表示，分为 0～Ⅴ型，各记 0～5 点，计数 100 个中性粒细胞，点数总和为积分值，同时计算 NAP 阳性细胞百分数。

2. 标本准备

末梢血涂片。

3. 参考范围

如下所述。

（1）阳性细胞百分数：男性为 60.5%～99%，女性为 68%～99%。

（2）阳性细胞积分值：男性为 170～335，女性为 188～367。

（3）女性积分值较男性约高 10%，月经期增高，小儿及 70 岁以上高龄无性别差异；新生儿最高，20 岁左右急剧降低，70 岁左右大体不变，之后再次降低；妊娠 6 个月后明显升高直至分娩 6 周后。

4. 临床意义

NAP 用于：①末梢血幼稚细胞的鉴别：慢性粒细胞白血病（CML）减低，类白血病反应升高；②红细胞增多症的鉴别：真性红细胞增多症升高，其他原因红细胞增多在正常范围；③泛发性血细胞减少的鉴别：阵发性睡眠性血红蛋白尿症（PNH）多减低，骨髓增殖异常综合征（MDS）有时减低，再生障碍性贫血（AA）升高，恶性贫血、缺铁性贫血可轻度升高，铁粒幼细胞贫血减低，其他原因贫血多正常；④感染性疾病的鉴别，细菌性感染多增高，病毒性感染多减低。

NAP 增高见于以下情况。

（1）骨髓增殖性疾病：真性红细胞增多症（多数）、骨髓纤维化（11%～70%）和急性粒细胞白血病（AML）。

（2）淋巴细胞增殖性疾病：淋巴细胞白血病和恶性淋巴瘤。

（3）贫血：再生障碍性贫血（大部分）、恶性贫血和缺铁性贫血（一部分轻度增高）。

（4）药物影响：口服避孕药、皮质类固醇。

（5）其他细菌性感染的类白血病反应、反应性粒细胞增多症、唐氏综合征（21 三体综合征或先天性愚型）的大部分。

NAP 减低见于以下情况。

（1）骨髓增殖性疾病：慢性粒细胞白血病（CML）慢性期的大部分、骨髓纤维化（5%～10%）、急性粒细胞白血病（AML）的一部分（M_2 型）。

（2）贫血：PNH 多为低值，与溶血度有关；MDS 的一部分，提示粒细胞有增生异常；范科尼贫血（骨髓发育不全，先天性再生不良性贫血，隐性遗传）的一部分、缺铁性贫血（IDA）的大部分、巨幼细胞贫血的一部分、铁粒幼细胞贫血。

（3）其他低碱性磷酸酶血症、病毒性感染如传染性单核细胞增多症、放射性损伤。

（常玉莹）

第二节 红细胞沉降速率检查

一、红细胞沉降率（ESR）

1. 测定方法

Westergren 法。

2. 标本准备

109 mmol/L（3.2%）枸橼酸钠 0.4 mL，静脉血 1.6 mL。抗凝剂与血液的比例要准确为 1∶4，即抗凝剂和静脉血的量都要准确，或用黑帽真空管采血。

3. 参考范围

以下均为第 1 小时结果，而非每小时。

50 岁以下男性为 2～10 mm/1sth，女性为 3～15 mm/1sth；

50 岁以上男性为 2～20 mm/1sth，女性为 3～30 mm/1sth。

4. 临床意义

多种病理和生理因素均可使红细胞沉降率加速，为非特异性试验，临床主要用于潜在性严重疾病筛查，疾病活动性、良恶性、功能性或器质性评价。

正常红细胞表面的唾液酸带有负电荷，互相排斥，沉降率很小，生理范围男性为 1～7 mm/1sth，女性为 3～11 mm/1sth。实际测定中由于受多种生理和实验因素影响，国内常以男性≥15 mm/1sth、女性≥20 mm/1sth 视为有意义的增高。促进沉降因素主要为纤维蛋白原、免疫球蛋白、急性期反应蛋白增加，白蛋白减少、红细胞减少或红细胞聚集性增加；胆固醇也有沉降促进作用。血浆蛋白这种改变，使红细胞表面的负电荷中和或减少，易于形成缗钱状以加速沉降。老年生理性增速可能与免疫球蛋白增高或胆固醇增高有关。延缓沉降因素主要为红细胞增加、胆汁酸或碳酸增加等。

ESR 加速见于以下情况。

（1）细菌感染：如肺炎、肾盂肾炎、浆膜腔炎症、活动性结核病、亚急性心内膜炎等。

（2）非感染性炎症：如活动性风湿病、类风湿关节炎（RA）、系统性红斑狼疮（SLE）活动期等结缔组织病或风湿性疾病活动期。

（3）高免疫球蛋白血症：如多发性骨髓瘤、巨球蛋白血症、肝硬化。

（4）低白蛋白血症：如急性或慢性肾炎、肾病综合征。

（5）组织损伤：如急性心肌梗死、创伤、肌肉挫伤、大手术后，主要由于急性期反应蛋白增多。

（6）恶性肿瘤：特别是增长迅速和（或）并发坏死时、恶性淋巴瘤、白血病。

（7）其他原因：如贫血、月经期、妊娠 3 个月至分娩后 3 个月、高胆固醇血症。

ESR 减缓见于以下情况。

（1）红细胞相对或绝对增多的各种原因：如失水、真性红细胞增多症、充血性心力衰竭、慢性肺源性心脏病。

（2）纤维蛋白原或球蛋白减少的各种原因：如弥漫性血管内凝血（DIC）、严重肝功能障碍、免疫球蛋白减少或缺乏症、阻塞性黄疸、过敏性疾病和恶病质。

炎性或组织坏死产物被吸收，引起血浆蛋白改变时（发病 3~5 天后）ESR 增快；产物不吸收的炎症如气管炎、胃肠炎、无穿孔的阑尾炎、疖肿、厚壁空洞性肺结核等 ESR 不快。SLE、风湿性疾病、肺结核等活动时增快，静止时 ESR 正常；但活动性肺结核约 5%~10% ESR 正常，与纤维蛋白原水平有关。坏死产物不吸收的肿瘤如胃癌 ESR 不快，晚期胃癌 ESR 增速主要与贫血有关。

C 反应蛋白（CRP）在急性感染、炎症、组织坏死等应激时，升高早、恢复快，且不受生理因素影响，作为疾病诊断和治疗监测指标均优于 ESR。但 ESR 成本低，方法简便，作为反映全血和血浆成分变化的综合指标仍不失其临床应用价值。

二、红细胞沉降率方程 K 值（ESR-K）

1. 测定方法

根据 ESR 和 HCT 的计算值测定。为消除 RBC 数量水平对 ESR 的影响，可计算红细胞沉降率方程 K 值，计算公式：

$$ESR = K\left[-(1-HCT + \ln HCT)\right]$$

式中，ln 为以 e 为底数的自然对数。

设 $R = \left[-(1-HCT + \ln HCT)\right]$，则：

$$K = ESR/R$$

R 与 HCT 成负相关，可从表 4-1 查出。ESR 和 HCT 须为同期采取的血样分别测定的结果。

表 4-1　从 HCT 查 R 值

HCT（%）	0.00	0.01	0.02	0.03	0.04	0.05	0.06	0.07	0.08	0.09
0.2	0.809	0.771	0.734	0.700	0.667	0.636	0.607	0.579	0.553	0.528
0.3	0.504	0.481	0.459	0.439	0.419	0.400	0.382	0.364	0.348	0.332
0.4	0.316	0.302	0.288	0.274	0.261	0.249	0.233	0.225	0.214	0.203
0.5	0.193	0.183	0.174	0.165	0.156	0.148	0.140	0.132	0.125	0.118
0.6	0.111	0.104	0.098	0.092	0.086	0.081	0.076	0.070	0.066	0.061
0.7	0.057	0.053	0.049	0.045	0.041	0.038	0.034	0.031	0.028	0.026

2. 参考范围

K 值为 0~120。

3. 临床意义

为矫正 RBC 水平对 ESR 影响的一种方法。K 值正常说明 ESR 正常，K 值增大说明 ESR 增快。红细胞沉降率方程 K 值的意义见表 4-2。

表 4-2　红细胞沉降率方程 K 值意义

判断	ESR 测定值	K 值
ESR 正常	正常	正常
ESR 加快	正常[*]	增大
ESR 正常	加快[**]	正常

续表

判断	ESR 测定值	K 值
ESR 加快	加快	增大

注：＊由于 RBC 增高抵消了 ESR 加快因素的作用；
　　＊＊由于 RBC 减少使 ESR 加快而非真实的加快。

（常玉莹）

第三节　血清铁检查

一、血清铁和总铁结合力测定

1. 概述

铁是人体正常生理过程中不可缺少的物质。人体内的铁来源于食物，主要在十二指肠和小肠上部吸收。体内的铁以铁蛋白和含铁血黄素的形式存在于骨髓、脾和肝脏内，有少量铁与血浆转铁蛋白结合，通过血浆输送至各组织。转铁蛋白是肝脏合成的球蛋白，通常仅 1/3 的转铁蛋白与铁结合，未与铁结合的 2/3 转铁蛋白处于不饱和状态。与转铁蛋白结合的铁称为血清铁。转铁蛋白的最大铁结合量，称为总铁结合力，实际上反映血清中转铁蛋白的含量。血清铁除以总铁结合力即为血清铁饱和度。总铁结合力减去血清铁即为未饱和铁结合力。血清铁含量很少，通常以比色法测定，要求有灵敏度高的有机硅色剂。血清总铁结合力测定是在血清中加入铁，使其与未饱和的转铁蛋白结合，然后再按血清铁的测定方法测得总铁结合力。

2. 参考值

血清铁：男性为 10.7 ~ 26.9 μmol/L（60 ~ 150 μg/dL）；女性为 9 ~ 23.3 μmol/L（50 ~ 150 μg/dL）；血清总铁结合力：45 ~ 77 μmol/L（250 ~ 430 g/dL）；血清铁饱和度：0.20 ~ 0.551 mol/L（20 ~ 55 g/dL）；未饱和铁结合力：25.1 ~ 37.4 μmol/L（140 ~ 290 μg/dL）。

3. 临床意义

（1）血清铁增高：常见于红细胞破坏增多和红细胞再生或成熟障碍，如溶血性贫血和再生障碍性贫血等。当铁的吸收增加、利用减低或组织铁释放增加时，均可使血清铁增加，如铅中毒及吡哆醇缺乏症等。急性肝坏死时，从肝细胞内释出储存铁，也可使血清铁增高。血色病和含铁血黄素沉着症，血清铁也增高。

（2）血清铁降低：常见于营养不良、胃肠道疾病、大量失血、妊娠及婴儿生长期铁需要增加所致的缺铁。体内单核—巨噬细胞系统铁的释放减少，如急慢性感染、尿毒症和恶病质等。

（3）血清总铁结合力增加：常见于各种慢性缺铁所致的转铁蛋白合成增加，妊娠后期和口服避孕药也可使其增加。

（4）总铁结合力降低：常见于血清蛋白降低的各种疾病，如肝硬化、慢性感染、肾病综合征及尿毒症等。

二、血清转铁蛋白测定

1. 概述

关于体内铁的储备情况，过去主要靠骨髓穿刺，观察骨髓小粒组织中可染铁的多少，或通过肝穿刺，观察库普弗细胞中铁的含量来获知。近年来，采用放免法测定血清中铁蛋白含量的方法，反映储存铁情况有效而敏感，而且方法简便，可进行动态观察。但血清铁蛋白还受到一些因素的影响，如发热、炎症、肝病、恶性肿瘤及铁剂治疗等。

2. 参考值

男性为 123 μg/L；

女性为 56 μg/L；

总范围为 12～300 μg/L。

3. 临床意义

（1）血清铁蛋白 < 14 μg/L 可作为缺铁性贫血的诊断依据。在排除发热、肝病等影响因素后，血清铁蛋白的含量与骨髓小粒可染铁基本呈平行关系，可用以反映机体铁的储存情况。血清铁蛋白含量随铁剂治疗迅速上升。

（2）血清铁蛋白降低还见于阵发性睡眠性血红蛋白尿症和原发性血小板减少性紫癜等。

（3）血清铁蛋白增高见于再生障碍性贫血、溶血性贫血、巨幼细胞贫血、急性白血病和感染性疾病。

（4）肝实质细胞含有丰富的铁蛋白，当肝功能异常时，铁蛋白可释放至血清，使血清铁蛋白升高。

（5）恶性肿瘤血清铁蛋白增高与肿瘤细胞释放有关。

三、血清转铁蛋白测定

1. 概述

血清转铁蛋白（Tf）的主要功能是作为铁的传递体，有效地调节机体中铁的转运和防止铁的毒性作用，并能提高机体的抗感染能力。转铁蛋白的含量与肝肾疾病密切有关。血清转铁蛋白可通过单向扩散法和酶联荧光免疫测定法及放免法进行测定。

2. 参考值

参考值为（272.2±28.6）g/L，范围为 220～348 g/L。

3. 临床意义

（1）Tf 增高见于缺铁性贫血和妊娠后期等，缺铁性贫血经铁剂治疗后可见转铁蛋白升高。

（2）Tf 降低见于某些肝脏疾病，且与病变的严重程度相一致。此与转铁蛋白肝脏合成有关，各型肝炎可见 Tf 水平降低，尤以慢性活动性肝炎、肝硬化及重症肝病降低更明显，病变恢复期 Tf 也恢复正常，有助于肝炎的诊断和预后的判断。此外，肾病综合征，甲状腺炎及某些恶性肿瘤也可降低。

四、高铁血红蛋白还原试验

1. 概述

这是为检测 G6PD 缺乏溶血性贫血的过筛试验，有定量比色法和微量组织化学洗脱法等。

（1）定量比色法：红细胞内的 G6PD 在磷酸已糖旁路代谢中能使 6-磷酸葡萄糖变为6-磷酸葡萄糖酸，同时氧化型三磷酸吡啶核苷（TPN^+ 或 $NADP^+$）变成还原型三磷酸吡啶核苷（TPNH 或 NADPh）；高铁氰化蛋白在 TPNH 供氢的条件下还原为血红蛋白。如果红细胞的 G6PD 正常，则有足量的 TPNH 产生，使高铁血红蛋白很快还原为高铁氰化蛋白，如果红细胞缺乏 G6PD，则 TPNH 生成减少，高铁血红蛋白还原成高铁氰化蛋白的能力减弱。本法即以高铁血红蛋白还原率来反映 TPNH 功能，从而间接测知 G6PD 是否缺乏。

（2）微量组织化学洗脱法：红细胞内的血红蛋白被亚硝酸钠氧化为高铁血红蛋白，在亚甲蓝递氢作用下，缺乏 G6PD 的红细胞内高铁血红蛋白还原成正常血红蛋白的量显然少于正常。当加入氰化钾后，形成的氰化高铁血红蛋白易被过氧化氢洗脱，经苏木素—伊红染色后，表现为不被染色的红细胞空影。

2. 参考值

定量比色法的高铁血红蛋白还原率 > 75%，微量组织化学洗脱法正常人空影红细胞 < 0.4%。

3. 临床意义

（1）定量比色法：31% ~ 74% 为中间数值，见于 G6PD 缺乏所致的溶血性贫血的杂合子型，< 30% 为显著缺陷（纯合子型）。

（2）微量组织化学洗脱法：空影红细胞在 0.4% ~ 88% 者为杂合子型，> 88% 为显著缺陷（纯合子型）。

（常玉莹）

第四节　其他检查

一、血红蛋白电泳

1. 概述

血红蛋白电泳可以将血红蛋白各正常成分或异常成分分离，以便进一步鉴定或定量测定。

异常血红蛋白分子结构的改变使其等电点发生变化，在电泳时其泳动速度与正常血红蛋白不同。一般用以检出各种异常血红蛋白的主要方法是在 pH 8.6 或 pH 8.8 的条件下进行，有时需要在 pH 7.0、6.8、6.5 或 6.25 的条件下做进一步鉴别。作为电泳支持物可采用纸电泳、醋酸纤维薄膜电泳、淀粉胶电泳、淀粉板电泳或琼脂胶电泳，不同支持物的电泳各有其特点，可根据需要进行选择。

（1）纸电泳：纸电泳一般在 pH 8.6 或 pH 8.8 条件下进行，但分辨能力较低，泳速相近的血红蛋白不易分开，量少的血红蛋白可能不能检出，蛋白区带的分离也不够清晰。

（2）醋酸纤维薄膜电泳：醋酸纤维薄膜可将 HbA、HbF 及 HbS 分开。因为醋酸纤维薄膜电泳对蛋白质的吸附较少，各区带无拖尾现象，分离清晰。当蛋白质量 <5 μg 时，仍能清楚识别，且电泳时间短，方法简便。常用于异常血红蛋白的普查。可采用 pH 8.6 或 9.0 TEB 缓冲液。

（3）淀粉胶电泳：pH 8.6~9.0 的淀粉胶电泳是分离和鉴定各种异常血红蛋白的基本方法。它的分辨率比较高。如方法掌握得好，可得到清晰的分离结果。但由于蛋白质成分不易从淀粉胶上完全洗脱下来，故不能用于定量测定。

（4）淀粉板电泳：淀粉板电泳时区带扩散程度小，分离清楚，因此可用于各种血红蛋白的分离提纯。此外，也应用于 HbA$_2$ 及异常血红蛋白的定量测定。但由于方法较烦琐，目前常用醋酸纤维薄膜电泳代替。

（5）琼脂胶电泳：本法的蛋白电泳的泳速较快，不易扩散，故区带整齐，与淀粉胶和纸电泳的结果相同。其中 HbA 与 HbF 能在琼脂胶上分开。

此外，可采用 pH 6.5 或 pH 6.8 纸电泳、淀粉胶电泳及 pH 6.25 的琼脂胶电泳协助鉴别。

2. 参考值

在 pH 8.6 或 pH 8.8 电泳时，正常人的 HbA 及 HbA$_2$ 都向正极方向泳动。HbA 在前，HbA$_2$ 在后。但 HbF 与 HbA 的位置很靠近，难以准确地分离和定量，可做 1 分钟碱变性试验来测定 HbF。

在 pH 8.6 或 pH 8.8 电泳时，不论用哪一种支持物，各种血红蛋白区带的相对泳动位置都相同。

3. 临床意义

（1）在 pH 8.6 或 pH 8.8 碱性缓冲液中电泳时，各种血红蛋白都向阳极移动，其泳动速度大致分为 6 组。

1）HbE：HbE 泳速与 HbA$_2$ 相等。在患者的血红蛋白中 HbE 的含量超过 20%。虽然 HbC 的泳速与 HbA$_2$ 很接近，在此电泳中不能分离，但可进一步做 pH 6.25 琼脂胶电泳加以区别，此时 HbE 与血红蛋白 A$_2$ 电泳位置相同，而与 HbC 分离。

2）HbS：在碱性条件下，电泳速度与异常 HbS 相同或接近的异常血红蛋白有 HbD、HbG 以及某些不稳定的血红蛋白（如 zurjch 等），但它们的镰变试验阴性及还原血红蛋白溶解度正常，而 HbS 的镰变试验阳性及还原血红蛋白溶解度降低，可加以区别。HbG 的泳速较 HbD 快。不稳定血红蛋白可进行热不稳定试验加以确诊。

3）HbF：测定 HbF 是诊断重型和中间型地中海贫血的主要依据。淀粉板电泳可以分清 HbF 与 HbA 两条区带，定量测定结果与抗碱血红蛋白测定结果相似。

4）HbH：进行电泳时，可以出现一条快速的异常血红蛋白带，在 pH 6.5 淀粉胶电泳中该区带仍向正极移动，结合 H 包涵体阳性，可以确诊为血红蛋白 H 病。

（2）pH 6.5 或 pH 6.8 淀粉胶电泳：HbH 的等电点是 pH 5.6。在 pH 6.5 或 pH 8.6 的条件下，HbH 向正极移动，而其他血红蛋白则向负极移动，这对进一步鉴定 HbH 有特定意义。HbH 经转变为氰化高铁后，在 pH 6.8 条件下可与 HbA 分开。利用 pH 6.8 点泳，还可以分离 HbE 与 HbA$_2$ 及过筛不稳定血红蛋白。

（3）pH 6.25 琼脂胶电泳：在 pH 6.8 条件下，有几种异常血红蛋白的泳速相同或接近。

在 pH 6.25 时，可进一步区分。例如，将 HbS 与 HbD 及 HbG 分开，将 HbC 与 HbO、HbE 及 HbA$_2$ 分开。又可将 HbO 与 HbC、HbE 及 HbA$_2$ 分开。

二、抗人球蛋白试验

1. 概述

本试验是检查不完全抗体很敏感的方法。不完全抗体是一种自身产生的免疫球蛋白（IgG），与完全抗体不同，它是一种单价性抗体，仅一端能与红细胞表面相应抗原相结合，使红细胞变为致敏红细胞，故用一般盐水解质不能发生凝集反应。用人体球蛋白免疫动物，可产生抗血清，即抗人球蛋白抗体，将抗人球蛋白抗体加入上述致敏红细胞盐水悬液中，发生可见的凝集反应，为抗人球蛋白直接试验阳性，说明患者红细胞上有不完全抗体。

抗人球蛋白间接试验是检查患者血清中有无游离的不完全抗体。事先须将患者血清与 Rh（D）阳性的 O 型正常人红细胞相混，在 37 ℃温度温育致敏，然后将此已吸附自身抗体的红细胞与抗人球蛋白作用，若出现凝集，证明患者血清中含有游离的不完全抗体。抗人球蛋白试验敏感性差，红细胞表面至少需要 500 个 IgG 分子，才能产生明显的阳性。

本试验要求有对照，即阴性者阴性对照，盐水对照均不凝集；阳性者必须设阳性对照凝集。正常人 AB 型血清中没有不完全抗体或抗血清，即抗人球蛋白抗体不发生凝集，均可作为阴性对照。抗血清中含抗 D 抗体，是一种不完全抗体，能吸附在正常 Rh（D）阳性 O 型红细胞上，即与抗人球蛋白抗体发生凝集反应，可作为本试验的阳性对照。

2. 参考值

正常人抗人球蛋白直接和间接试验均为阴性。

3. 临床意义

（1）在新生儿溶血病时，患儿的红细胞在胎内已被母亲的抗体所致敏，故多呈直接试验阳性。

（2）在自身免疫性溶血性贫血时，患者的红细胞已被自身抗体致敏，故直接试验多为阳性，在疾病的进展期，间接试验也可呈阳性。

（3）Rh 阳性者，如过去曾接受过 Rh 阳性血的输入或曾妊娠而胎儿为 Rh 阳性者，间接试验阴性。

（4）传染性单核细胞增多症、恶性淋巴瘤、铅中毒等，直接试验有时也可呈阳性。

（5）遗传性球形红细胞增多症此试验呈阴性，故有助于此病与自身免疫性溶血贫血相鉴别。

三、冷凝集素测定

1. 概述

冷凝集素综合征患者体内产生特异性冷凝集素，它是一种独特的 IgM 抗体，在低温下与患者或正常红细胞抗原发生凝集，但加热至 37 ℃时，已凝集的红细胞仍可发生完全可逆性的散开。

2. 正常值

血清冷凝集素稀释倍数最高不超过 1：40。

3. 临床意义

冷凝集素综合征患者的冷凝集素效价常明显增加，有时可高至 1×10^6 以上，最高稀释浓度可高达 2.6×10^7。一般肺炎支原体引起的肺炎不超过 1：1 000。传染性单核细胞增多症、白血病和伴有溶血的恶性淋巴瘤等冷凝集素效价也可增高。

四、冷溶血试验

1. 概述

阵发性冷性血红蛋白尿患者体内含有一种自身抗体（自身溶血素、冷反应抗体、D-L 抗体），它属于 IgG，在 37 ℃下与红细胞不能牢固结合。当温度低至 20 ℃以下时，如有补体存在，自身溶血素能结合于红细胞表面，当温度恢复至 37 ℃时，由于一系列补体参与反应，红细胞膜上形成空洞发生溶血。

2. 正常值

阴性。

3. 临床意义

阳性结果见于阵发性冷性血红蛋白尿症患者。

五、酸溶血试验

1. 概述

阵发性睡眠性血红蛋白尿症患者的红细胞细胞膜结构发生改变，出现能与备解素结合的受体，同时对补体的溶膜作用高度敏感，在酸性环境中，易受补体和备解素的作用而发生溶血。本试验即基于这一原理而设计。

2. 正常值

正常人酸溶血试验为阴性，即使孵育 4 小时也不见溶血。

3. 临床意义

（1）阵发性睡眠性血红蛋白尿症患者酸溶血试验一般呈阳性：根据对补体的敏感性不同，可将患者的红细胞分为 3 种类型。补体敏感性红细胞对补体溶血效应的敏感性比正常人红细胞增加 25～30 倍。此型红细胞增多时，酸溶血试验常呈强阳性；补体不甚敏感型红细胞对补体敏感性反增强 3～5 倍，此类红细胞增多时，酸溶血试验常呈弱阳性；正常红细胞为补体不敏感型，此类细胞为主时，酸溶血试验常呈阴性。

（2）遗传性球形红细胞增多症和自身免疫性溶血性贫血患者，酸溶血试验也可呈阳性反应，主要与红细胞球形化有关。将血清加热，破坏其补体后仍阳性者，不支持阵发性睡眠性血红蛋白尿症的诊断，而支持遗传性球形细胞增多症或自身免疫性溶性贫血的诊断。

六、蔗糖溶血试验

1. 概述

阵发性睡眠性血红蛋白尿症患者的红细胞结构异常，在补体存在的情况下，容易破坏致溶血。在低离子强度条件下，孵育加强了补体对红细胞膜的结合，使红细胞对补体的敏感性增加，致使红细胞膜形成小洞，糖水进入细胞内导致溶血或由于血红蛋白的渗出而溶血。

2. 正常值

阴性。

3. 临床意义

（1）阳性见于阵发性睡眠性血红蛋白尿症：本试验虽远较酸溶血试验敏感，但特异性不强，故只有强阳性才有意义。而且，呈阳性时，最好做酸溶血试验进行确诊。

（2）某些再生障碍性贫血患者，也可呈阳性。

（3）某些巨幼细胞贫血、自身免疫溶血性贫血也可呈弱阳性，可能与红细胞膜脆性增加及红细胞球形化有关。

七、热溶血试验

1. 概述

阵发性睡眠性血红蛋白尿症患者的红细胞在患者本身血清（含有补体）中，于 37 ℃孵育，由于葡萄糖分解产酸使血清酸化，从而发生溶血。

2. 正常值

无溶血反应。

3. 临床意义

阳性见于阵发性睡眠性血红蛋白尿症患者，保温 6 小时其溶血常 >500 mg/dL 血清，其他溶血性贫血，保温 6 小时后其溶血一般均 <100 mg/dL。

八、红细胞寿命测定

1. 概述

放射性^{51}Cr 能与红细胞牢固地结合，且不影响其代谢功能。将^{51}Cr 标记被测者红细胞、再注入被测者体内。观察这些标记红细胞在体内消除的速率，从而获得这些红细胞每天生存的百分率，再计算出红细胞放射性降低一半所需的时间，作为红细胞体外半生存的时间。

2. 参考值

正常人^{51}Cr 红细胞体外半生存时间为 20～30 天，体外半生存时间与红细胞寿命成正相关，半生存时间缩短时红细胞寿命也缩短，增加时则红细胞寿命延长。

3. 临床意义

（1）溶血性贫血患者^{51}Cr 红细胞体外半生存时间明显缩短。

（2）若患者自身的红细胞被标记后，在自身循环中进行红细胞生存时间试验，可判断溶血过程的严重程度。

（3）进行交叉试验：即将患者的标记红细胞输入正常人体内或将正常人的标记红细胞输入患者体内，观察红细胞的生存情况。如正常人标记红细胞输入患者体内，观察红细胞的生存情况。如正常人标记的红细胞输入红细胞内在缺陷患者身上，其生存寿命正常；而患者标记的红细胞输入正常人血循环中，破坏加速。自身免疫性溶血贫血时，附有抗体的红细胞不论在患者或正常人血循环中，均很快消失，而正常人的细胞则不然。

九、血清结合球蛋白含量测定

1. 概述

结合球蛋白（亲血色蛋白，简称 Hp）是一种 α_2 糖蛋白，在肝细胞内合成，占血浆总蛋白的 1%。红细胞在某些溶血作用的因素影响下，可很快地在血管内被大量破坏，血红蛋白被释放到血液循环中。血循环中游离血红蛋白在血管内可与结合珠蛋白结合成 Hp-Hb 复合物。由于它的相对分子质量大，不能通过肾脏滤出即被单核—巨噬细胞系统摄取，参与血管外血红蛋白的代谢。在临床上除有严重肝脏疾病外，血内结合珠蛋白降低可提示溶血。

2. 参考值

比色测定法：3.25 ~ 29.45 μmol/L（20 ~ 190 mg/dL）以结合血红蛋白计。

3. 临床意义

（1）溶血性贫血：血管内溶血，血清中 Hp 含量明显降低，甚至低到测不出的程度，血管外溶血也可降低。

（2）肝细胞性病变：血清中 Hp 含量显著减少或缺乏，而肝外阻塞性黄疸的血清 Hp 含量正常或增高，故有助于肝内和肝外两大类黄疸鉴别。

（3）传染性单核细胞增多症、先天性无结合珠蛋白血症等，血清中 Hp 含量也减少或缺乏。

（4）感染、组织损伤、恶性疾病、霍奇金淋巴瘤、SLE 患者或类固醇激素治疗中，血清 Hp 含量也可增高。因此，Hp 正常时也不能排除溶血的存在。

十、血浆游离血红蛋白测定

1. 概述

正常时红细胞在单核—巨噬细胞系统中破坏，并转变为间接血红素，故血浆中的游离血红蛋白不高。当血管内溶血时，则血浆中游离血红蛋白增高。检测时应防止标本在体外溶血，以免造成假阳性。

2. 参考值

邻联甲苯胺法：2 ~ 7 mg/dL，联苯胺法：0 ~ 4 mg/dL。

3. 临床意义

（1）阵发性睡眠性血红蛋白尿症、阵发性冷性血红蛋白尿症、冷凝集素综合征、行军性血红蛋白尿、微血管病性溶血性贫血等发生显著的血管内溶血时，血浆游离血红蛋白明显增高。

（2）温抗体型自身免疫性溶血性贫血、镰形红细胞贫血、地中海贫血等，血浆游离红蛋白可有轻度或中度增高。

（3）血管外溶血（如遗传性球形细胞增多症，血浆游离血红蛋白浓度正常）。

十一、尿含铁血黄素检查

1. 概述

当发生血管内溶血时，如血浆中游离的血红蛋白超过其肾阈（约为 150 mg/dL）时，大部分可随尿排出成为血红蛋白尿，其中的一部分被肾小管上皮细胞所吸收并分解出血红素，后者进一步分解为原卟啉及铁，如分解的铁超过肾小管上皮细胞所能输送的量时，则以含铁血红素形式沉积在上皮细胞内，也可游离于细胞之外，当随尿排出时，即成为含铁血黄素尿。含铁血黄素中的铁离子与亚铁氰化钾及盐酸相作用，生成蓝色的亚铁氰化铁，通称为普鲁士蓝反应，可以了解含铁血黄素存在。

2. 正常值

尿含铁血黄素试验：阴性。

3. 临床意义

（1）慢性血管性溶血时，常可检出含铁血黄素尿，阵发性睡眠性血红蛋白尿症患者易见阳性。

（2）急性血管内溶血数日之后才出现阳性。

（3）阴性不能排除血管内溶血，可因溶血发生轻微，或因含铁血黄素的颗粒过小而测不出，必要时应反复检查。对于阵发性睡眠性血红蛋白尿症患者，检查其晨尿或白天长时间睡眠后尿标本较易获得阳性结果。

（常玉莹）

第五章

缺铁性贫血

缺铁有一个发展过程，体内发生贮铁耗尽（ID），缺铁性红细胞生成（IDE），最终形成缺铁性贫血（IDA）。缺铁性贫血是指各种原因的缺铁导致红细胞生成减少引起的低色素性贫血，其特点是骨髓、肝、脾等器官组织中缺乏可染铁，血清铁浓度、运铁蛋白饱和度和血清铁蛋白降低，典型的表现为小细胞低色素性贫血。缺铁性贫血是一种不同病因引起的综合征，可以伴发许多疾病。

第一节　病因和发病机制

缺铁性贫血是临床上最常见的一种贫血。随着经济发展和营养卫生状况的改善，铁缺乏症的患病率逐年下降，但至今仍是一个全球性人群普遍存在的健康问题，发展中国家尤为突出。据估计全球约有 5 亿~10 亿人患铁缺乏症，近半数为缺铁性贫血。大规模流行病学调查提示，发展中国家不同年龄组铁缺乏症的患病率明显高于发达国家。妊娠妇女、月经期妇女、婴幼儿和儿童是高危人群，其中以 2 岁以下婴幼儿和妊娠妇女的患病率最高。铁缺乏症的危险因素主要和下列因素密切相关：婴幼儿喂养不当、儿童与青少年偏食和鼻出血、妇女月经量过多、多次妊娠、哺乳、宫内置节育环、营养不良、摄入蛋白质不够、反复献血以及某些病理因素如胃大部切除、慢性失血、慢性腹泻、萎缩性胃炎和钩虫感染等。

一. 病因

缺铁性贫血发生原因和发病机制多种多样，主要由长期铁代谢负平衡得不到额外补充造成。

1. 营养因素

饮食中缺乏足够量铁或食物结构不合理导致铁吸收和利用减低，发生营养性铁缺乏症。中国医学科学院卫生研究所制订的正常供给标准，成年女性为 12~15 mg/d，青少年为 12~25 mg/d。铁吸收主要在十二指肠和空肠上段，吸收形式有两种：①血红素铁来自血红蛋白、肌红蛋白及动物食物的其他血红素蛋白，经胃酸和蛋白酶消化，游离出血红素，直接被肠黏膜细胞摄取，在细胞内经血红素加氧酶分解为原卟啉和铁而被吸收；②非血红素铁来自铁盐、铁蛋白、含铁血黄素及植物性食物中高铁化合物等，非血红素铁的吸收取决于铁原子的价数、可溶性及食物中螯合剂的存在。食物中铁必须成为可溶性二价铁才易被吸收，胃酸可增加非血红素铁的溶解度，维生素 C 作为还原剂和螯合剂可促进铁吸收。植物食物中的磷酸盐、植酸盐，茶叶中的鞣酸及咖啡中的一些多酚类化合物等，与铁形成难以溶解的盐类而抑制非血红素铁的吸收。动物性食物铁吸收率 20%。植物性食物吸收率多数小于 5%，人乳铁吸收率 50%，牛乳仅 10%。因此，饮食因素和铁缺乏症发生有密切关系。因营养因素发生铁缺乏症高危人群是婴幼儿和孕妇，由于铁需要量增加，不注意营养极易引起铁缺乏症。月经期妇女对铁的需要量比成年男性大，一次正常月经的失血量平均为 40~60 mL，相当于失铁 20~30 mg。因此，对铁的需要量比男性多 1 mg/d，为 2 mg/d。

2. 慢性失血和铁丢失过多

慢性失血是缺铁性贫血最常见的病因之一，长期小量出血比一次大出血更易发生缺铁性贫血。正常情况下，每天从食物中吸收和排出的铁各约 1 mg，每天失血 3~4 mg，即相当于失铁 1.5~2 mg，可引起铁负平衡，一定时期后，即可发生缺铁性贫血。女性月经过多，如宫内放置节育环、子宫肌瘤及月经失调等多见。成年男性胃肠道出血是缺铁性贫血最常见的病因，以痔疮最常见，仅次于月经量过多。其次是胃十二指肠溃疡出血，其中 25% 的出血患者以往没有消化道溃疡的症状。食管裂孔疝可伴消化道出血，约 15% 的患者发生缺铁性贫血。消化道憩室或憩室炎引起出血发生率大约分别为 5%~8% 和 15%~25%，小肠出血多为息肉引起。缺铁性贫血常是胃肠道肿瘤的首发表现，盲肠癌、升结肠癌、胃癌及壶腹癌均可以缺铁性贫血为首发表现。农村钩虫感染是引起慢性消化道失血的重要原因。其他原因有咯血和肺泡出血，如肺含铁血黄素沉着症、肺出血肾炎综合征、肺结核、支气管扩张和肺癌等；血红蛋白尿，冷抗体型自身免疫性溶血、人工心脏瓣膜、行军性血红蛋白尿等；反复血液透析、多次献血等。

3. 铁吸收障碍

肠道对铁吸收障碍而发生缺铁性贫血者，最多见于胃切除患者。胃酸分泌不足且食物快速进入空肠，绕过铁的主要吸收部位，使铁吸收减少。多种原因造成胃肠道功能紊乱，慢性肠炎、克罗恩病等可因铁吸收障碍而发生缺铁性贫血。转运障碍（无转铁蛋白血症、肝病）也是引起缺铁性贫血的病因。

二、发病机制

1. 缺铁对铁代谢的影响

当体内贮铁减少到不足以补偿功能状态铁时，铁蛋白、含铁血黄素、血清铁和转铁蛋白饱和度减低、总铁结合力和未结合铁的转铁蛋白升高、组织缺铁、红细胞内缺铁。转铁蛋白受体表达于红系造血细胞膜表面，当红细胞内铁缺乏时，转铁蛋白受体脱落进入血液，血清可溶性转铁蛋白受体（sTfR）升高。

2. 红细胞内缺铁对造血系统的影响

大量原卟啉不能与铁结合成为血红素，以游离原卟啉（FEP）的形式积累在红细胞内或与锌原子结合成为锌原卟啉（ZPP），血红蛋白生成减少，红细胞胞质少、体积小，即小细胞低色素性贫血；重者粒细胞、血小板生成受影响。

3. 组织缺铁对组织细胞代谢的影响

细胞中含铁酶和铁依赖酶活性降低，包括细胞色素 C、细胞色素 C 氧化酶、过氧化氢酶、过氧化物酶以及含铁血黄素蛋白类；细胞色素 C 还原酶、NADH；脱氢酶、黄嘌呤氧化酶、琥珀酸脱氢酶等。缺铁影响患者的精神、行为、体力、免疫功能及患儿的生长发育和智力，还可引起黏膜组织病变和外胚叶组织营养障碍。

（徐海婵）

第二节　临床表现

缺铁性贫血的症状可因引起缺铁和贫血的原发病、贫血本身以及组织中含铁酶和铁依赖酶活性降低引起细胞功能紊乱导致。

一、贫血表现

早期缺铁性贫血常无症状或非特异性症状，如乏力、易倦、头昏、头痛、耳鸣、心悸、气促、纳差等，可伴有苍白、心率增快。这些症状不一定和贫血程度相平行。

二、组织缺铁表现

影响小儿生长发育；幼儿可伴神经功能和心理行为障碍，易激惹、注意力不集中；耐力降低；影响小儿细胞免疫功能，表现为 T 淋巴细胞数目减少，中性粒细胞杀菌功能受影响，髓过氧化物酶活性降低，吞噬功能有缺陷；抗寒能力降低，甲状腺激素代谢异常。严重缺铁性贫血可致黏膜组织变化，出现口炎、舌炎、舌乳头萎缩。外胚叶组织营养缺乏表现为皮肤干燥、角化、萎缩、无光泽；毛发无光泽、易断、易脱；指甲条纹隆起，严重时指甲扁平，甚至呈"反甲"。一些患者有嗜异食癖，如泥土、煤炭、生米、冰块等。胃活组织检查发现75%的缺铁性贫血患者有浅表性胃炎及不同程度的萎缩性胃炎，伴胃酸缺乏。吞咽困难或吞咽时有梗死感（称普卢默—文森综合征），这是缺铁的特殊症状之一。缺铁性贫血也可导致月经紊乱，但月经过多可以是缺铁原因，也可以是缺铁的后果。约10%的患者有轻度脾肿大。在缺铁时间较长的婴儿中，颅骨和手骨的板障可以增厚。

三、缺铁原发病表现

消化性溃疡、肿瘤或痔疮导致的黑便、血便或腹部不适，肠道寄生虫感染导致的腹痛或大便性状改变，妇女月经过多，肿瘤性疾病的消瘦，血管内溶血的血红蛋白尿等。

（徐海婵）

第三节　实验室检查

一、血常规

轻度贫血，红细胞为正细胞正色素性，血片中红细胞形态基本正常。严重时呈小细胞低色素性贫血。平均红细胞体积（MCV）＜ 80 fL，平均红细胞血红蛋白含量（MCH）＜27 pg，平均红细胞血红蛋白浓度（MCHC）＜32%。血片中红细胞大小不一，体积小者多见，有少量尾状和椭圆形红细胞，偶见靶形红细胞。红细胞中心淡染区扩大，重者胞质呈环状。网织红细胞计数大多正常或减低，少数轻度增高至2%～3%。红细胞渗透脆性大致正常，重者脆性轻度减低。

白细胞计数一般正常，少数中性粒细胞减少。近期有大量出血者，中性粒细胞可增多。钩虫病患者嗜酸性粒细胞增多。

血小板计数常增高，多见于成人因慢性失血而发生贫血。贫血较重的婴儿、儿童患者中，血小板减少较为多见。

二、骨髓象

骨髓穿刺涂片和切片显示骨髓呈轻度和中度幼红细胞增生，严重缺铁性贫血，幼红细胞体积偏小，核染色质致密，胞质较少，边缘不整齐，即血红蛋白形成不良。幼红细胞核固缩似晚幼红细胞，胞质仍呈紫蓝色，显示胞质发育迟于胞核，呈"核老浆幼"现象。分类以中幼红细胞比例增多。粒系细胞和巨核细胞数量、形态大多正常。骨髓涂片亚铁氰化钾染色，骨髓小粒中无深蓝色含铁血黄素颗粒，幼红细胞内铁小粒减少、淡染或消失，铁粒幼细胞 <15%。骨髓可染铁是反映贮存铁的金标准。骨髓活检标本铁染色可提高骨髓可染铁检查的准确性，但不能很好地观察幼红细胞内铁的情况。

三、血清铁、总铁结合力、血清铁饱和度和血清铁蛋白

未经治疗者血清铁浓度常明显降低，多 <8.95 μmol/L，总铁结合力增高，>64.44 μmol/L，血清铁饱和度降低 <15%。血清铁蛋白 <12 μg/L。血清铁检测不稳定，1 天内不同时间测定，变异很大，不宜单独作为诊断缺铁的指标。总铁结合力较稳定，血清铁饱和度测定 <15% 可作为缺铁性红细胞生成的指标之一，但不宜用于缺铁的早期诊断。采用直接法测定血清运铁蛋白浓度更好。因血清铁蛋白与体内贮存铁相关性极好，可作为储存铁缺乏的指标用于早期诊断。

四、红细胞游离原卟啉和血液锌原卟啉

红细胞游离原卟啉（FEP）是幼红细胞和网织红细胞合成血红蛋白过程中形成的非血红素原卟啉而残留在新生的红细胞内，绝大多数非血红素原卟啉是和锌离子络合成锌原卟啉（ZPP），采用提取法和血液荧光计直接测定，诊断单纯性缺铁的标准：FEP > 0.9 μmol/L（全血），或 ZPP > 0.96 μmol/L（全血）。可作为缺铁性红细胞生成的指标。由于 FEP 与 ZPP 值受到许多因素的影响，如慢性病贫血、铁粒幼细胞贫血、地中海贫血和严重溶血性贫血等，因此反映缺铁的准确度不如上述铁参数。

（徐海婵）

第四节 诊断与鉴别诊断

诊断目标有两个方面：是否为缺铁性贫血；病因诊断。还须注意复合性贫血，即并发慢性感染、恶性肿瘤、风湿病或肝病的缺铁性贫血。

一、诊断

（一）缺铁性贫血的诊断标准

（1）小细胞低色素性贫血：贫血为小细胞低色素性：男性 Hb < 120 g/L，女性 Hb < 110 g/L，孕妇 Hb < 100 g/L；MCV < 80 fL，MCH < 27 pg，MCHC < 32%；红细胞形态有明显低色素表现。

（2）有明确的缺铁病因和临床表现。

（3）血清铁 < 8.95 μmol/L（< 50 μg/dL），总铁结和力 > 64.44 μmol/L（360 μg/dL）。

（4）血清铁饱和度 < 15%。

（5）骨髓铁染色显示骨髓小粒可染铁消失，铁粒幼红细胞 < 15%。

（6）红细胞游离原卟啉（FEP）> 0.9 μmol/L（> 50 μg/dL）（全血），或血液锌卟啉（ZPP）> 0.96 μmol/L（60 μg/dL）（全血），或 FEP/Hb > 4.5 μg/gHb。

（7）血清铁蛋白（SF）< 12 μg/L。

（8）血清可溶性运铁蛋白（sTfR）浓度 > 26.5 nmol/L（2.25 mg/L）。

（9）铁剂治疗有效。

符合第 1 条和 2 条 ~ 9 条中任何两条以上者可诊断为缺铁性贫血。

（二）贮存铁缺乏的诊断标准

符合以下任何一条即可诊断。

（1）血清铁蛋白 < 14 μg/L。

（2）骨髓铁染色显示骨髓小粒可染铁消失。

（三）缺铁性红细胞生成的诊断标准

符合贮存铁缺乏的诊断标准，同时有以下任何一条符合者即可诊断。

（1）血清铁饱和度 < 15%。

（2）红细胞游离原卟啉（FEP）> 0.9 μmol/L（> 50 μg/dL）（全血），或血液锌卟啉（ZPP）> 0.96 μm/L（60 μg/dL）（全血），或 FEP/Hb > 4.5 μg/gHb。

（3）骨髓铁染色显示骨髓小粒可染铁消失，铁粒幼红细胞 < 15%。

（四）存在并发症

有并发症的情况下（感染、炎症、肿瘤等）需要测定红细胞内碱性铁蛋白，< 6.5ag/细胞，能诊断缺铁，或骨髓铁染色显示骨髓小粒可染铁消失作为标准。

（五）铁剂治疗性试验

连续口服铁剂网织红细胞计数上升，一般第 5 至 10 天，网织红细胞升高至 4% ~ 10%。如患者有铁剂吸收障碍，就无法判断结果。宜采用注射铁剂治疗试验作出诊断。

二、鉴别诊断

1. 铁粒幼细胞贫血

遗传或不明原因导致的红细胞铁利用障碍性贫血。无缺铁表现，血清铁蛋白浓度增高，骨髓小粒含铁血黄素颗粒增多，铁粒幼细胞增多，出现环形铁粒幼细胞。血清铁和转铁蛋白饱和度增高，总铁结合力不低。

2. 地中海贫血

有家族史，慢性溶血表现。血片中可见多量靶形红细胞，珠蛋白肽链合成数量异常，如HbF和HbA增高，出现血红蛋白H包涵体等。血清铁蛋白、骨髓可染铁、血清铁和转铁蛋白饱和度不低且常增高。

3. 慢性病性贫血

慢性炎症、感染或肿瘤等引起的铁代谢异常性贫血。血清铁蛋白和骨髓铁增多。血清铁、血清转铁蛋白饱和度、总铁结合力减低。

4. 转铁蛋白缺乏症

由常染色体隐性遗传所致或严重肝病、肿瘤继发。血清铁、总铁结合力、血清铁蛋白及骨髓含铁血黄素均明显降低。先天性者幼儿时发病，伴发育不良和多脏器功能受累。获得性者有原发病的表现。

确定缺铁性贫血还需病因诊断，原发病有时对患者的危害比贫血更为严重，如胃肠道恶性肿瘤伴慢性出血所引起的缺铁性贫血。成年男性和绝经期女子中，缺铁性贫血最多见的原因是胃肠道慢性出血，由于每次出血量少而且间歇性，临床上容易忽视。多次检验大便潜血极为重要，必要时做胃肠道内镜及X线检查。

（徐海婵）

第五节　治疗

一、病因治疗

缺铁性贫血的病因诊断是治疗的前提，婴幼儿、青少年和妊娠妇女营养不足引起的缺铁性贫血，应改善饮食；胃、十二指肠溃疡伴慢性失血或胃癌术后残胃癌所致的缺铁性贫血，必要时手术根治。月经过多引起的缺铁性贫血应去除病因；钩虫病引起的贫血，驱虫和补充铁剂可同时进行，如感染严重、全身情况很差，可以先纠正贫血，全身情况好转后驱虫。

二、补铁治疗

（一）口服铁剂

是治疗缺铁性贫血的首选方法。硫酸亚铁是口服铁剂中的标准制剂，其最大的缺点是胃肠道不良反应较明显，硫酸亚铁缓释片口服后在1~2小时内均衡释放铁剂，提高十二指肠和空肠上段吸收率，减少胃和下段肠道释放铁。口服右旋糖酐铁、琥珀酸亚铁和多糖铁复合物含铁量高，不良反应较硫酸亚铁轻，疗效和硫酸亚铁相当。成人治疗剂量元素铁为180~200 mg/d，预防剂量元素铁为10~20 mg/d。空腹亚铁盐吸收完全，餐后服或餐中服，铁剂吸收减少40%~50%。空腹服用胃肠反应大，如胃部灼热感、恶心、上腹部不适和腹泻等，常不能坚持治疗。餐后服用胃肠反应小易耐受治疗。小剂量开始逐渐增加剂量可减少胃肠道反应。小儿有效剂量为元素铁1.5~2.0 mg/kg，制成糖浆剂服用可以耐受。食鱼、肉及橘子水可加强铁剂吸收，谷类、乳、茶可抑制铁剂吸收。

骨髓造血功能正常，出血停止，口服铁剂见效快。骨髓中铁粒幼红细胞和外周血液中网织红细胞最早上升，高峰在 5～10 天。2 周后血红蛋白浓度上升，2 个月达正常。为补足体内贮存铁，铁剂治疗在血红蛋白恢复正常后至少要持续 4 个月，甚至 1 年。口服铁剂无效须考虑：①患者未按医嘱服药；②诊断有误；③出血尚未得到纠正；④伴发感染、炎症、恶性肿瘤、肝病或肾病等，影响骨髓造血功能；⑤腹泻、肠蠕动过速或胃肠道解剖部位异常，影响了铁吸收；⑥铁剂在胃肠道不能很好溶解，影响吸收，尤其胃酸缺乏者。

（二）铁剂注射治疗

注射铁剂毒性反应较多，甚至发生致命的过敏反应。适应证：①胃肠道疾患如溃疡性结肠炎、节段性肠炎、胃切除后胃肠功能紊乱（倾倒综合征），或妊娠持续呕吐等，口服铁剂使症状加重者；②慢性腹泻、脂肪痢或吸收不良综合征铁吸收障碍者；③严重缺铁性贫血需要在短期内提高血红蛋白者，如妊娠晚期缺铁性贫血严重，并防止胎儿发生缺铁性贫血者；④血液透析或自体输血采血量较大，须短期内维持体内铁平衡者；⑤不能耐受口服铁剂治疗者；⑥出血丧失铁的速度，超过铁被吸收的速度。右旋糖酐铁复合物是最常用的注射用铁，深部肌内注射首次给药 0.5 mL 试验剂量，1 小时无过敏反应，给予足量治疗，最大剂量 100 mg/d。

右旋糖酐铁复合物注射后约 65% 于 72 小时内被吸收，11%～52%（平均 25%）残留在注射处至少 4 星期，不能被利用。局部不良反应有注射部位疼痛、局部淋巴结肿痛，可持续数星期。右旋糖酐铁复合物也可静脉注射，优点是可以一次大量注射。方法：①试验剂量铁剂无过敏反应，每天静脉注射不稀释的右旋糖酐铁复合物 100 mg，50 mg/min 缓慢静脉注射；②按计算出的总剂量，用生理盐水稀释，每 50 mg 右旋糖酐铁复合物用 0.9% 氯化钠注射液 20 mL 稀释，缓慢静脉滴注，开始 20 滴/分，5 分钟无反应，将滴速增加到 40～60 滴/分。如注射处静脉炎、疼痛、发红，减慢滴速，静脉注射铁反应多，应慎重。全身即刻反应有头痛、头昏、发热、面部潮红、荨麻疹、关节痛、肌肉酸痛、低血压、恶心以及其他过敏反应；延迟反应有淋巴结肿大、关节和肌肉痛、发热。多数反应均轻微、短暂。

注射用铁的总剂量计算方法：所需总铁量（mg）=（需达到的血红蛋白浓度 − 患者的血红蛋白浓度）×0.33×患者体重（kg）。

加强妇幼保健、预防早产，做好喂养指导，婴幼儿及时添加富含铁的食品，如蛋类、肝等，较大儿童应纠正偏食，防治鼻出血；青少年定期查、治寄生虫感染。月经期妇女防治月经过多。近年采用能释放左旋甲基炔诺酮的子宫内节育环（LNG-IUD），每天释放黄体酮 65 μg，可使月经量减少，降低贫血发生率。积极防治钩虫病等寄生虫病及各种慢性出血灶，以防止过多铁丢失。高危人群如婴幼儿、早产儿、孪生儿、妊娠妇女、胃切除及反复献血每年 4 次以上者应预防缺铁口服铁剂。一般足月婴儿补铁月龄，不迟于 4 足月，剂量为 1 mg/（kg·d）；早产儿补铁月龄不迟于 2 足月，剂量为 2 mg/（kg·d）；持续到 1 足岁。妇女妊娠后期和哺乳期可口服硫酸亚铁 0.2 g/d。近年来有不少国家在高危人群的食品（主要是谷类食物）中加入一定量药用铁，即食品干预高危人群取得较好效果。

单纯营养不足者，易恢复正常。继发于其他疾病者，取决于原发病能否根治。

（徐海婵）

第六章

巨幼细胞贫血

巨幼细胞贫血主要是体内叶酸和（或）维生素 B_{12} 缺乏，导致脱氧核糖核酸（DNA）合成障碍所引起的贫血。特征是呈大细胞性贫血，骨髓内出现巨幼细胞，该种细胞细胞核发育障碍，与胞质发育不同步，呈形态和功能均不正常的巨幼改变。可累及红细胞、粒细胞和巨核细胞三系。这种细胞在骨髓内未发育成熟就被破坏，出现无效造血。除造血细胞外，在某些增生较快的上皮细胞也可出现类似表现。临床表现主要是全血细胞减少和胃肠道症状，维生素 B_{12} 缺乏时还可出现神经系统症状。

在我国以叶酸缺乏为主，以山西、陕西等西北地区多见；维生素 B_{12} 缺乏较少见，恶性贫血在我国罕见。欧美地区以维生素 B_{12} 缺乏或有内因子抗体者多见。

第一节　叶酸和维生素 B_{12} 的代谢

一、叶酸的代谢和分布

叶酸属于 B 族维生素，它的化学名称是蝶酰谷氨酸（PGA），由蝶呤衍生物、对氨基苯甲酸酯残基及 L-谷氨酸残基组成。自然界中的叶酸主要是由蝶呤酰与多个谷氨酰基结合形成的蝶酰多聚谷氨酸。治疗用叶酸仅含一个谷氨酸。

1. 来源和生理需要量

人体自身不能合成叶酸，所需的叶酸均来自食物。新鲜绿叶蔬菜、水果、动物内脏（肝、肾）、酵母和菌类中富含叶酸。但叶酸极不稳定，易被光和热分解，食物经长时间烹煮，特别是大量水分烹调时，其中的叶酸大部分被破坏。

正常人叶酸每日最小需要量为 50 μg，健康人体内叶酸的总储量为 5 mg，主要储存于肝脏中。人体内叶酸的储存量仅够 4 个月之需。如果每日摄取的叶酸在 5 μg 以下，大约 4 个月后会发生巨幼细胞贫血。在妊娠、哺乳等需要增加的情况下，叶酸需要量增加至 3～6 倍。溶血性贫血、白血病和其他恶性疾病患者叶酸的需求量也会增加。

2. 吸收和转运

叶酸主要在十二指肠和空肠近端吸收，不需要内因子参与。食物中蝶酰多聚谷氨酸在肠道中，经肠黏膜细胞产生的解聚酶的作用，水解为蝶酰单谷氨酸或蝶酰双谷氨酸，经小肠黏膜上皮细胞吸收。在细胞内转变为 N_5-甲基四氢叶酸（N_5-甲基 FH_4），被转运至血浆中。其

中一部分 N_5-甲基 FH_4 被分泌至胆汁中，排泄到小肠后再重吸收，即叶酸的肠肝循环。胆汁分泌的叶酸量为每天 0.1 mg 以上。

血浆中 N_5-甲基 FH_4 与白蛋白疏松结合，迅速经叶酸受体被细胞摄取。进入细胞内，在维生素 B_{12} 依赖性甲硫氨酸合成酶的作用下，N_5-甲基 FH_4 转变为四氢叶酸（THF），THF 经多聚谷氨酸叶酸合成酶的作用再转变为多聚谷氨酸型 FH_4 储存。细胞内叶酸单谷氨酸很快逸出细胞。

在 FH_4 合成过程中，首先由叶酸（F）还原为二氢叶酸（FH_2），然后 FH_2 还原为 FH_4。这两步还原反应均由二氢叶酸还原酶催化。二氢叶酸还原酶有一个特性，对含有 4-氨基的叶酸类似物，如甲氨蝶呤和氨蝶呤钠，有很强的亲和力。在浓度为 10^{-9} mol/L 时即可对叶酸发生竞争性抑制作用。这就是甲氨蝶呤等化疗药物的作用原理。

3. 叶酸在代谢中的作用

四氢叶酸（FH_4）是一碳基团的载体，参与体内甲硫氨酸、嘌呤和胸腺嘧啶核苷酸的生物合成。FH_4 能运载三种一碳基团：甲基（—CH_3）、甲烯基（—CH_2—）和甲酰基（—CH═O）。与叶酸结合的一碳基团主要来源于丝氨酸，通过丝氨酸羟甲基转移酶作用，丝氨酸与 FH_4 发生反应，生成甘氨酸和 N_5，N_{10}-亚甲基 FH_4。一碳基团次要来源为组氨酸的分解代谢和 N_5-甲酰 FH_4。

在叶酸介导的一碳基团转运反应中，脱氧尿苷酸甲基化为胸腺核苷酸最具临床重要性，是 DNA 合成中必不可少的步骤。此反应中，在胸腺核苷酸合成酶的作用下，N_5，N_{10}-甲酰 FH_4 提供和还原一碳基团，使一磷酸脱氧尿苷（dUMP）形成一磷酸脱氧胸苷（dTMP），dTMP 形成三磷酸脱氧胸苷（dTTP）后参与 DNA 合成。

4. 叶酸的排泄

主要经肾脏和粪便排出体外。肾脏能重吸收和排泄叶酸。肾小球滤过的叶酸被近曲小管上皮细胞膜叶酸受体转运至细胞内，然后缓慢进入血液。同时叶酸可以排泌入近曲小管中。结果是重吸收了大部分滤过的叶酸。人体每天经肾脏排出的叶酸量仅为 2～5 μg。少量经粪便排出的叶酸主要来源于肠肝循环的溢出。

二、叶酸缺乏的病因

1. 摄入减少

叶酸缺乏的主要原因是饮食不合理。由于体内叶酸储备量少，当食物中缺少新鲜蔬菜，食物烹调不当，如烹调时间过长或温度过高，大量叶酸被破坏，导致摄入叶酸减少，叶酸缺乏迅速出现。

2. 需要量增加

婴幼儿、青少年、妊娠期和哺乳期妇女，以及慢性反复溶血、白血病、肿瘤、甲状腺功能亢进的患者，叶酸的需要量都会增加，长期接受血液透析治疗的患者，叶酸经透析液丢失，都可发生叶酸缺乏。

3. 吸收障碍

腹泻、小肠（特别是空肠段）炎症、肿瘤、手术切除均可导致叶酸的吸收不足。乙醇可干扰叶酸的吸收，酗酒者常会有叶酸缺乏。口服柳氮磺胺吡啶的患者叶酸在肠内的吸收受抑制。

4. 利用障碍

如甲氨蝶呤、氨苯蝶啶、乙胺嘧啶能竞争性抑制二氢叶酸还原酶的作用影响四氢叶酸的生成。苯妥英钠、苯巴比妥对叶酸的影响机制不明，可能是增加叶酸的分解或抑制 DNA 合成。此外，还有先天性酶缺陷，如甲基 FH_4 转移酶、N_5、N_{10}-甲烯基 FH_4 还原酶、FH_2 还原酶和亚氨甲基转移酶等，均可影响叶酸利用。

三、叶酸缺乏导致巨幼细胞贫血的发病机制

叶酸缺乏时，一碳基团的转移受阻，阻碍体内脱氧尿嘧啶核苷（dUMP）转化为脱氧胸腺嘧啶核苷（dTMP）的反应，dTMP 合成减少，DNA 合成受到影响。细胞分裂增生速度明显减慢；而血红蛋白合成影响较小。幼红细胞因分裂障碍致细胞体积增大，染色质疏松，形成巨幼细胞。同理，粒细胞系出现幼粒细胞巨幼变和成熟粒细胞核分叶增多的现象。

四、维生素 B_{12} 代谢和生理作用

维生素 B_{12} 也属于水溶性 B 族维生素，又称钴胺素，由咕啉环、钴原子和一个核苷酸组成。在人体内以甲基钴胺素形式存在于血浆，以 5-脱氧腺苷钴胺素形式存于肝及其他组织。

1. 来源和生理需要量

人体无合成维生素 B_{12} 的能力，获得维生素 B_{12} 主要来源是动物性食物。动物肝脏、肉类、蛋及乳类食品均含有丰富的维生素 B_{12}。

正常人每日需 3 μg 维生素 B_{12}，生长发育期、高代谢状态和妊娠时维生素 B_{12} 需要量增加。人体内维生素 B_{12} 的储存量为 2~5 mg，可供 3~5 年使用。

2. 吸收和转运

食物中的维生素 B_{12} 与蛋白结合，经胃酸和胃蛋白酶作用，多肽链被消化而释放。在胃内酸性环境下，游离的维生素 B_{12} 与唾液和胃源性 R 蛋白紧密结合，形成维生素 B_{12}-R 蛋白复合物（R-B_{12}）。进入十二指肠后，R-B_{12} 经胰蛋白酶作用，R 蛋白被降解。释放的维生素 B_{12} 与内因子（IF）结合形成维生素 B_{12}-内因子复合物（IF-B_{12}）。内因子是胃壁细胞分泌的一种糖蛋白，含有钴胺素结合位点和特异性回肠受体，主要作用是抵抗水解消化作用，协助维生素 B_{12} 的吸收。IF-B_{12} 到达回肠末端，与该处肠黏膜上皮细胞刷状缘的 IF-B_{12} 受体结合，被肠上皮细胞摄取。在细胞内，内因子被降解，维生素 B_{12} 与运钴胺素蛋白 II（TC II）结合形成维生素 B_{12}-TC II 复合物，分泌入血浆，迅速被肝脏、骨髓和其他增生型细胞吸收。

人体内每天有 0.5~9 μg 维生素 B_{12} 分泌入胆汁，与胆汁内的 R 蛋白结合进入肠道，在肠内维生素 B_{12}—胆源性 R 蛋白复合物（R-B_{12}）与胃源性复合物一样，通过胰蛋白酶消化 R 蛋白，释放的维生素 B_{12} 结合内因子被重吸收，这是维生素 B_{12} 的肠肝循环。因此，完全素食者需要很长时间，甚至 20 年才会出现有临床症状的维生素 B_{12} 缺乏症，而维生素 B_{12} 吸收障碍的患者在 3~5 年后即可因食物性和胆源性维生素 B_{12} 的丢失而出现临床症状。

3. 维生素 B_{12} 的功能

在机体细胞内维生素 B_{12} 还原成甲基钴胺素或 5-脱氧腺苷钴胺素。甲基钴胺素是 N_5-甲基 FH_4 甲基转移酶的辅酶，该酶可催化 N_5-甲基 FH_4 和同型半胱氨酸之间的不可逆甲基转换

反应，生成 N_5，N_{10}-甲基 FH_4 和蛋氨酸。N_5-甲基 FH_4 来源于 N_5，N_{10}-甲烯基 FH_4 合成胸腺嘧啶的不可逆反应，没有合成胸腺嘧啶的活性。在维生素 B_{12} 充足时，N_5-甲基 FH_4 转化为 FH_4，再重新生成 N_5，N_{10}-甲烯基 FH_4，恢复参与胸腺嘧啶合成的活性。5-脱氧腺苷钴胺素是 L-甲基丙二酰-CoA 变位酶的辅酶，它催化 L-甲基丙二酰-CoA 形成琥珀酰-CoA 后进入三羧酸循环。

4. 维生素 B_{12} 的排泄

维生素 B_{12} 主要经肾脏排出体外，健康人每天尿液中排泄量约为 30 pg。

五、维生素 B_{12} 缺乏的病因

1. 摄入减少

一般由膳食中维生素 B_{12} 摄入不足而致巨幼细胞贫血者较为少见，可见于严格素食者和严重的营养不良患者。人体内维生素 B_{12} 的储存量丰富，又有胆汁中的维生素 B_{12} 的再吸收（肠肝循环），素食者须经过 10 ~ 15 年才出现维生素 B_{12} 缺乏的临床表现。

2. 吸收障碍

吸收障碍是维生素 B_{12} 缺乏最常见的原因，可见于以下情况。

（1）内因子缺乏：见于恶性贫血（PA）、全胃切除术后、胃黏膜萎缩等患者。发生恶性贫血的机制目前还不清楚。患者常有特发的胃黏膜完全萎缩和内因子的抗体存在，故有学者认为恶性贫血属自身免疫性疾病。这类患者由于缺乏内因子，食物中维生素 B_{12} 的吸收和胆汁中维生素 B_{12} 的重吸收均有障碍。

（2）肠道疾病：回肠切除过多、局限性回肠炎、口炎性腹泻和热带口炎性腹泻等许多肠道疾病都可引起维生素 B_{12} 吸收障碍。

（3）胰蛋白酶缺乏：慢性胰腺炎患者胰腺外分泌功能不足，胰蛋白酶缺乏，不能裂解维生素 B_{12}-R 蛋白复合物，维生素 B_{12} 无法与内因子相结合。这类患者一般在 3 ~ 5 年后会出现维生素 B_{12} 缺乏的临床表现。

（4）药物影响：对氨基水杨酸、新霉素、二甲双胍、秋水仙碱和苯乙双胍等药物可影响维生素 B_{12} 吸收。

（5）肠道菌群失调和寄生虫：常见于盲袢综合征，由解剖损伤或运动障碍导致小肠淤滞，细菌大量繁殖摄入维生素 B_{12}；小肠寄生阔节裂头绦虫病与宿主竞争性摄取维生素 B_{12}，均可引起维生素 B_{12} 缺乏。

（6）先天性内因子缺乏或维生素 B_{12} 吸收障碍。

3. 利用障碍

先天性 TC II 缺乏引起维生素输送障碍；麻醉药氧化亚氮可将钴胺氧化而抑制甲硫氨酸合成酶。

六、维生素 B_{12} 缺乏导致巨幼细胞贫血的发病机制

维生素 B_{12} 可以使无活性的 N_5-甲基 FH_4 转变成有活性的 FH_4，参与胸腺嘧啶脱氧核糖核苷酸的合成。故维生素 B_{12} 间接参与了此过程。当维生素 B_{12} 缺乏时，FH_4 和 N_5，N_{10}-甲烯基 FH_4 缺乏，阻碍了胸腺嘧啶脱氧核糖核苷酸的合成，进而影响 DNA 合成，从而发生巨幼

细胞贫血。

（任慧娟）

第二节 临床表现

一、血液系统表现

起病缓慢，常有面色苍白、乏力、耐力下降、头昏和心悸等贫血症状。重者全血细胞减少，反复感染和出血。少数患者可出现轻度黄疸。

二、消化系统表现

口腔黏膜、舌乳头萎缩，舌面光滑，伴舌炎呈"牛肉样舌"。胃肠道黏膜萎缩可引起食欲缺乏、恶心、腹胀、腹泻或便秘。

三、神经精神症状

维生素 B_{12} 缺乏者因脊髓侧束和后束的亚急性联合变性，以及周围神经受损，可出现对称性远端肢体麻木，深感觉障碍如振动感和运动感消失；共济失调或步态不稳；锥体束征阳性、肌张力增加、腱反射亢进。重者可有大、小便失禁。精神症状可有抑郁、失眠、记忆力下降、幻觉、妄想，甚至精神错乱、人格变态等。部分患者神经系统表现先于贫血症状出现。

叶酸缺乏一般无神经系统症状。研究发现，约半数患者可有情感障碍，以抑郁症为主要表现。

四、几种特殊类型的巨幼细胞贫血

1. 恶性贫血

恶性贫血多见于白种人，一般有家族史，在我国罕见。是由胃黏膜萎缩、胃液中缺乏内因子，因而不能吸收维生素 B_{12} 而发生的巨幼细胞贫血。多数患者的血清、胃液和唾液中可检查出抗自身胃壁细胞的抗体，在血清中还可检查出两种内因子（阻断及结合）抗体，部分并发自身免疫性甲状腺疾病和糖尿病等，故认为是一种自身免疫疾病。部分恶性贫血患者的病因与幽门螺杆菌感染致胃体黏膜不可逆破坏有关。希林试验一期阳性，二期阴性可诊断内因子缺乏。需要维生素 B_{12} 维持治疗。

2. 幼年恶性贫血

幼年恶性贫血指婴儿先天性内因子缺少或功能障碍，或先天性维生素 B_{12} 吸收障碍而发生的恶性贫血。患儿胃黏膜的组织学发现和胃酸的分泌均正常。血清中也不存在抗壁细胞和抗内因子的抗体。为遗传性疾病，其父母和兄弟姊妹中可发现内因子分泌的缺陷。

3. 非热带性口炎性腹泻

非热带性口炎性腹泻又称麦胶性病或特发性脂肪痢，常见于温带地区，发病与进食麦麸有关。临床表现为体重减轻、舌炎、贫血和间断腹泻，大便恶臭，呈水样或糊状、有多量脂肪。血常规及骨髓象为典型的巨幼细胞贫血。血清和红细胞叶酸水平降低。治疗主要是对症及用叶酸治疗，可以取得较好的效果，贫血纠正后宜用小剂量叶酸维持治疗。不进含麦胶的食物也很重要。

4. 热带口炎性腹泻

热带口炎性腹泻多见于印度、东南亚、南美部分地区的居民和旅游者。临床症状与麦胶肠病相似，血清叶酸及红细胞叶酸水平降低，用叶酸治疗加广谱抗生素能使症状缓解及贫血纠正。缓解后应用小剂量叶酸维持治疗以防止复发。目前病因不清，因抗生素治疗有效，而认为可能与感染有关。

（任慧娟）

第三节　实验室检查

一、血常规

呈大细胞性贫血，$MCV > 100$ fL、MCH 增高，MCHC 正常。也可出现中性粒细胞和血小板减少。网织红细胞计数可正常或轻度增高。血涂片中可见红细胞大小不等、中央淡染区消失，多数为大椭圆形红细胞。中性粒细胞核分叶过多，大于 3 叶，典型情况下中性粒细胞核 5 叶可占 5% 以上，可见到 6 叶或更多的细胞核，也可见巨杆状核粒细胞。

二、骨髓象

增生活跃或明显活跃，伴有明显的巨幼细胞样改变，以红系细胞最明显。

（1）红系增生显著，幼红细胞出现巨幼变，称巨幼红细胞系。各阶段细胞胞体增大，核大，核染色质疏松细致，胞质较胞核成熟，呈"核幼浆老"。成熟红细胞巨大而厚，常呈卵圆形，缺乏中心苍白区，出现大小不等、嗜多色性或含有嗜碱性点彩、卡波环或豪—乔小体等。

（2）粒系尤其晚幼粒细胞巨幼改变突出。晚幼粒和杆状核粒细胞形态巨大，核形肿大，畸形，核染色质疏松，胞质中颗粒较粗，称巨晚幼粒和巨杆状核粒细胞。分叶核分叶过多，常在 5 叶以上，甚至达 16 叶，称巨多叶核粒细胞。

（3）巨核细胞体积也增大，核分叶过多，并且核间可不相连接。血小板生成障碍，可见巨大和形态不规则的血小板。

（4）骨髓呈增生象，但血常规为全血细胞减少，其主要病理生理改变为无效性红细胞、粒细胞和血小板生成，称为髓内溶血。

三、生化检查

1. 血清叶酸和维生素 B_{12} 测定

血清叶酸水平的正常范围是 $5.7 \sim 45.4$ nmol/L（$2.5 \sim 20$ ng/mL）。血清维生素 B_{12} 水平的正常范围是 $150 \sim 666$ pmol/L（$200 \sim 900$ ng/mL）。

2. 红细胞叶酸含量

红细胞叶酸含量正常范围是 $317.8 \sim 567.5$ nmol/L（$140 \sim 250$ ng/mL），低于 227 nmol/L（100 ng/mL）时提示叶酸缺乏。红细胞叶酸含量不受短期内叶酸摄入的影响，可以较准确反映机体的叶酸储备。但因操作复杂，无法广泛应用于临床。

3. 血清高半胱氨酸和甲基丙二酸水平测定

血清高半胱氨酸水平正常值范围为 5～16 μmol/L，在叶酸或维生素 B_{12} 缺乏时均可升高，达 50～70 μmol/L。血清甲基丙二酸水平正常值范围为 70～270 nmol/L，仅在维生素 B_{12} 缺乏时升高，可高达 3 500 nmol/L。故这两项实验可用于叶酸或维生素 B_{12} 缺乏的诊断和鉴别诊断。

4. 尿甲基丙二酸测定

正常情况下尿中很低，0～3.4 mg/d。维生素 B_{12} 缺乏时甲基丙二酸浓度升高，在治疗后数天降至正常。

5. 放射性维生素 B_{12} 吸收试验（希林试验）

第一部分，受试者空腹口服放射性钴标记的维生素 B_{12} 2 μg，2 小时肌内注射维生素 B_{12} 1 000 μg，测定 24 小时内尿的放射性活性。维生素 B_{12} 吸收正常者 24 小时内能排出摄入放射性钴的 7% 以上。如果尿的放射性活性减低，5 天后进行第二部分试验，在第一部分试验基础上，加用内因子。若第一部分排出率减低是由内因子缺乏所致，第二部分排出率转为正常，其他原因引起的维生素 B_{12} 吸收不良则内因子不能纠正。可将恶性贫血与其他巨幼细胞贫血加以鉴别。

四、其他

可出现血清间接胆红素轻度增高，结合珠蛋白降低，乳酸脱氢酶增高，特别是 LDH1 和 LDH2（来自幼红细胞）增高等。

恶性贫血时胃液中游离胃酸消失，内因子抗体和壁细胞抗体阳性。

（任慧娟）

第四节 诊断与鉴别诊断

一、诊断

根据营养史或特殊用药史、贫血表现、消化道及神经精神症状，血常规呈大细胞性贫血，中性粒细胞核分叶过多，骨髓穿刺检查细胞呈典型的巨幼性改变可确诊。还须进一步明确是叶酸缺乏还是维生素 B_{12} 缺乏，需要测血清叶酸和维生素 B_{12} 水平。

若无条件进行上述检查者，可予诊断性治疗，给予生理需要量的叶酸（0.2 mg）口服或维生素 B_{12}（1 μg）肌内注射治疗 10 天左右，患者临床症状、血红蛋白和骨髓细胞改善或恢复者，应考虑巨幼细胞贫血叶酸或维生素 B_{12} 缺乏，并且可以鉴别叶酸或维生素 B_{12} 缺乏。

二、鉴别诊断

巨幼细胞贫血应与下列疾病鉴别。

1. 再生障碍性贫血

巨幼细胞贫血出现全血细胞减少时，须与再生障碍性贫血鉴别。骨髓检查增生明显活跃，红系增生，有核细胞呈典型的巨幼变可鉴别。

2. 溶血性贫血

巨幼细胞贫血出现轻度黄疸时须与溶血性贫血鉴别，如温抗体型自身免疫性溶血性贫血、伊文思综合征等。可根据患者网织红细胞计数和间接胆红素的增高程度，特异性试验，如库姆斯实验、CD55 和 CD59 等检测结果来鉴别。巨幼细胞贫血与溶血性贫血比较，网织红细胞计数和间接胆红素轻度增高，特异性试验为阴性。

3. 造血系统肿瘤性疾病

如急性髓系白血病 M6 型、骨髓增生异常综合征等，临床表现为大细胞性贫血，骨髓可见幼红细胞巨幼变等病态造血现象，但血清叶酸、维生素 B_{12} 水平不低，且补充叶酸、维生素 B_{12} 治疗无效。

（任慧娟）

第五节 治疗

一、治疗原发病，去除诱因

有原发病（如胃肠道疾病、自身免疫病等）的巨幼细胞贫血，应积极治疗原发病；用药后继发的巨幼细胞贫血，应酌情停药。

二、纠正不良习惯

纠正偏食和不良的烹饪习惯。

三、补充叶酸和（或）维生素 B_{12}

（一）叶酸缺乏

口服叶酸，每次 5 ~ 10 mg，每日 3 次；胃肠道吸收障碍者，可用亚叶酸钙肌内注射，每日 3 mg，用至血红蛋白恢复正常。若无原发病，无须维持治疗。如同时有维生素 B_{12} 缺乏，则须同时注射维生素 B_{12}，否则可加重神经系统损伤。

（二）维生素 B_{12} 缺乏

肌内注射维生素 B_{12}，每次 500 μg，每周 2 次；无维生素 B_{12} 吸收障碍者可口服维生素 B_{12} 片剂 500 μg，每日 1 次；用至血红蛋白恢复正常。维生素 B_{12} 缺乏伴有神经系统表现者，需要以 500 ~ 1 000 μg，每周 1 次治疗维持半年到 1 年。恶性贫血患者和胃全切患者，终身需要维持治疗，每月 1 次 100 μg 肌内注射。注意单纯维生素 B_{12} 缺乏者，不宜单用叶酸治疗，否则可加重维生素 B_{12} 缺乏或出现神经系统症状。

要纠正偏食及不良烹调习惯。对高危人群可予适当干预措施，如婴幼儿及时添加辅食；青少年和妊娠妇女多补充新鲜蔬菜，也可口服小剂量叶酸预防；应用干扰核苷酸合成药物治疗的患者，应同时补充叶酸和维生素 B_{12}。

（任慧娟）

第七章

再生障碍性贫血

再生障碍性贫血（AA）即再障，是多种病因引起的造血干细胞数量减少或质的缺陷为主所导致的造血障碍，表现为红骨髓总容量减少，代之以脂肪髓，骨髓中无恶性细胞浸润，无网硬蛋白增生，临床上以全血细胞减少为主要表现。几乎半数发生在 30 岁前，西方年发病率为 2/100 万，亚洲是其 2~3 倍。

第一节　病因和发病机制

一、病因

大多数获得性再障是免疫介导的造血破坏的结果，约 10% 的病例存在编码端粒酶成分 *TERC* 或 *TERT* 基因突变。目前认为继发性再障可能和以下因素有关。

1. 药物

一种和药物剂量有关，为药物的毒性作用，引起的骨髓抑制是可逆的，如各种抗肿瘤药物，甲氨蝶呤、白消安、雌激素等。还有一种是药物的特异性反应，与剂量无关，常见的有氯霉素、砷、金制剂等。

2. 病毒感染

肝炎病毒、微小病毒 B_{19} 等。

3. 辐射

长期接触 X 线，放射性核素等。

4. 化学毒物

抗肿瘤药物、苯及其代谢产物、酚类，杀虫剂、农药均可抑制骨髓。

5. 免疫因素

再障可继发于胸腺瘤、系统性红斑狼疮和类风湿关节炎等，患者血清中可找到抑制造血干细胞的抗体。

二、发病机制

1. 造血干细胞减少或缺陷

许多再障患者用正常人造血干细胞成功地骨髓移植显示出干细胞异常或缺陷是其发病的

原因之一。骨髓 CD34$^+$ 细胞较正常人明显减少，体外长期培养再障的骨髓细胞呈现出造血不良表现。长期培养 AA 的启动细胞（LTC-IC）明显减少或缺乏，粒—巨噬细胞集落形成单位（CFU-GM）、红细胞集落形成单位（CFU-E）形成能力较正常显著降低。

2. T 细胞功能异常亢进

细胞毒性 T 细胞直接杀伤和淋巴因子介导的造血干细胞过度凋亡引起骨髓衰竭是再障的主要发病机制。

再障存在天然免疫紊乱。再障骨髓 CD4$^+$ T 细胞上 TOLL 样受体（TLR）上调，CD8$^+$ T 细胞上杀伤细胞免疫球蛋白样受体（KIR）上调。TLR 活化后触发细胞因子的释放，诱导 T 或 B 细胞免疫中共刺激因子的生成，TLR 活化后可诱发 Th1 型 T 细胞免疫亢进。

（1）特异性免疫紊乱：免疫抑制治疗如抗淋巴细胞球蛋白/抗胸腺细胞球蛋白（ALG/ATG）联合环孢霉素 A（CsA）治疗再障的良好临床疗效证实了本病发生的异常免疫损伤理论。介导异常免疫的 T 淋巴细胞分泌可溶性的造血负调控因子 IFN-γ，激活 Th1 型细胞进一步分泌 IFN-γ、IL-2、TNF-α 等细胞因子，这些造血负调控因子通过诱导造血干细胞表面 Fax 表达增高，在促凋亡因子的协同作用下通过 Fas/FasL 途径导致造血干细胞凋亡；IFN-γ 在再障病理生理过程中发挥关键性的作用；CD8$^+$ T 细胞内 IFN-γ 水平的变化与免疫抑制治疗的疗效相关，并为再障复发的可靠预测指标之一。

（2）调节性 T 细胞缺陷：调节性 T 细胞（Tregs）是以细胞表面表达 CD4 和 CD25，细胞内表达转录因子 FOXP3 为特征，通过抑制自身反应性 T 细胞而抑制自身免疫的发生和发展。转录因子 NFAT1 与 FOXP3 启动子结合后诱导其表达。再障患者均有 Tregs 的降低，FOXP3 蛋白和 mRNA 水平也明显降低，NFAT1 蛋白水平低至测不出。CD4$^+$ CD25$^+$ Treg 细胞在诱导和维持自身免疫耐受性和阻止自身免疫中起着重要作用。Tregs 能够抑制和调节 CD4$^+$ 和 CD8$^+$ T 细胞的活化和增生，起到负调节作用。有研究发现再障患者的 Tregs 细胞数量明显减少，Treg 细胞缺乏与自身免疫性骨髓衰竭明显有关。再障治疗后获缓解者，其 Tregs 的输注可改善淋巴细胞输注诱发的全血细胞减少。T 细胞内的 mTOR/S6 信号转导途径活化可能参与难治/复发再障的发病。

（3）T-bet 表达增加：T-bet 选择性地表达于 Th1 细胞，T-bet 在再障中表达上调，T-bet 蛋白与 IFN-γ 启动子区结合，是 *IFN-γ* 基因强有力的转录激活剂，诱导 IFN-γ 的产生。在 Th1 细胞的分化中起决定性作用。T-bet 还能将分化中的效应性 Th2 和已完全分化的 Th2 细胞逆转为 Th1，产生大量的 IFN-γ，抑制 Th2 型细胞因子（如 IL-4、IL-5 等）的产生。

（4）B 细胞功能紊乱：再障主要与 T 细胞功能紊乱有关，但同样也发现了自身抗体。Hirano 等发现 39% 的再障患者存在抗驱动蛋白结合蛋白（kinectin）抗体，正常人及其他自身免疫性疾病中未检出该抗体，可能该抗体为再障所特有。Feng 等发现抗地西泮结合相关蛋白 1（DRS-1）抗体与再障免疫机制关联，携带 DRS-1 抗体的再障患者对 IST 治疗效果较好，在 PNH$^+$ 的再障患者中 DRS-1 抗体检出率为 38%。约 37% 的再障患者可检测到抗膜突蛋白（Moesin）抗体，该抗体可影响造血细胞的功能和活力。有学者认为，抗膜突蛋白抗体、PNH 克隆和抗 DRS-1 三种指标的联合检测对评估再障的免疫发病机制有帮助。

3. 造血微环境支持功能缺陷

造血微环境包括基质细胞及其分泌的细胞因子，起支持造血细胞增殖及促进各种细胞生长发育的作用。已发现再障骨髓成纤维细胞集落形成单位（CFU-F）和基质细胞产生的集落刺激活性（CSA）降低。中国医学科学院血液学研究所观察到再障骨髓基质细胞萎缩、脂肪化、静脉窦壁水肿、出血、毛细血管坏死和 CFU-F 减少，急性再障较慢性再障损伤更严重。多数体外实验表明，再障骨髓基质细胞生成造血生长因子（HGF）并无异常，再障患者血及尿中促红细胞生成素（EPO）、粒—巨噬细胞集落刺激因子（GM-CSF）、粒细胞集落刺激因子（G-CSF）水平增高；但再障患者 IL-1 生成减少。有研究证实再障患者造血干/祖细胞，尤其是爆烈型红细胞集落形成单位（BFU-E）对 EPO、EPO^+IL-3 及 EPO^+SCF 反应性明显低于正常对照，甚至缺乏反应性。

4. 遗传因素

流行病学资料发现再障也与特定的 HLA 相关。再障患者常有 HLA-DR2 型抗原连锁倾向，儿童再障 HLA-DPW3 型抗原显著增高，患者家属中常有造血祖细胞增生能力明显降低，并可见家庭再障。HLA-DR2 高表达的再障患者对 CsA 治疗有较高的敏感性。

端粒位于线性染色体的末端，由 5 ~ 15 kb 的重复序列（前导链 TTAGGG，滞后链 CCCTAA）组成，维持染色体的完整性。端粒长度的维持需要端粒酶，端粒酶主要由 3 种组分构成：端粒酶 RNA 组分（TERC）、反转录酶组分（TERT）和端粒酶相关蛋白（TP）。约 1/3 获得性再障存在端粒 DNA 长度的缩短，并推测因端粒酶活性降低所致。约 10% 的再障患者发现端粒酶基因突变，主要为 *TERC* 或 *TERT* 基因突变。*TERC* 基因突变主要集中于它的假结节区、CR4-CR5 区，突变可能通过影响 TERC 与 TERT 分子之间的结合而降低端粒酶活性。TERT 分子各结构域内均检测到再障发病相关突变基因；如位于反转录酶区的突变 Y772C（第 772 位半胱氨酸取代酪氨酸）、位于 C 端结构域的突变 V1090m（蛋氨酸取代缬氨酸）等。

（蒲小燕）

第二节 临床表现

一、重型再障（SAA）

起病急，贫血进展迅速，多伴随严重出血和感染。常表现为多部位出血，如皮肤、黏膜、消化道、眼底以及颅内出血等。感染不易控制，高热以及中毒症状多是肺炎、全身严重感染的表现。

二、非重型再障（NSAA）

起病较缓慢，进行性乏力，或血小板减少引起皮肤出血点、紫癜、鼻出血、月经过多，或因白细胞减少引起感冒、呼吸道感染。进行性加重的贫血是其主要特征。

三、体征

皮肤黏膜苍白，皮肤、黏膜、结膜和眼底可见瘀点或瘀斑。浅表淋巴结和肝、脾一般无肿大。疾病晚期、多次输血或严重感染、肝炎后再障患者可偶有脾脏肿大。

（蒲小燕）

第三节　实验室检查

一、全血细胞计数、网织红细胞计数、血涂片以及胎儿血红蛋白

外周血常规通常为全血细胞减少，非重型再障早期可呈两系减少，中性粒细胞绝对值计数降低。校正的网织红细胞计数明显减低，$<1\%$；网织红细胞绝对值$<15\times10^9/L$。进行血涂片检测有助于发现中性粒细胞发育不良、异常的血小板、幼稚细胞以及其他异常的细胞，如毛细胞（见于毛细胞性白血病），单核细胞缺乏可能提示毛细胞性白血病。对于儿童患者，在输血前应进行胎儿血红蛋白检测，以和儿童骨髓增生异常综合征（MDS）鉴别。

二、骨髓检查

骨髓象增生减低或重度减低，粒、红两系均严重减少，淋巴细胞、浆细胞、组织嗜碱性粒细胞、网状细胞等非造血细胞增多。巨核细胞缺乏是诊断再障重要的依据。

三、肝功能及病毒检测

肝炎后再障患者通常发生于急性肝炎感染$2\sim3$个月后，患者多为年青男性。须检测血液中甲、乙、丙肝炎抗体以及EB病毒。如果考虑移植，还需要进行巨细胞病毒以及其他的病毒血清学检测。微小病毒B_{19}引起纯红细胞再障。HIV病毒引起全血细胞减少。因此推荐在再障确诊前，须排除全血细胞减少的原因。

四、维生素B_{12}和叶酸水平

检测血维生素B_{12}和叶酸水平以排除巨幼细胞贫血。如果维生素B_{12}或叶酸缺乏，须先进行纠正，之后才可进行再障诊断。

五、自身抗体检测

系统性红斑狼疮同时伴随全血细胞减少，可能原因是：①自身免疫抗体引起；②伴随骨髓纤维化；③低增生骨髓。因此，需要对所有再障患者进行抗核抗体及抗dsDNA检测。

六、阵发性睡眠性血红蛋白尿症（PNH）克隆

目前，已经不再采用哈姆试验和蔗糖溶解试验的检测方法诊断PNH，而是用流式细胞术测定GPI锚定蛋白CD55、CD59水平。在近期输血的患者中，哈姆试验多为阴性而流式细胞术则可以得到阳性结果。然而小PNH克隆在再障中的临床意义目前尚不肯定，这些克隆可能持续存在、消失或增加。尿含铁血黄素检测将可以排除血管内溶血。PNH相关性溶血程度应通过网织红细胞计数、血清胆红素、转氨酶和乳酸脱氢酶定量来判断。

七、细胞遗传学检查

再障患者因为骨髓的低增生性，难以获得足够的中期分裂象细胞，进行骨髓的细胞遗传学检查具有一定难度。FISH技术的开展对检测再障患者的染色体具有重要的意义。不仅是

MDS 患者可能出现异常克隆，12% 的再障患者也可能伴随着细胞的克隆异常。这些异常多发生在 7 号染色体。

八、其他

在诊断再障时，检测外周血白细胞端粒 DNA 长度来判断预后，检测 *TERC* 和 *TERT* 相关突变基因，协助选择治疗方案。如携带上述突变基因者对免疫抑制剂治疗均无明显疗效，突变携带者对雄激素治疗有效，*G305A* 突变携带者对达那唑治疗有效，携带 *G450A* 多态性基因对免疫抑制诊疗（IST）疗效好。选择合适的干细胞移植供者时，必须考虑供者的端粒突变。

（蒲小燕）

第四节　诊断与鉴别诊断

一、诊断

（一）一般标准

（1）全血细胞减少，网织红细胞绝对值减少。

（2）一般无肝脾肿大。

（3）骨髓至少一个部位增生减低或重度减低（如增生活跃，须有巨核细胞明显减少），骨髓小粒非造血细胞增多，骨髓活检提示造血组织减少，脂肪组织增加。

（4）除外引起全血细胞减少的其他疾病。

（5）抗贫血药物治疗无效。

（二）重型再障的诊断标准

1. 临床表现

发病急，贫血进行性加剧，常伴随严重感染、内脏出血。

2. 血常规

除血红蛋白下降较快外，须具备下列三项中的两项：①网织红细胞 <1%，绝对值 <15 × 10^9/L；②白细胞明显减少，中性粒细胞绝对值 <0.5 × 10^9/L；③血小板 <20 × 10^9/L。

3. 骨髓象

（1）多部位增生减低，三系造血细胞明显减少，非造血细胞增多。如增生活跃，有淋巴细胞增多。

（2）骨髓小粒中非造血细胞及脂肪细胞增多。

（三）非重型再障的诊断标准

1. 临床表现

发病缓慢，以贫血表现为主，感染、出血均较轻。

2. 血常规

血红蛋白下降速度较慢，网织红细胞、白细胞、中性粒细胞及血小板高于重型再障。

3. 骨髓象

（1）三系或两系减少，至少一个部位增生不良，如增生良好，红系中常有晚幼红细胞比例升高，巨核细胞明显减少。

（2）骨髓小粒中非造血细胞及脂肪细胞增加。

（四）诊断流程

（1）明确临床特征。

（2）排除骨髓低增生造成全血细胞减少的诱因。

（3）排除遗传性再障。

（4）明确潜在的再障诱因。

（5）明确或排除伴随的遗传学异常或 PNH 克隆。

二、鉴别诊断

1. 贫血

严重的铁缺乏、维生素 B_{12} 和叶酸不足，也可引起全血细胞减少。若存在铁、维生素 B_{12} 和叶酸缺乏，须纠正之后再评价造血功能。

2. 溶血性疾病

最主要的是阵发性睡眠性血红蛋白尿症（PNH），典型 PNH 有血红蛋白尿发作，易鉴别。不典型者无血红蛋白尿发作，全血细胞减少，骨髓可增生减低，易误诊为再障。但该病主要特点是：动态随访，终能发现 PNH 造血克隆。对于受累红细胞 <10% 的 PNH，溶血检查常为阴性，不能检测出 PNH 克隆的存在。通过流式细胞术检测造血细胞 GPI 锚链蛋白（CD55、CD59）的表达水平是诊断 PNH 的敏感方法。目前认为 PNH 克隆是从粒细胞逐渐发展到红细胞，首先受累的是造血祖细胞；当外周血细胞尚无 GPI 锚链蛋白分子缺陷时，骨髓细胞可能已有 GPI 锚链蛋白分子缺陷，因此检测骨髓细胞比外周血细胞更有意义。部分再障患者也会出现少量 PNH 克隆，其表达水平可以保持不变、减少、消失或是增加。若这些患者有实验室或临床证据表明存在溶血，应诊断为 PNH。尿含铁血黄素试验阳性提示存在长期血管内溶血，有利于 PNH 的诊断。网织红细胞计数、间接胆红素水平、转氨酶和乳酸脱氢酶定量对于评价 PNH 的溶血也有一定作用。

伊文思综合征和免疫相关性全血细胞减少症。前者可测及外周成熟血细胞自身抗体（抗人球蛋白试验阳性），后者可测及骨髓未成熟血细胞膜上自身抗体。这两类血细胞减少患者 Th2 细胞比例增高、CD5[+] 的 B 淋巴细胞比例增高、血清 IL-4 水平增高，对肾上腺糖质激素和（或）大剂量静脉免疫球蛋白治疗反应好。

3. 免疫系统疾病

B 细胞功能亢进的疾病，如系统性红斑狼疮、免疫相关性血细胞减少症，可以产生抗造血细胞的自身抗体，引发造血功能衰竭。系统性红斑狼疮还可引起骨髓纤维化，疑为系统性红斑狼疮等结缔组织病应检查抗核抗体及抗 dsDNA 抗体等。

4. 低增生性 MDS

低增生性 MDS 很难与再障相鉴别。但低增生性 MDS 周围血单核细胞往往增多，并可见幼稚细胞；骨髓两系或三系细胞呈病态造血，部分患者骨髓活检显示网硬蛋白增生及不成熟前体细胞异常定位（ALIP）现象。另外，通过有核红细胞糖原染色、小巨核酶标、白血病集落形成单位（CFU-L）及染色体核型细胞遗传学检查等也有助于两者间的鉴别。因骨髓增生低下，细胞数少，难以获得足够的中期分裂象细胞，采用 FISH 方法可提高检出率。在儿童再障中出现遗传学异常，尤其是 +7 常提示为 MDS。在疾病的过程中可能会出现异常细胞遗传学克隆。目前推荐的 FISH 套餐是 5q31、CEP7、7q31、CEP8、20q、CEPY 和 p53。2008 年 WHO 关于 MDS 诊断分型标准中认为，单有-Y、+8 或 20q-的难治性血细胞减少者，若无明确病态造血，不能依遗传学异常而诊断为 MDS，应动态观察。对此的解释是，这些患者常对免疫抑制治疗有较好效果。

5. 低增生性 ALL

低增生性 ALL 发病率占儿童 ALL 的 1% ~2%。有些患儿可能在骨髓衰竭后 3 ~9 个月进展为 ALL，中性粒细胞减少较血小板减少更为严重。白细胞减少的低增生性 ALL 可呈慢性过程，早期肝、脾、淋巴结未肿大，外周血全血细胞减少，骨髓增生减低。仔细观察血常规及多部位骨髓象，可发现原始淋巴细胞明显增多，骨髓活检和免疫分型及 TCR、IgH 检测有助于与再障的鉴别诊断。

6. 低增生性 AML

特别是白细胞减少的白血病和低增生性白血病，早期肝、脾、淋巴结不肿大，外周全血细胞减少，易与再障混淆。仔细观察血常规及多部位骨髓，可发现原始粒，或原始（幼）单核细胞明显增多。部分急性早幼粒细胞白血病、伴 t（8；21）易位的 NALL（M_2）可有全血细胞减少，骨髓分类多可鉴别之。

7. 毛细胞性白血病

毛细胞性白血病表现为全血细胞减少，伴有持续性的单核细胞减少。骨髓穿刺术可能出现"干抽"现象。骨髓活检可以见到毛细胞浸润以及网硬蛋白增加。免疫表型显示 CD20$^+$，CD11c$^+$，CD25$^+$，FMC7$^+$，CD103$^+$，CD5$^-$，CD10$^-$ 和 CD23$^-$ 肿瘤细胞。30% ~40% 的患者可能出现脾肿大，毛细胞白血病者经切脾和干扰素治疗能有较好效果。

8. 肿瘤骨髓转移

晚期肿瘤（尤其胃癌、肺癌、卵巢癌）发生骨髓转移浸润，可导致造血功能降低，血常规表现为全血细胞减少。骨髓穿刺和活检检查可见到转移的肿瘤细胞。部分患者可显示原发病的症状与体征，通过免疫分型、基因重排将有助于鉴别诊断。

9. 脾功能亢进症

脾功能亢进症所致的血细胞过度消耗，如肝硬化、结缔组织病、恶性淋巴瘤等均可呈全血细胞减少，易与再障混淆。这类疾病脾脏均明显肿大，骨髓检查显示骨髓造血细胞增生活跃，并可发现相应的异常细胞。

10. 骨髓纤维化

慢性病例常有脾肿大，表现为全血细胞减少和骨髓增生减低，骨髓常干抽。骨髓活检见到网硬蛋白增加和纤维细胞。骨髓纤维化因出现髓外造血，血涂片可以见到不成熟造血细胞。无脾肿大的骨髓纤维化继发于恶性肿瘤的可能性大。

11. 先天性再障

范科尼贫血（FA）常称为先天性再障，是一种遗传性干细胞质异常性疾病。表现为一系/两系或全血细胞减少，可伴发育异常（皮肤色素沉着、骨骼畸形和器官发育不全等），高风险发展为 MDS、AL 及其他各类肿瘤性疾病；实验室检查可发现"范科尼基因"、外周血细胞染色体受丝裂酶素 C 或 DBA 试剂作用后极易断裂。因有较大年龄的范科尼贫血病例报道，其筛查的上限年龄尚难确定。先天性角化不良可以通过典型临床特征和基因突变加以鉴别。

12. 感染

肝炎后再障的肝炎病原学检查多为阴性。病毒感染，如 EB 病毒（EBV）、巨细胞病毒（CMV）很少引起造血功能衰竭，但慢性活动性 EBV 感染致淋巴细胞增生性疾病者，会发生造血功能衰竭。微小病毒 B_{19} 可导致纯红细胞再障。分枝杆菌，尤其是非典型分枝杆菌感染会出现全血细胞减少和骨髓增生低下。骨髓检查还可发现肉芽肿、纤维化和骨髓坏死等。嗜酸性坏死常见于非典型结核杆菌感染。疑为结核者，应送骨髓液行分枝杆菌培养。

（蒲小燕）

第五节　治疗

一、支持治疗

1. 成分输血

输注红细胞、血小板可以一定程度上缓解患者症状。但是多次输注容易诱发产生抗血小板抗体，同时增加造血干细胞移植后的排斥反应，故再障患者输血应输注经过照射及 CMV 阴性的血制品。严重贫血尽可能输注洗涤红细胞或去白细胞的浓缩红细胞，血小板计数低于 $20 \times 10^9/L$ 且有危及生命的出血时，应输注单个供血者采集的血小板悬液。

2. 造血生长因子

单用集落刺激因子效果不明确，在免疫抑制剂治疗的同时联合集落刺激因子可提高疗效。GM-CSF 或 G-CSF 300 μg/次皮下注射，每周 3 次，第二个月每周 2 次，第三个月每周 1 次。EPO 6 000 U/次，疗程同上。

3. 预防及治疗感染

清洁皮肤、口腔、肛门，预防感染。重型再障做好隔离护理，住层流室。给予易消化的饮食，避免便秘。确定的感染应用特异敏感的抗生素进行强有力的治疗，及时、反复送血、痰等标本做细菌培养和药敏试验。

二、针对性治疗方案

（一）非重型再障治疗策略

对于不依赖红细胞及血小板输注的非重型再障（NSAA）患者，应定期监测其外周血血常规，如果病情进展为输血依赖性的，应及时予以标准的免疫抑制治疗（IST）；输血依赖性的 NSAA 患者应及早接受抗人胸腺细胞免疫球蛋白（ATG）＋CsA 治疗，经过 3～6 个月治疗有效果的患者，维持 CsA 治疗 >6 个月或外周血细胞水平完全恢复后 CsA 缓慢减量；如经过 4～6 个月（ATG＋CsA）治疗无效果者，年龄在 50 岁以下或 50～60 岁之间身体状况良好的患者可考虑骨髓移植，或者可考虑行第二疗程 ATG 治疗，如第二疗程 ATG 治疗 4～6 个月时仍无效或疾病进展为重型再障（SAA），则按 SAA 治疗。

端粒 DNA 缩短或端粒酶突变的再障患者，对雄激素治疗有一过性的反应，雄激素通过自身芳香化为雌激素及雌激素的受体途径，激活造血干细胞的端粒酶活性，故肝功能好者可加用安特尔治疗。

（二）重型再障治疗策略

重型再障宜及早行 HLA 相合同胞供体的异体骨髓移植（allo-BMT）或 ATG + CsA 的强化 IST：①＜40 岁，选择 HLA 相合同胞供体的 allo-BMT；未找到合适供体的行免疫抑制治疗（ATG + CsA）；②＞40 岁，选择 ATG + CsA 治疗；③接受 ATG + CsA 治疗患者，经过 4 个月治疗有效果的患者，维持 CsA 治疗 ＞6 个月或外周血细胞水平完全恢复后 CsA 缓慢减量；如经过 4 个月（ATG + CsA）治疗无效果者，可进行第 2 疗程的（ATG + CsA）治疗，或者考虑无关供体配型骨髓移植（图 7-1）。

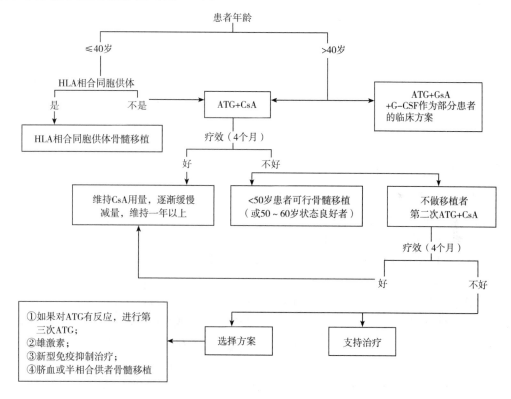

图 7-1 重型再障的治疗流程

（三）SAA 的同胞供者异基因骨髓造血干细胞移植

对于重型再障患者，首选治疗是进行 HLA 相合同胞供者异基因骨髓造血干细胞移植（HSCT），＜16 岁儿童生存率为 91%，＞16 岁的患者为 74%。来源外周血的干细胞增加慢性移植物抗宿主病（GVHD）危险。BM-HSCT 的适应证：①重型再障患者年龄小于 40 岁，最大年龄不应超过 45 岁；②有 HLA 相合的同胞兄弟姐妹做供体；③既往无或少许输注血液制品史的早期患者；④无明显感染迹象。

若有 HLA 相合供体，应尽早进行 HSCT，以避免因输血使患者对供者次要组织相容性抗原致敏，导致移植排斥发生率升高，降低移植成功率及长期存活率。

年龄＜30 岁年轻患者的预处理：采用非清髓和高强度免疫抑制方案以预防移植排斥和 GVHD。目前标准的方案是：环磷酰胺（CTX）50 mg/（kg·d）×4 天，在第 1、第 2、第 3 剂 CTX 后 12 小时给予 ATG 30 mg/kg，静脉滴注 10～12 小时，在最后 1 剂 CTX 后 36 小时输髓。为减少 ATG 不良反应，于 ATG 输注前应用甲泼尼龙 2 mg/kg。推荐的移植后免疫抑制处理方案为：①CsA 2.5 mg/kg，每日 2 次，从移植前一天开始用，持续用药 12 个月预防晚期移植排斥反应；②短疗程甲氨蝶呤（MTX）：移植后第一天给予 MTX 15 mg/m^2，之后分别在第 3、第 6、第 11 天给予 10 mg/m^2。

年龄＞30 岁的预处理方案：对于 30～50 岁的患者，可能等待无关供体异基因骨髓 HSCT，最优的预处理方案还不明确。40 岁以上的患者如果有条件进行骨髓移植，建议给予低强度的预处理，CTX 1 200 mg/m^2，氟达拉滨 120 mg/m^2，ATG 或者阿仑单抗。30～40 岁的患者也可以采用类似的方案。无关供体 HSCT 儿童生存率为 75%，＞16 岁成人为 63%。5%～40% 的患者没有配型的同胞供体，也没有适宜的无关供体，有应用非亲缘脐带血中的造血干细胞移植，由于脐血中有核细胞数少及较高的排斥反应，通常再障患者不采用脐血移植。但是，若脐血含充足的细胞数，新的预处理方案，改变脐血给予的途径（如骨髓内），可能还是一种期待的方法。

虽然照射可以降低排斥反应的风险，但是对提高生存率没有明显改善，并且可能增加继发实体瘤的可能性，同时影响患儿的生长发育。因此目前在再障 HSCT 中不建议进行照射预处理。

（四）再障的免疫抑制治疗

适应证：①是依赖输血的非重型再障患者的一线治疗；②不依赖输血的非重型再障患者，有明显的粒缺伴随继发感染的高风险；③年龄＞40 岁的重型再障患者；④＜40 岁的重型再障无 HLA 相合同胞供者的患者。

IST 疗效反应率似不受病因学（如肝炎、病毒接触史、PNH/AA 综合征）的影响，但单用 ATG 治疗 SAA 反应率明显低于 ATG + CsA；ATG + CsA 治疗 NSAA 反应率明显高于单用 CsA 者。由于联合治疗的疗效优于任何单一用药，ATG + CsA 的联合方案已成为目前再障的标准疗法，具体用法为马 ATG ［20 mg/（kg·d）×4d］或兔 ATG ［3.5 mg/（kg·d）×5d］联合 CsA ［12～15 mg/（kg·d），分 2 次口服，连续 6 个月］。NIH 和欧洲多中心研究表明 5 年总体生存率（OS）为 75%～80%；接受 ATG + CsA 治疗极重型再障（VSAA）儿童疗效优于 allo-BMT。ATG 治疗反应一般发生于 6 个月内，通常在 1～2 个月可观察到病情的好转，2～3 个月脱离血制品输注，但也有较晚起效者。ATG 治疗 3 个月有效率为 50%，治疗 6 个月有效率为 70%～75%，IST 有效，也说明这些患者发病可能源于自身免疫。IST 有效者应持续服用 CsA，逐渐减量至维持剂量，早期或骤然停用 CsA 可致病情加重或反复。当 CsA 用至 6 个月撤掉时，30%～35% 的患者会复发，若延长应用 CsA，并缓慢逐渐减量，复发的危险性为 13%～16%。大约 1/3 的再障患者依赖 CsA，需要小剂量长期维持。当第一疗程 ATG 治疗后复发，或者第一疗程没有反应，可给第二疗程 ATG 治疗，开始是马 ATG，第二疗程则应改为兔 ATG，对复发患者有效率可达 65%，第一疗程无效者第二疗程反应率约为 30%，但日本一组 52 例儿童再障的疗效仅为 11%。老年人是否应用 IST，取决于疾病的严重性，主要是中性粒细胞减少的严重性。ATG 治疗之后，患者感染、出血、心血管事件有增加的风险。

ATG 常见近期不良反应包括急性过敏反应（发热、寒战、多形性皮疹、高血压、低血压等）、血清病反应（皮疹、非感染性发热、关节疼痛、肌痛、浆膜炎、淋巴结病或外周血淋巴细胞浆细胞增多）等。前者多发生于治疗最初的几天，后者则常发生于接受 ATG 输注后的 14 天内，防治以小剂量皮质类固醇激素为主。其他不良反应还包括血小板和中性粒细胞减少、肝肾功能损害、心律失常等。中性粒细胞减少可发生致命的感染。SAA 患者接受强化 IST 达缓解数年后可能并发克隆性疾病，如 PNH、MDS、急性髓细胞白血病（AML）及实体肿瘤等，在 IST 11 年后，其发生率分别为 PNH 10%，MDS 或 AML 为 8%，实体肿瘤为 11%。染色体改变多见于 7 号和 8 号染色体。对可能演变为 MDS 或 AML 的危险因素是：①重复应用 ATG；②年龄较大者；③在用 ATG 和 CsA 的同时长期用较大量的 G-CSF；④短的端粒 DNA 长度。

（五）免疫抑制治疗的疗效预测

IST 无效的可能原因有：①IST 治疗的剂量和疗程不充足，不标准；②不可逆的干细胞损伤；③非免疫介导的再障。

预测 IST（ATG/CsA）疗效反应是目前 SAA 临床研究的热点领域之一，因为这可为 IST 后进一步治疗（解救或替代治疗）方案的制订提供更多的信息，从而减少治疗的被动性和盲目性。

（1）CsA 血药浓度：起始治疗 2 周时 CsA 血药浓度与疗效反应相关。

（2）IFN-γ 水平：采用流式细胞术测定 T 淋巴细胞内 IFN-γ 的水平能区分出大多数治疗有效和无效的患者，IFN-γ 的表达水平与临床进程密切相关

（3）HLA-DR15 表达和 IST 临床反应呈显著正相关。

（4）伴有 PNH 克隆 SAA 患者对 IST 治疗反应率较高，年轻且有 HLA 相合同胞供者的 PNH⁻ SAA 患者 IST 有效率低，应首选移植，而 PNH⁺ SAA 患者则宜首选 IST。

（5）VSAA 及 rHuG-CSF 治疗无反应者 IST 疗效欠佳，因此宜首选 HLA 相合的同胞供者 allo-BMT。

（6）端粒 DNA 长度短的再障患者，IST 初治也有效，但易复发，且是易发生细胞遗传学异常，演变为 MDS 或 AML 的危险因素。

（六）其他的免疫抑制剂

1. 环磷酰胺（Cy）

大剂量的 Cy（200 mg/kg 体重），在没有干细胞支持治疗时，在 ATG 没有疗效的患者中，在 50% 的患者引起持久的反应，但是会明显延长血细胞减少期，患者暴露到致命的真菌感染的高危险中，并延长住院天数，远期不排除发生克隆演变的危险。

2. 抗 CD52 单克隆抗体

目前正在观察评估用 alemtuzumab 治疗再障，每天 100 mg，共 5 天，同时用 CsA，显示 18 例患者中 9 例有效。复发较常见，但是再次治疗有效。

3. 抗 IL-2R

Daclizumab 治疗非重型再障的有效率约为 40%。

（蒲小燕）

第八章

溶血性贫血

第一节　概述

溶血是指红细胞非自然衰老而提前遭受破坏的过程。因骨髓有相当于正常造血能力 6～8 倍的代偿潜力，所以发生溶血而骨髓能够代偿时，可以不出现贫血（称为溶血性疾病）。仅当红细胞破坏过速而骨髓造血功能代偿不足时才发生贫血，称为溶血性贫血。

一、发病机制

研究表明，凡是溶血都有红细胞膜的变化，有些是原发性红细胞病变，有些是继发性红细胞改变。一些是原发性红细胞病变，是由于红细胞本身的缺陷（细胞膜、红细胞能量代谢有关酶和血红蛋白分子）或是红细胞的寿命缩短，以致易被破坏；另一些是红细胞本身无异常，而由于红细胞以外的因素致红细胞大量破坏，超过骨髓造血功能的代偿作用而发生溶血性贫血，它们可以是异常的免疫作用，或化学、物理及生物因素。少数情况下，以上两种因素可以同时存在于一个患者。从溶血的机制上来讲，红细胞破裂与下列因素有关：①红细胞膜蛋白巯基变性或膜成分改变及其磷酸化过程发生障碍；②红细胞膜离子通透性增加；③畸形红细胞易受机械性损伤；④红细胞酶缺陷；⑤红细胞内谷胱甘肽（GSH）含量下降及 GSHPX（谷胱甘肽过氧化物酶）活性下降；⑥体内超氧负离子产生过多红细胞代谢异常。

二、病史采集与临床表现

（一）病史采集

1. 起病情况

根据不同的诱因及病因，溶血性贫血的起病情况不同。急性溶血常起病急骤，如见于血型不合输血。慢性溶血起病缓慢，主要为血管外溶血。

2. 既往病史及一般资料

询问病史及既往史，寻找有无明确感染、化学毒物及药物接触、物理机械损伤等病因或诱因的存在。

（1）有新生儿黄疸史：严重的新生儿高胆红素血症提示先天因素导致的溶血，须排除母婴血型不相容性溶血。见于遗传性红细胞膜病、遗传性红细胞酶病、部分血红蛋白病等。

（2）有不明原因的非遗传性球形红细胞增多性溶血性贫血（CNSHA），提示遗传性红细胞酶病。

（3）药物、食物导致急性溶血史：食用有氧化基团的药物或食物，如蚕豆导致急性溶血提示葡萄糖-6-磷酸脱氢酶（G-6-PD）缺陷。某些药物、毒物对正常人也可能导致溶血，应询问近期是否用药或接触毒物。

（4）感冒、感染、妊娠等因素会加重贫血与黄疸：见于各种遗传性溶血性疾病。须注意，某些病毒感染如巨细胞病毒、细小病毒也可导致非遗传溶血性贫血背景的人发生溶血和危象。许多病毒、细菌感染性疾病和肿瘤可继发免疫性溶血性贫血。

（5）家族中有同样症状的病例：见于常染色体显性遗传性溶血，如遗传性红细胞膜病、遗传性血红蛋白病（地中海贫血、不稳定血红蛋白病等）、显性遗传性红细胞酶病（如谷胱甘肽还原酶缺陷等）。

（6）性别：家系中男性溶血症状明显，提示 X-性染色体连锁遗传病如 G-6-PD 缺陷。

（7）籍贯：地处北纬30°地区（我国广西、广东、福建、云南、四川、贵州、湖南、江西、浙江等地）是地中海贫血和 G-6-PD 缺陷的高发地区，而我国北部地区球形红细胞增多症和 PNH 发病率较高，诊断中应予考虑。

（8）发病年龄：虽然先天性与后天获得性或继发性溶血性贫血均可在各个年龄段发生，但是少儿阶段以前发病者仍以先天性溶血性贫血为主，典型的溶血尿毒症综合征多发生于婴幼儿。成年人应先排除阵发性睡眠性血红蛋白尿症（PNH）和后天溶血因素。年轻女性溶血原因中应考虑免疫相关性原发疾病如系统性红斑狼疮等。老年恶病质患者或慢性淋巴细胞白血病的患者可以继发免疫性溶血性贫血。

（二）主要临床表现

急性溶血：在短期大量溶血可有明显的寒战，随后高热，腰背及四肢酸痛，伴头痛、呕吐、暗棕红色尿（酱油色尿）等。患者面色苍白和黄疸。严重的可有周围循环衰竭，由于溶血产物引起肾小管细胞坏死和管腔阻塞，最终导致急性肾功能衰竭。在急性溶血过程中尚可突然发生急性骨髓功能衰竭，表现为网织红细胞极度减少、贫血急剧加重，称再生障碍性危象。

慢性溶血：为不同程度的贫血、黄疸、肝脾肿大三大特征，也可有心脏扩大和心前区收缩期杂音。慢性溶血性贫血患者由于长期的高胆红素血症，可常伴发胆石症以及与之相关的胆道阻塞、胆囊炎、胆管炎，也可并发痛风、下肢溃疡。严重失代偿性贫血可导致生长缓慢、性成熟延迟、智力发育障碍。部分患者溶血期可因栓塞而出现腹痛，少数也可出现急性血管内溶血症状。

（三）体格检查

1. 一般情况

精神较差、乏力，中度以上贫血者可有低热，急性溶血可表现为高热、急性病容。

2. 皮肤、黏膜

呈不同程度的贫血貌（面色、口唇、睑结膜、甲床等苍白），皮肤黏膜黄染，慢性溶血长期输血者继发血色病，皮肤黏膜可表现出金属色。

3. 肝脾、淋巴结

慢性溶血多并发有肝脾肿大，淋巴结肿大不明显。急性溶血多无上述体征。

4. 其他

急性溶血导致肾功能衰竭时可有腰痛、肾叩击痛；长期贫血可致心率快，严重者可出现心功能不全；肝功能严重损害可导致低蛋白血症，凝血功能障碍，出现皮肤黏膜的瘀斑瘀点、双下肢水肿、腹水等。

三、实验室检查

1. 抗人球蛋白试验（库姆斯试验）

直接或间接抗人球蛋白试验阳性，提示免疫性溶血性贫血。

2. 酸化血清溶血试验、蛇毒因子溶血试验、蔗糖溶血试验及 CD55⁻、CD59⁻ 检测

阳性可诊断为阵发性睡眠性血红蛋白尿症。

3. 血红蛋白电泳和抗碱血红蛋白测定

有助于诊断地中海贫血和其他血红蛋白病。

4. 酶活性测定

如 G-6-PD 活性降低可见于 G-6-PD 缺乏症。

5. 红细胞形态检查

如球形红细胞明显增多，可见于遗传性红细胞增多症。

6. 盐水渗透脆性试验

正常红细胞在 0.46% ~ 0.38% 的盐水中开始溶血，于 0.34% ~ 0.20% 的盐水中完全溶血。红细胞的渗透脆性与红细胞的面积/体积的比值有关，比值增大则脆性减低。红细胞渗透脆性增加最多见于遗传性球形红细胞增多症、自身免疫性溶血性贫血、重症红细胞酶病等；脆性降低见于靶形变、棘形变膜病、镰形红细胞病和低色素性贫血等。

7. 酸化甘油溶血试验

其阳性意义同渗透脆性试验，但对检出先天膜病隐性携带者敏感性高于脆性试验，有报道该试验对自身免疫性溶血性贫血（AIHA）呈阴性反应，可与遗传性球形红细胞增多症（HS）鉴别。

8. 其他

了解有无服药、感染、接触毒物等病史。

四、诊断与鉴别诊断

（一）诊断

溶血性贫血的诊断步骤为：首先确定是否为溶血性贫血及溶血的部位，然后根据筛选检查确定病因。

1. 确定溶血性贫血的存在

（1）有急性或慢性溶血性贫血的临床表现。

（2）有红细胞破坏过多和红细胞代偿增生的检查结果。

2. 确定溶血部位

（1）血管内溶血：多比较严重，贫血、黄疸，常有全身症状，如寒战、发热、腰背酸痛、血红蛋白血症和血红蛋白尿。慢性血管内溶血尚可有含铁血黄素尿。见于血型不合输血，阵发性睡眠性血红蛋白尿症等，输注低渗溶液、G-6-PD 缺乏症、行军性血红蛋白尿、溶血尿毒症综合征等，以及药物毒物或外源生物导致的溶血、机械性溶血（人工心脏瓣膜、血管支架）等。

（2）血管外溶血：一般较轻，不同程度的贫血、肝脾肿大，血清游离胆红素增高，多无血红蛋白尿。见于遗传性球形红细胞增多症、地中海贫血和温抗体型自身免疫性溶血性贫血。

（3）原位溶血：是幼红细胞直接在骨髓内破坏，又称为无效性红细胞生成。可见于巨幼细胞贫血、骨髓增生异常综合征等。

（二）鉴别诊断

1. 非溶血性间接胆红素增高疾病

由于肝细胞摄取胆红素功能障碍，出现血清间接胆红素增高，但无贫血、红细胞破坏和红细胞代偿增生等表现。

2. 缺铁性贫血或巨幼细胞贫血恢复早期

有贫血和网织红细胞增高等红细胞代偿增生表现，无血清间接胆红素增高、尿胆原增多等红细胞破坏过多表现。

3. 急性红白血病、骨髓纤维化

有贫血，外周血见幼红、幼粒细胞，成熟红细胞畸形，但无黄疸等红细胞破坏过多表现，骨髓检查可帮助鉴别。

五、临床分类

根据溶血的病因可分为以下两类。

1. 遗传性

（1）红细胞膜异常：如遗传性球形红细胞增多症等。

（2）红细胞酶异常：糖无氧酵解途径中酶缺乏，如丙酮酸激酶缺乏、磷酸己糖旁路中酶缺乏、G-6-PD 缺乏。

（3）血红蛋白异常：球蛋白链结构异常（血红蛋白病）；球蛋白链合成量减少（地中海贫血）。

2. 获得性

（1）免疫性：包括同种免疫如新生儿同种免疫病；自身免疫如自身免疫性溶血性贫血；药物诱发的免疫性溶血性贫血。

（2）阵发性睡眠性血红蛋白尿症。

（3）物理因素所致：如大面积烧伤。

（4）机械因素所致：如微血管病性溶血。

（5）化学毒物及药物所致：如苯、磺胺。

（6）生物因素所致：细菌、病毒、蛇毒。

六、治疗

许多溶血性贫血目前尚无根治方法。

1. 消除诱因

要尽快去除诱因，积极治疗原发病。

2. 肾上腺皮质激素

对免疫性溶血性贫血有效，也可用于阵发性睡眠性血红蛋白尿症，但对其他溶血多无效，避免滥用。

3. 免疫抑制剂

仅对少数免疫性溶血性贫血有效。

4. 脾切除术

主要适用于血管外溶血，如遗传性球形红细胞增多症、自身免疫性溶血性贫血及某些血红蛋白病。

5. 补充造血原料

溶血患者骨髓造血代偿性加速，对造血原料需求量增加，应额外补充叶酸。长期血红蛋白尿患者可伴发缺铁，应适当补充，但对阵发性睡眠性血红蛋白尿症患者补铁要慎重。

6. 输血

虽可暂时改善一般情况，但对自身免疫性溶血性贫血及阵发性睡眠性血红蛋白尿症，反可加重溶血反应，应严格掌握输血指征，最好选择洗涤红细胞。

7. 并发症的防治

如急性肾功能衰竭、休克、心力衰竭等。

（谈才文）

第二节　自身免疫性溶血性贫血

自身免疫性溶血性贫血（AIHA）是由抗体参与的溶血反应所致的贫血性疾病。由于患者特异性免疫调节功能发生变异，产生了针对自身红细胞的抗体（IgG 或 IgM）和（或）活化的补体，与红细胞膜表面本身抗原相作用，通过巨噬细胞的吞噬作用而导致红细胞的破坏，寿命缩短，从而发生溶血性贫血。根据致病抗体作用于红细胞时所需温度的不同，可分为温抗体型和冷抗体型两种。

一、温抗体型自身免疫性溶血性贫血

与红细胞最适反应温度为 35～40 ℃ 的自身抗体称为温抗体。由温抗体引起的溶血性贫血称为温抗体型自身免疫性溶血性贫血。

（一）发病机制

AIHA 是器官特异性自身免疫性疾病，属于 Ⅱ 型超敏型自身免疫疾病，又称细胞毒性自身免疫复合物。AIHA 时，会有两种以上免疫损伤机制存在。①自身抗原性改变：病毒感染时可激活多克隆 B 细胞或化学物与红细胞膜相结合，改变其抗原性，导致自身抗体的产生。②自身免疫耐受异常：抗原刺激淋巴细胞增殖活化，丢失 TCR 或 BCR，诱导 B 细胞凋亡，引起自身反应性 B 淋巴细胞克隆清除进而引起 B 细胞、T 细胞免疫耐受。③免疫调节异常：AIHA 患者中 IL-10 的高表达抑制单核—巨噬细胞下调 MHC 分子，减少 Th1 细胞介导的反应，同时刺激 B 细胞增殖活化，刺激自身红细胞抗体产生；另一方面，AIHA 患者有抑制 T 细胞减少和功能障碍，也有辅助性 T 细胞中特定亚群活化，使相应 B 细胞反应过强，发生 AIHA。④抗体后调节异常：自身抗体破坏红细胞的过程还受到巨噬细胞膜上的 Fc 受体及补体等调节。⑤遗传：目前已证实至少有两对等位基因和临床病情有关。

（二）临床表现

1. 起病情况

一般起病较慢。

2. 主要临床表现

贫血轻重不一，自觉头晕、乏力。有黄疸，尿色黄，急性起病时，有寒战、高热、腰背痛、恶心呕吐和腹泻等症状。溶血性贫血严重时可有头痛、烦躁，甚至昏迷等神经系统表现。多数原发病例常出现缓解与复发或加重交替出现。

3. 体格检查

（1）黄疸，部分有轻至中度的脾肿大，少数患者有肝肿大。

（2）淋巴结肿大多见于继发于淋巴网状系统疾病的患者，原发性者少见。

（3）伴有血小板减少病例（伊文思综合征）可有皮下出血或紫癜。

（三）实验室检查

1. 血常规

贫血程度不一，血红蛋白甚至可低于 50 g/L。在极严重患者体外红细胞有自凝现象，凝块细小但肉眼可见。大多数呈正常细胞、正常色素性贫血。血涂片可见大量球形细胞及数量不等的幼红细胞；网织红细胞多增高，但在溶血危象时网织红细胞明显减少，白细胞和血小板大多正常，伊文思综合征时可见血小板减少。

2. 其他常规检查

总胆红素增高，以间接胆红素增高为主；尿内尿胆原增多，而胆红素阴性。

3. 骨髓涂片检查

骨髓多增生活跃，呈增生性骨髓象，以幼红细胞增生为主。偶见轻度巨幼红样改变。

4. 直接抗人球蛋白试验（DAT）

是诊断自身免疫性溶血性贫血的重要实验室依据。本试验能较敏感地测定吸附在红细胞膜的不完全抗体和补体，广谱直接抗人球蛋白试验阳性，主要为抗 IgG 和（或）C_3 型；该试验假阴性结果可达 20%。如抗人球蛋白试验阴性可疑 AIHA，可做目前认为较敏感的试验，如凝胶直接抗人球蛋白技术（Gel-DAT）、酶联抗人球蛋白技术（ELAT）。

少数自身免疫性溶血性贫血虽有典型临床表现，并对激素疗效较好，但直接抗人球蛋白试验为阴性。其原因可能包括：①红细胞膜上吸附抗体过少，未达到 DAT 所能检测的阈值范围；②试验条件因素，如试剂效价不高或所含抗血清成分不全；③某些自身抗体的解离常数很高，在常规洗涤红细胞时抗体已经脱落，使反应呈阴性。

5. 间接抗人球蛋白试验（IAT）

用以检测血清游离抗体的一种方法，该试验阳性表示患者血清存在游离抗体或补体。该试验可间接估计体内红细胞抗体或补体的数量，但其诊断价值不如直接抗人球蛋白试验。

6. 其他

（1）酶处理红细胞凝集试验：这是检测血清游离抗体的一种方法，较 IAT 敏感，实验室常用的酶有胰蛋白酶、木瓜蛋白酶、菠萝蛋白酶等。

（2）自身抗体的血型抗原特异性测定：即测定自身抗体所对应的红细胞膜上的特异性

抗原，大多数温型自身抗体显示 Rh 特异性，而冷型自身抗体的特异性，已证实与 Ii 血型系统有关，这种血型抗原特异性的测得，可以证明抗体是自身免疫性的，否则应除外同种抗体的可能性，后者可为多次妊娠或输血后所获得。

（3）流式细胞仪检测技术：可探测红细胞抗原和抗体，对免疫性溶血性贫血的诊断很有帮助。此法具有简便、快捷、重复性强，可以定量测定等优点。

7. 进行有关继发性 AIHA 的检查

如抗核抗体、抗 dsDNA 抗体、补体、抗 Sm 抗体等检查，排除系统性红斑狼疮，若有淋巴结肿大者行淋巴结活检，排除淋巴瘤。

（四）诊断与鉴别诊断

1. 诊断

（1）临床具有贫血及溶血的表现。

（2）抗人球蛋白试验：直接试验阳性，主要为抗 IgG 和 C3 型，偶有抗 IgA 型；间接试验可为阳性或阴性。

近 4 个月内无输血或特殊药物服用史，如直接抗人球蛋白试验阳性，结合临床表现和实验室检查，可诊断为温抗体型自身免疫性溶血性贫血。

如抗人球蛋白试验阴性，但临床表现较符合，肾上腺皮质激素或切脾术有效，除外其他溶血性贫血（特别是遗传性球形细胞增多症），可诊断抗人球蛋白试验阴性的自身免疫性溶血性贫血。

2. 临床类型

（1）原发性温抗体型：病因不明，女性多见，约占 AIHA 的 51%。

（2）继发性：继发于①结缔组织病如系统性红斑狼疮、类风湿关节炎、硬皮病；②造血系统肿瘤如慢性淋巴细胞白血病、恶性淋巴瘤、骨髓瘤、巨球蛋白血症；③感染性疾病，尤其是儿童病毒感染、支原体肺炎等；④免疫性疾病如免疫缺陷综合征、低丙种球蛋白血症、异常球蛋白血症；⑤胃肠道疾病如溃疡性结肠炎；⑥药物如甲基多巴或左旋多巴、普鲁卡因胺等；⑦良性肿瘤如卵巢皮样囊肿等。

（3）伊文思综合征：伊文思综合征即同时或相继发生自身免疫性溶血性贫血和血小板减少性紫癜的综合征。少数以血小板减少起病，随后发生自身免疫性溶血。

3. 鉴别诊断

遗传性球形红细胞增多症：本病患者多有家族史，直接抗人球蛋白试验阴性、肾上腺皮质激素及免疫抑制剂治疗无效，而脾切除疗效明显，可与温抗体型自身免疫性溶血性贫血鉴别。

（五）治疗

1. 治疗原则

根据不同的类型和病因，选择相应的治疗方案。应该注意，此类患者尽量输洗涤红细胞，否则可能会加重溶血发作，甚至危及生命。

2. 治疗方法

（1）病因治疗：对继发性温抗体型 AIHA，最重要的治疗是根治原发病，如肿瘤性疾病行化疗、放疗；结缔组织疾病使用免疫抑制治疗；各种感染灶的清除等。只有当原发病得到控制时，AIHA 方有可能缓解。

（2）输血：AIHA 患者的自身抗体有时对输入的红细胞也有致敏作用，当本病非常严重时，输入红细胞甚至发生显著溶血，因此应严格掌握输血指征，输血仅适用于暴发型溶血性贫血、溶血危象、患者安静卧床仍有缺氧所致的心肺功能不全及中枢神经系统症状时，以及极重度贫血短期内有可能危及生命时。

输血前应检查：①ABO 血型及 Rh 血型；②自身抗体特异性；③对有多次输血史及多次妊娠的患者，应确定患者血清中有无同种异体抗体。缺乏这类抗原的红细胞才能输入，以防止出现溶血反应。输注洗涤红细胞，不宜一次大量输注，每次以 200 mL 为宜，更不主张输至 Hb >80 g/L。输血前给予适量抗过敏药，输血速度要慢，并密切观察输血反应。

（3）肾上腺皮质激素：是治疗温抗体型 AIHA 患者的首选药物，其作用机制可能与抑制自身抗体产生、改变抗体与红细胞抗原亲和性以及降低单核—巨噬细胞对结合了抗体的血细胞的清除率有关。原则上开始剂量要充足，减量不宜太快，维持时间要长。开始用泼尼松 1~1.5 mg/（kg·d），严重患者可用地塞米松 10~20 mg/d，静脉滴注数日后改口服泼尼松。多数可在 1 周内起效，之后血红蛋白每周增加 20~30 g/L 不等，当血红蛋白达 100 g/L 以上时，可开始逐渐减药，若治疗 3 周无效，也须减量。每周减 5 mg，待每日量达 30 mg 后，每 2 周再减 5 mg 至每日量仅 15 mg 后，每 2 周减少 2.5 mg。小剂量泼尼松（5~10 mg/d）持续至少数个月。82% 的患者可获得早期全部或部分缓解，如至少需 15 mg/d 的泼尼松才能维持血常规缓解者，应考虑改换其他疗法。在使用皮质激素时，必须注意其不良反应（如增加感染的机会、诱发消化道溃疡、高血压、糖尿病、骨质疏松等）的防治。

（4）脾切除：对积极内科治疗 3~6 个月无效，应用肾上腺皮质激素禁忌证，脾脏溶血指数（核素标记自体红细胞体内破坏部位检查）较高可考虑切脾治疗，切脾有效率一般为 50% 左右，抗体为 IgG 或 IgA 者切脾效果佳，IgM 者差。

（5）免疫抑制剂：适合于：①糖皮质激素无效或禁忌；②不适于切脾或切脾无效者；③泼尼松量需 10 mg 以上才能维持缓解者；④如环孢素 A（CsA）、硫唑嘌呤、环磷酰胺（CTX）、甲氨蝶呤等。环孢素 A 治疗剂量多为 5 mg/（kg·d），或调整剂量使血中 CsA 浓度为 200~400 µg/L，出现疗效时间至少需要 2 个月，甚至更长，整个疗程不应少于 6 个月，待血常规稳定后，然后逐渐减量至停药，可以明显降低复发率，延长缓解期。CsA 的常见不良反应有牙龈增生、肝肾功能损害、多毛、肌肉震颤、低镁血症、高血压等，这些症状体征可随 CsA 的减量或停用而减轻或消失。

（6）达那唑：有免疫调节作用，能降低患者的抗体 IgG 和 C3 的滴度，也可能有稳定患者红细胞膜的作用。每天 400~600 mg，分次口服，维持量为每天 200~400 mg，一般疗程不少于 1 年，否则易复发。达那唑多与泼尼松联用，溶血控制、贫血纠正后，激素可逐渐减量至停用，单用达那唑维持治疗。不良反应有肝损害、多毛、脱发、乏力、肌痛、月经不规则等。

（7）大剂量丙种球蛋白：可用于难治性危重患者，但疗效短暂，用量为 0.4 g/（kg·d）连续 5 天。

（8）血浆置换疗法：若抗体浓度在血清超过 10 mg/mL，可以有效。每周换血浆 200~300 mL，可使抗体下降 50% 以上。本方法疗效迅速，但维持时间短，而且无根治作用，同时需相应设备和大量血浆或清蛋白，价格昂贵，仅适用个别严重患者，以快速清除自身抗体、补体、免疫复合物和胆红素，从而缓解症状。

（9）新型免疫抑制剂：近期有些学者应用霉酚酸酯也取得较好的疗效，其活性成分霉酚酸是一种高效的次黄嘌呤磷酸脱氢酶抑制剂，主要通过阻断鸟嘌呤核苷酸的经典合成途径，使鸟嘌呤耗竭，阻断 DNA 合成，从而抑制 T、B 细胞的增殖，霉酚酸酯最初用在脏器移植后预防排斥反应，后来应用于造血干细胞移植（HSCT）后慢性移植物抗宿主病（GVHD）的预防，应用于包括 AIHA 在内的免疫性血细胞减少，可减少其他免疫抑制剂的用量。剂量为 500 mg/d，2 周后增加到 2 g/d，霉酚酸酯的主要不良反应为胃肠道反应和骨髓抑制作用，极个别患者出现头痛和背痛，减量后症状消失，霉酚酸酯可以作为一种有效的二线免疫抑制剂应用。

（10）单克隆抗体：美罗华是基因工程技术合成的人鼠嵌合型抗 CD20 的单克隆抗体，目前已经作为 CD20$^+$ 的淋巴瘤的常规用药。1998 年开始应用美罗华治疗淋巴细胞增生性疾病并发的 AIHA、移植后出现的 AIHA、冷溶血综合征及儿童 AIHA。其可能的治疗机制是：去除与自身红细胞反应的 B 细胞，并且该清除作用可以维持 6~9 个月，但其具体的免疫调节机制尚不清楚。临床用法：成人 375 mg/m^2，1 周 1 次，连续 2~4 周。

（11）造血干细胞移植：自体造血干细胞移植治疗难治性自身免疫性溶血性贫血有一定疗效，但易复发，异基因移植虽不易复发，但移植相关死亡率高，移植后会出现 GVHD 也是一种免疫性疾病，故未广泛应用。

（12）其他：肽段竞争结合自身抗体、阻断和拮抗细胞因子治疗、脂质化的双磷酸盐等在体外实验可以显示降低红细胞的破坏，但尚缺乏人体应用的证据。

3. 治疗方案选择

对继发性温抗体型 AIHA，最重要的治疗是根治原发病；原发性温抗体型 AIHA 患者首选肾上腺皮质激素；糖皮质激素无效或禁忌，或不适于切脾或切脾无效者，或泼尼松量需 30 mg 以上才能维持缓解者，采用环孢素等免疫抑制剂；难治性患者可尝试如美罗华、CD52 抗体、霉酚酸酯、自体造血干细胞移植治疗。

（六）病程观察及处理

（1）严重溶血者监测生命体征、密切注意心功能、肾功能，输血时注意是否加重溶血。
（2）治疗期间定期检测血常规、网织红细胞计数、胆红素，观察溶血是否已控制。
（3）注意药物不良反应。
（4）防治感染。

（七）疗效判断

1. 缓解

临床症状消失。红细胞数、血红蛋白量及网织红细胞百分率均在正常范围。血清胆红素测定在正常范围。直接及间接抗人球蛋白试验均转为阴性。

2. 部分缓解

临床症状基本消失。血红蛋白量在 80 g/L 以上，网织红细胞数在 5% 以下，血清总胆红素测定不超过 34 μmol/L。抗人球蛋白试验阴性，或仍为阳性，但效价较治疗前明显降低。

3. 无效

治疗后仍有不同程度的贫血或溶血症状，实验室检查结果未能达到部分缓解标准者。

（八）预后评估

原发初治患者多数反应良好，数月后血常规可恢复正常，但须维持治疗。约 20% ~ 30% 原发性温抗体型 AIHA 可最后脱离皮质激素维持缓解，40% ~50% 的患者须持续服用小剂量泼尼松（每天 5 ~20 mg），15% ~20% 的患者须持续服用较大剂量泼尼松，还有 15% ~ 20% 的患者皮质激素治疗根本无效。反复发作者疗效差，病程数月至数年不等，病死率约为 50%；继发者随原发病而异，继发于感染者控制感染即愈，继发于结缔组织疾病或肿瘤者预后较差，伊文思综合征也难以治愈，可死于出血。

二、冷抗体型自身免疫性溶血性贫血

最适反应温度在 30 ℃ 以下的自身红细胞抗体为冷抗体。其抗体在 20 ℃ 以下作用最活跃，主要为完全抗体 IgM，由冷抗体引起的溶血性贫血为冷抗体型 AIHA。包括：①冷凝集素综合征，主要为 IgM，偶为 IgG；②阵发性冷性血红蛋白尿症，为 7SIgG 抗体，称为 D-L 抗体或冷热抗体。

（一）临床表现

1. 起病情况

通常急性起病，常与寒冷的环境有密切关系，在寒冷的冬季病情常常加重。

2. 主要临床表现

中、老年多见，在全身或局部受寒冷后急性发病，数分钟或数小时后出现短暂的寒战、高热、恶心、呕吐、腰背痛等。发病后的第一次尿即为血红蛋白尿，持续时间可数小时，也可数日不等。

3. 体格检查

（1）不同程度的贫血貌、黄疸。

（2）在寒冷环境中表现有耳廓、鼻尖、手指及足趾发绀，但一经加温即可消失。

（二）实验室检查

1. 血常规

常在抽血时发现体外红细胞有自凝现象，呈正常细胞、正常色素性贫血。

2. 尿常规

尿潜血阳性。

3. 胆红素

血清间接胆红素增高，尿内尿胆原增多，而胆红素阴性。

4. 冷凝集素试验

在冷凝集素综合征时阳性，效价可高至 1 : 100 甚至 1 : 16 000（正常 <1 : 64），30 ℃ 时在白蛋白或生理盐水内，冷凝集素效价仍然很高，即具有冷凝集素综合征的诊断价值。

5. 冷热溶血试验

试验阳性，表示有 D-L 抗体存在，见于阵发性冷性血红蛋白尿症患者。

（三）诊断与鉴别诊断

1. 诊断

冷抗体型自身免疫性溶血性贫血的诊断依据。

（1）有临床和实验室证据表明患者受冷后发生血管内溶血。

（2）冷凝集素阳性，效价较高（＞1：40），可诊断冷凝集素综合征。冷热溶血试验（多—兰试验）阳性，可诊断阵发性冷性血红蛋白尿症（PCH）。

（3）抗人球蛋白试验阳性，为 C3 型。

冷凝集素综合征（CAS）分为原发性和继发性，原发性为找不到明显的发病原因或伴发的疾病；而继发性可见于各种感染，尤其是支原体肺炎和传染性单核细胞增多症，也可继发于淋巴网状系统疾病。

PCH 也可分为原发性和继发性，后者可见于病毒（尤其是麻疹或腮腺炎）或梅毒等。

2. 鉴别诊断

（1）肢端动脉痉挛的 Reynaud 病：患者肢端发绀出现前先有苍白，且非寒冷时也可出现症状，鼻尖和耳廓不发绀，而冷凝集素试验和抗人球蛋白试验均为阴性，可与冷凝集素综合征鉴别。

（2）冷球蛋白血症：也可引起指（趾）端发绀，与冷凝集素综合征症状相似。但冷球蛋白血症是冷球蛋白在低温时慢慢发生沉淀，血黏度增高，导致末梢血管阻塞，因此不引起红细胞凝集，一般也无溶血，冷凝集素试验和抗人球蛋白试验均为阴性，有助于鉴别。

（3）阵发性睡眠性血红蛋白尿症：此病与寒冷无关，酸化血清溶血试验和蔗糖溶血试验阳性，而冷热溶血试验阴性，有助鉴别。

（4）行军性血红蛋白尿：此病发生在长途步行或跑步后，与寒冷无关，冷热溶血试验阴性。

（四）治疗

1. 保温

许多 CAS 患者仅有慢性轻度溶血过程，对此类患者最重要的治疗就是保温，使机体所在环境温度超过冷抗体反应的最高温度。即使中度溶血患者，保温也有一定疗效。

2. 输血

CAS 患者应尽量避免输血。因输血会带入新鲜补体进而加重溶血，必须输血时（血红蛋白水平过低危及生命），须注意输在不同温度（包括 4 ℃）下经过严格交叉配血的洗涤红细胞；输注时，红细胞最好预温至 37 ℃，并同时给患者保暖；输注部位应选大静脉且滴速宜慢。

3. 肾上腺皮质激素

用法基本同温抗体型 AIHA，但目前对其疗效尚无统一意见。

4. 细胞毒性药物

常用的有 CTX 和瘤可宁等。有学者建议将皮质激素与 CTX 合用：CTX 每天 250 mg，泼尼松每天 100 mg，连用 4 天，2~3 周后重复 1 次；或静脉用 CTX 1 000 mg 或甲泼尼龙 500 mg，2~3 周后重复 1 次。

5. 血浆置换

由于冷抗体在正常体温下游离在血浆内，故血浆置换能在短时间内清除部分冷抗体，该法多应用于急性重型 CAS，可与化疗合用，应用时尚须注意保温。

6. 重组人干扰素

30 万 U 隔日皮下注射，1 个月后可使原发性 CAS 患者症状消失，冷凝集素效价下降，并且 Hb 逐渐回升至正常，停药后仍可保持稳定。

7. 美罗华（Rituximab）

有文献报道应用 Rituximab 治疗 28 例慢性淋巴增生性疾病并发冷抗体型自身免疫溶血性贫血，16 例（57.1%）治疗有效，8 例（28.6%）取得完全缓解。

继发于病毒性肺炎的 CAS 多呈自限性，一般 2～3 周抗体滴度即恢复正常，因此无须特殊治疗。恶性病继发的 CAS 应注意治疗原发病。切脾对 CAS 无效。

（五）疗效判断

1. 冷凝集素综合征（CAS）

国内外均无统一疗效标准，参考有关资料提出疗效标准如下指标。

（1）痊愈：继发于支原体肺炎、传染性单核细胞增多症者，在原发病治愈后，CAS 也治愈，此时症状消失，无贫血，直接抗人球蛋白试验 C3 型阴性，而且冷凝集素效价正常（<1：40）。

（2）完全缓解：原发性及继发于目前不能治愈而能缓解疾病者。原发病缓解，CAS 也缓解。症状消失，无贫血，直接抗人球蛋白试验阴性，冷凝集素效价正常。

（3）显效：症状基本消失，血红蛋白未恢复正常，但较治疗前上升至少 20 g/L，冷凝集素仍高于正常，但较治疗前下降 50% 以上。

（4）进步：有所好转，但达不到显效指标。

（5）无效：临床表现及实验室检查无好转或加重。

2. 阵发性冷性血红蛋白尿症（PCH）

（1）痊愈：继发于急性病毒感染、梅毒者丁原发病治愈后，PCH 可治愈。此时，无临床表现，无贫血，抗人球蛋白试验及冷热溶血试验均阴性。

（2）完全缓解：原发病及伴发病尚不能治愈而能缓解者，原发病缓解，PCH 也缓解。无临床表现，无贫血。冷热溶血试验阴性。

（3）显效：临床表现基本消失，血红蛋白较治疗前上升至少 20 g/L，冷热溶血试验阴性或弱阳性。

（4）症状进步：症状有所减轻。血红蛋白较治疗前上升不足 20 g/L，冷热溶血试验阳性。

（5）无效：症状及实验室检查无好转或恶化。

（六）预后

冷凝集素综合征病程较长，且可反复发作，不易根治。阵发性冷性血红蛋白尿症部分患者在发病 2～3 个月后，抗体可消失，也有少数患者迁延不愈。

（谈才文）

第三节　阵发性睡眠性血红蛋白尿症

阵发性睡眠性血红蛋白尿症（PNH）是红细胞膜的获得性缺陷引起的对补体异常敏感的一种慢性血管内溶血，临床表现以睡眠有关的、间歇发作的血红蛋白尿为特征，可伴有全血细胞减少或反复血栓形成。

一、病因和发病机制

其病因不清楚，可能与化学、放射或病毒感染有关。其发病机制为 PNH 细胞的 PIG-A 基因发生了突变，导致 PIG-A 蛋白生成减少或缺失，进而导致 GPI 锚连蛋白（如补体调节蛋白 CD55、CD59）减少或缺失，易被补体破坏而引起溶血等临床表现。

二、临床表现

1. 起病情况

发病隐匿，病程迁延，病情轻重不一。发病高峰年龄在 20～40 岁，男性显著多于女性。

2. 血红蛋白尿

以血红蛋白尿为首发症状者占 25%，血红蛋白尿发作的轻重各不相同，在同一病例不同时期发作轻重也不一致，典型者尿呈酱油色或红葡萄酒色，晨醒时明显，可伴乏力、腰背部疼痛、发热。持续时间不定，数日或数周；血红蛋白尿发作可频繁，也可偶发或数月 1 次，对于后者易被忽视；急性发作与缓解交替出现，其发作常有一定诱因，如睡眠、劳累、感染、输血反应、药物（铁剂、维生素 C 等）、酸性食物、精神紧张、月经、妊娠、手术和剧烈运动等。轻型血红蛋白尿仅表现为尿潜血阳性；也有约 25% 的患者从无发作血红蛋白尿。

3. 贫血、感染与出血

大多患者有不同程度中、重度贫血，由于贫血大多缓慢发生，患者常有较好的适应能力，仍能活动，甚至工作。有的患者全血细胞减少，可有感染、出血如轻度皮肤、牙龈等出血，女性月经量增多。

4. 并发症

常有各种并发症如血栓、胆结石、肾功能衰竭、贫血性心脏病等，多数有不同程度的缺铁表现。

5. 体格检查

（1）多数患者为贫血貌，皮肤、黏膜苍白，巩膜、皮肤黄染。由于含铁血黄素沉积使脸色及皮肤呈黯褐色。

（2）5% 左右患者轻度肝肿大或脾肿大，15% 患者轻度脾肿大。

（3）血小板减少者可有皮肤出血。

三、实验室检查

1. 血常规

绝大多数患者有不同程度的红细胞、血红蛋白减少，如血红蛋白尿频繁发作，尿铁丢失过多，呈小细胞低色素性贫血，50%患者呈全血细胞减少。网织红细胞常增多，急性溶血时外周血出现有核红细胞，但不像其他溶血病那样明显。

2. 尿常规

血红蛋白尿发作期尿潜血试验阳性，尿含铁血黄素试验阳性。

3. 胆红素

血清间接胆红素升高，乳酸脱氢酶升高。

4. 骨髓检查

大多数呈增生性贫血骨髓象，以红细胞系增生明显。少数增生减低，甚至出现再障的骨髓象。

5. 蛋白检查

血浆游离血红蛋白增高、结合珠蛋白减低。

6. 补体敏感性增高试验

（1）酸溶血试验（哈姆试验）：为特异的诊断试验。本病阳性率约为78%。若试验血清中的补体含量不足，或患者的敏感红细胞太少，可为阴性。

（2）蛇毒因子溶血试验：其特异性与哈姆试验相似，但较哈姆试验敏感，同时检测可互相补充。

（3）蔗糖溶血试验、热溶血试验：敏感性高，但特异性差，易出现假阳性。在遗传性球形红细胞增多症、某些自身免疫性溶血性贫血时也可出现阳性。

7. 流式细胞仪检测 CD55 和 CD59

目前诊断 PNH 的敏感性和特异性均较高，可检出补体敏感性增高试验不能检出的患者。有助于早期诊断 PNH，还有助于早期发现再障发生 PNH 转变。红细胞、中性粒细胞、单核细胞、淋巴细胞表面 CD55 和 CD59 阴性细胞常超过 5%。

8. 铁代谢

经常有血红蛋白尿发作者，持续铁的排泄可引起缺铁，血浆铁降低，总铁结合力高于正常。

四、诊断与鉴别诊断

（一）诊断

1. PNH 的诊断标准

（1）具有 PNH 溶血性贫血的临床表现。

（2）哈姆试验、蔗糖溶血试验、蛇毒因子溶血试验阳性。

（3）流式细胞仪检测血细胞特异抗体 CD55、CD59 阴性细胞数大于 10%。

2. 再障-PNH 综合征的诊断标准

凡再障转化为 PNH，或 PNH 转化为再障，或兼有两病特征者，均属再障-PNH 综合征。可将其分为 4 种情况。

（1）再障→PNH：指原有肯定的再障，转为可确定的 PNH，再障的表现已不明显。

（2）PNH→再障：指原有肯定的 PNH，转为明确的再障，PNH 的表现已不明显。

（3）PNH 伴有再障特征：指病例特点以 PNH 为主，但伴有一个或一个以上部位骨髓增生低下，巨核细胞减少，网织红细胞不增高等再障表现者。

（4）再障伴有 PNH 特征：指病例特点以再障为主，但伴有 PNH 的有关化验结果阳性者。

（二）鉴别诊断

以全血细胞减少为主要表现者须与再生障碍性贫血、骨髓增生异常综合征相鉴别；PNH 伴有低色素性贫血时应与缺铁性贫血或地中海贫血相区别；PNH 应与抗体介导的溶血性疾病如阵发性冷性血红蛋白尿症、自身免疫性溶血性贫血相鉴别。

1. 再生障碍性贫血

PNH 患者部分有全血细胞减少与再障容易混淆。PNH 患者有轻度黄疸，网织红细胞增高，血红蛋白尿发作，尿含铁血黄素间断或持续阳性，蔗糖溶解试验、哈姆试验阳性，CD59$^-$ 细胞增多均有助于鉴别。此外，再障患者中性粒细胞碱性磷酸酶的阳性率及积分高，而 PNH 患者减低；其次，红细胞胆碱酯酶活性，在 PNH 是低的，而在再障是正常的。

2. 骨髓增生异常综合征

其病态造血明显，而网织红细胞不高，无含铁血黄素尿、酸溶血试验等阴性。

3. 缺铁性贫血

单纯的缺铁性贫血，网织红细胞不高，尿含铁血黄素阴性，血清铁、铁蛋白降低，铁剂治疗有效。而 PNH 患者，发作期血清铁升高，铁剂治疗血红蛋白虽有上升，但贫血纠正不完全，且铁剂治疗易诱发血红蛋白尿。

4. 阵发性冷性血红蛋白尿症

血红蛋白尿的发作与睡眠无关，而与寒冷有关。冷热溶血试验阳性，抗人球蛋白试验阳性，而酸溶血试验等均为阴性。

五、治疗

（一）治疗原则

对症及支持疗法，控制溶血发作，促使红细胞生成，血管栓塞的防治。

（二）治疗方法

1. 控制 PNH 溶血发作的治疗

（1）首选糖皮质激素：作用机制可能与激素可抑制抗体与红细胞上抗原的结合，以及阻断补体 C3 活化前的启动环节，从而抑制补体活化而产生抑制溶血的作用。可用地塞米松 10～15 mg/d 静脉滴注数天，多数血红蛋白尿可在 1～3 天内得到控制，1 周内尿潜血转阴，有效后改为中剂量泼尼松 0.5 mg/（kg·d），维持 1～3 个月后停用。50% 以上患者有效。

（2）输血：适用于重度贫血不能耐受或心脏已扩大者。轻度或中度可耐受的贫血不必输血。为减少输血后溶血反应，须输注洗涤红细胞。输血不仅可以纠正严重贫血，且可以抑制红细胞生成，间接减少对补体敏感的红细胞产生。

（3）右旋糖酐：中分子或低分子 6% 右旋糖酐 500 mL 静脉滴注数天，逐渐减量至停药，勿突然停药引起反跳溶血。可以快速控制血红蛋白尿。但有出血倾向、过敏反应史慎用。

（4）积极寻找诱因：感染易加重溶血，故须积极加强抗感染，疑为细菌感染，须积极使用抗生素。禁服酸性食物及诱发溶血的药物。

（5）碳酸氢钠：急性溶血发作时，可口服或静脉滴注 5% 碳酸氢钠而减轻症状。

（6）支持疗法：严重贫血者要吸氧、补液和利尿，保证每日有足够尿量，防止急性肾功能衰竭。

（7）低分子量肝素：体外实验显示低分子量肝素可以抑制 PNH 患者红细胞由补体介导的破坏，抑制溶血。

2. 慢性贫血期的治疗

（1）雄激素：机制为抑制补体激活及刺激骨髓红系增生。司坦唑醇、十一酸睾酮，丹那唑。连续 3~4 个月，部分患者有效，若用 8 周后无效可停用。注意定期检查肝功能。

（2）激素：在慢性溶血病例不宜长期使用，应严格掌握适应证。仅可在重症时以短期使用为宜。

（3）抗氧化药物：保护细胞膜，常用维生素 E。

（4）补充铁剂和叶酸：缺铁剂者补充小剂量铁剂，但要注意铁剂加重溶血，故治疗剂量为常规量的 1/10~1/3 即可。叶酸相对不足者补充叶酸 10~30 mg/d，视溶血程度而异。

（5）低剂量联合化疗：适用于难治性、复发性 PNH 患者，中科院血液病医院试用低剂量联合化疗如 COAP 方案（环磷酰胺 200 mg，静脉注射 2 天，VCR 2 mg×1 天，Ara-C 100 mg/d × 7d，泼尼松 30 mg/7d）化疗，部分病例有效。但要注意支持疗法（保护性隔离，必要时成分输血，合理的抗生素应用，造血因子的使用）。

（6）补体反应的抑制：Eculizumab 为抗 C5 的人源化抗体，其对 C5 有较高的亲和力，C5 一直保持结合直至补体复合物从循环中清除。

3. 对骨髓低增生 PNH 的治疗

（1）环孢素 A：用环孢素治疗 PNA-AA 综合征，疗效较好，用法详见再生障碍性贫血章节。但对典型 PNH 患者则疗效不显著。

（2）抗胸腺细胞球蛋白：适用于 PNH 并发再障的患者，用法详见再生障碍性贫血章节。

4. 对 PNH 的根治性治疗

（1）造血干细胞移植：适应于重症 PNH 反复治疗无效或严重贫血伴骨髓增生不良的患者。国际骨髓移植登记处中 57 例患者的疗效：77% 患者成功植入，56% 患者总生存期超过 44 个月，34% 患者出现急性 GVHD，33% 患者出现慢性 GVHD。但由于移植的高风险和供者来源选择的困难，同时 PNH 本身可能有一定自然缓解的过程，因此应严格掌握移植适应证。

（2）基因治疗：将正常 PIG-A 的 cDNA 导入 PNH 造血干细胞，使其恢复 GPI 锚连蛋白的表达，将可能使 PNH 得到治愈。但仍处于体外实验阶段。

5. 并发症的防治

（1）深静脉血栓：欧美患者发生血栓的危险远远高于亚洲人，PNH 患者中如中性粒细胞克隆 >50%、血小板 $>100 \times 10^9$ 无其他应用华法林的禁忌证者应考虑抗凝治疗。注意出血的危险。

（2）胆石症：PNH 中并发胆囊炎及胆石者，处理上比较棘手。手术会诱发溶血，要做好充分的术前术后处理，应矫正贫血，避免脱水和有损肝脏或能激活补体的麻醉剂。

（3）感染：PNH 患者中性粒细胞常减少，功能缺陷，又对补体敏感，机体抵抗力低下，常见呼吸道、泌尿道等感染，应注意早期防治。

（三）治疗方案选择

本病尚缺乏特效的治疗方法，溶血发作期选用糖皮质激素、对症治疗为主；对骨髓增生低下的 PNH 或 PNH-AA 综合征的患者可选用雄激素联合环孢素、ATG 治疗；同基因供者或并发有骨髓衰竭、经常规治疗无效的难治性患者，可行异基因造血干细胞移植。防治感染、血栓形成。

六、疗效判断与处理

（一）疗效评定标准

1. 基本治愈

贫血症状消失。血红蛋白：男性 120 g/L 以上，女性 100 g/L 以上；随访 1 年以上无复发。

2. 缓解

贫血症状消失。血红蛋白：男性 120 g/L 以上，女性 100 g/L 以上；随访 3 个月以上病情稳定或继续改善。

3. 明显进步

贫血症状明显好转。不输血，血红蛋白较治疗前 1 个月内增加 30 g/L 以上，并能维持 3 个月。

4. 无效

经充分治疗后症状、血常规未达到明显进步者。

（二）处理

1. 有效者

应继续原方案治疗，直至缓解。

2. 无变化

治疗未见疗效者，做全面检查核实诊断，调整治疗方案。

七、预后评估

本病多呈慢性过程，中位数生存期约 10 年，也有长达 20 年以上。多数患者长期有中、重度贫血，但其中半数仍可从事日常活动或参加适当工作。约 10% 的患者经长时期反复后获得缓解或达到痊愈。极少数可转变为急性白血病、MDS。死亡原因：脑出血、血栓、感染及恶性变。

（李 静）

第四节 地中海贫血

地中海贫血，是由于血红蛋白的珠蛋白链有一种或几种的合成受到部分或完全抑制引起的一组遗传性溶血性贫血。主要分为 α 地中海贫血和 β 地中海贫血。α 珠蛋白基因缺失或缺陷，导致 α 珠蛋白链生成减少或缺乏，称为 α 地中海贫血，β 珠蛋白基因缺失或缺陷，导致 β 珠蛋白链生成减少或缺乏，称为 β 地中海贫血。其中 β 地中海贫血较 α 地中海贫血多见。

本病以地中海沿岸和东南亚各国较多见，我国以长江以南各省（市、自治区）发病率高，除广东、广西、海南等地发病率最高外，贵州、云南、四川等也是高发区，湖南、江西也可见，北方少见。

β地中海贫血可分为重型、轻型和中间型。如果父母双方均为β地中海贫血杂合子，子女的1/4从双亲均遗传到β地中海贫血基因，表现为纯合子（重型），2/4从父母一方遗传到β地中海贫血基因，表现为杂合子（轻型），另外1/4正常。若两种不同变异型地中海贫血基因的双重杂合子，则表现为中间型。

β地中海贫血主要可以分为点突变和缺失基因类型，绝大多数β地中海贫血是由于β珠蛋白基因发生点突变所致，突变涉及基因功能、结构的各个环节。按类β珠蛋白基因簇缺失长短大致可分为5种，即β、δβ、γδβ地中海贫血、遗传性胎儿血红蛋白持续症及融合基因。实际上，单纯由于β基因缺失引起的β地中海贫血是很少见的。

一、病因和发病机制

地中海贫血是一组常染色体不完全显性遗传性疾病。它是由于基因缺陷导致控制珠蛋白肽链的信息核糖核酸（mRNA）减少，致使一种或几种珠蛋白链的合成减少，造成血红蛋白成分改变，但肽链结构并不改变，导致红细胞寿命缩短而引起的慢性溶血性贫血。

α地中海贫血是由位于16号染色体上调控α珠蛋白的基因缺失或功能缺陷，导致α珠蛋白链合成受到部分或完全抑制而引起的。β地中海贫血是由位于11号染色体短臂的两个β珠蛋白基因或与其相关的DNA序列发生点突变，在转录、RNA的加工及翻译过程中出现各种障碍，导致β珠蛋白合成不足或缺如。

总的来说，地中海贫血的发生与红细胞无效生成、过剩珠蛋白链的沉淀造成膜的损伤和氧化损害、红细胞膜骨架异常以及红细胞代谢异常有关。以β地中海贫血为例，β链合成障碍时HbA（$\alpha_2\beta_2$）形成减少，引起小细胞低色素性贫血，其血红蛋白总量部分由γ链和δ链产生增加予以维持，因而HbF（$\alpha_2\gamma_2$）与HbA$_2$（$\alpha_2\delta_2$）常增高。β链合成减少或缺失，导致α链相对过剩，在红细胞和幼红细胞中形成包涵体，附着于红细胞膜，使细胞变僵硬，并影响这种细胞的成熟和增生，可在骨髓内破坏，也可在通过微循环特别是脾窦时，被撕裂或变成泪滴形红细胞残片。同时由于α链包涵体的存在还影响细胞膜的功能，使红细胞寿命缩短。

二、临床表现

（一）β地中海贫血

1. 轻型

患者无症状或轻度贫血，贫血可因感染、妊娠等情况加重，并可出现轻度黄疸，脾不肿大或仅轻度肿大。父母一方为β地中海贫血杂合子。

2. 重型

大多在婴儿期出现贫血、黄疸和肝脾肿大。患儿有特殊面容（头大、额骨隆起、颧骨高出、鼻梁低平、两眼距增宽和面部表情呆钝）、发育不良和智力迟钝，易并发感染。若能存活到10岁，可出现个体矮小、性功能和肾上腺功能低下，可继发血色病，出现心力衰竭、肝硬化和糖尿病等，年长儿尚可继发胆结石、心包炎和下肢溃疡等。父母均有 β 地中海贫血杂合子。

3. 中间型

介于轻型与重型之间。

（二）α 地中海贫血

1. 静止型

无临床症状、体征，也无贫血。父母一方有 α 地中海贫血。

2. 标准型

有轻度贫血，但一般无自觉症状。父母一方有 α 地中海贫血。

3. HbH 病

有轻、中度贫血，2/3 以上病例有肝脾肿大，反复出现黄疸，但无特殊面容。骨骼改变轻微，生长发育无障碍。妊娠、感染及氧化剂等可加重贫血。父母双方常有 α 地中海贫血。

4. 巴氏胎儿水肿综合征（重型）

该型为 α 地中海贫血中最严重者，胎儿常于妊娠后期死亡或早产。胎儿生下时，全身水肿、皮肤苍白、肝脾肿大、四肢畸形而小，产后多很快死亡。父母双方均有 HbH 病或标准型 α 地中海贫血。

三、实验室检查

1. 血常规

呈小细胞低色素性贫血，白细胞、血小板正常（除并发脾功能亢进外），MCH、MCV 小于正常。RBC 分布宽度（RDW）变宽，外周血片可见有核红细胞、靶形红细胞等。网织红细胞增高。

2. 其他常规检查

血清间接胆红素增高；尿内尿胆原增多，而胆红素阴性。

3. 骨髓涂片检查

红系增生活跃，以中、晚幼红细胞占多数，粒红细胞比例倒置。轻型病例改变可不明显。

4. 血清铁蛋白测定

血清铁蛋白升高，血清铁饱和度正常或升高。

5. 地中海贫血携带者的筛查方法

有很多，但各有利弊。目前临床上应用最为广泛的还是红细胞指数分析法。地中海贫血基因携带者通常表现为小细胞低色素血症，若 MCV < 80 fL 和/或 MCH < 27 pg，则高度怀疑为地中海贫血；灵敏度为 98%；其次是红细胞脆性试验（ROFT），若 ROFT < 0.16，即可怀疑为地中海贫血。灵敏度为 77%。该法简便快速、仪器设备要求不高，故特别适合于基层医疗卫生单位。

6. 地中海贫血确诊的检查方法

（1）血红蛋白电泳、HbA_2、HbF 检测：β 地中海贫血 HbA_2 > 3.5%，HbF 超过 5%。HbA_2 对 α 地中海贫血、β 地中海贫血灵敏度分别为 83.3%、95.0%。

（2）地中海贫血基因分析：这是诊断地中海贫血最可靠的检查，可检出 α、β 地中海贫血杂合子、纯合子。近年来出现了许多更准确、简便的方法。简介如下。

1）单管多重 PCR 检测地中海贫血基因：为检测缺失型 α 地中海贫血的好方法，可一次性准确地检测 $\alpha^{3.7}$、$\alpha^{4.2}$ 及 α^{SEA} 三种缺失型。此法比普通多管多次 PCR 省时省物，具有快速、简便、准确和重复性好的优点，所需设备和仪器主要是 PCR 扩增仪、凝胶电泳仪和紫外透射成像系统，易于推广应用。目前已用于产前诊断、临床检测和新生儿筛查。

2）基因芯片检测地中海贫血基因：地中海贫血诊断基因芯片（Thalachip TM）是一种基于 DNA 芯片技术识别中国地区已知地中海贫血基因型的新技术，专为快速检测 α 和 β 珠蛋白基因中的 DNA 缺失和突变而设计，能够同时检测中国地区最常见的 $\alpha^{3.7}$、$\alpha^{4.2}$ 和 α^{SEA} 三种 α 地中海贫血。基因芯片有 24 个探针，可同时检测上述三种常见缺失型 α 珠蛋白的基因点。特别是对 HbH 病和复合型地中海贫血的基因诊断，基因芯片更具优势。对临床上较难诊断的静止型 α 地中海贫血也能作出基因诊断。同时，基因芯片技术具有快速、高效、敏感及自动化等特点，可快速、微量、准确地从分子水平对疾病作出判断。

7. 产前诊断

地中海贫血为常染色体隐性遗传性疾病，如果一对夫妇都带有地中海贫血基因，则他们每次怀孕有 25% 的可能是重型患儿，50% 的可能是轻型患儿，另 25% 的可能是正常胎儿。而大多数妇女并不知道自己是否携带地中海贫血基因，因此，产前筛查对于在怀孕早期有效识别高危夫妇、及时进行遗传咨询、预防重型患儿的出生有重要作用。

目前最适当的产前筛查方法是通过血液分析仪查平均红细胞体积（MCV）和平均红细胞血红蛋白含量（MCH）。由于红细胞储存于室温时可能会膨胀，MCH 比 MCV 更为可靠。以 MCH < 27 pg 或 MCV < 80 fL 为标准，基本可以完全筛查出携带者。当 MCH 或 MCV 小于该标准时，应进行血红蛋白电泳，若 HbA_2 < 2.5%，则高度怀疑为 α 地中海贫血基因携带者。如果发现了 HbH 包涵体，则可以诊断中间型 α 地中海贫血。若 HbA_2 > 3.5%，HbF 超过 5% 则可以诊断 β 地中海贫血，有条件者行基因分析。同时还应注意血清铁蛋白测定，以排除缺铁性贫血。对于双方均明确为携带者时，应于妊娠期行产前诊断。①经典方法是于妊娠 8 ~ 10 周用绒毛膜活检法取绒毛滋养细胞，或于 17 ~ 20 周用羊水穿刺法取羊水细胞，提取胎儿的 DNA，运用 DNA 点杂交、限制性内切酶酶谱、寡核苷酸探针杂交和 PCR 体外扩增 DNA 等方法，进行产前诊断。②以妊娠时期胎盘平均厚度的两个标准差为诊断标准，在妊娠 12 周前用超声法检出巴氏胎儿水肿综合征的特异度和灵敏度分别为 97% 和 72%；18 周后，特异度仍为 97%，灵敏度可达 100%。③胎儿心脏水肿相对于胎儿水肿为更客观的指标，在超声图上表现为心胸比例（CPT）增大，通常以 CPT > 0.5 作为诊断标准。

四、诊断与鉴别诊断

（一）诊断

1. β 地中海贫血

（1）轻型。

1）临床表现：无贫血或轻度贫血，有或无肝脾肿大。

2）实验室检查：小细胞低色素性贫血，网织红细胞正常或轻度增高，HbA_2 > 3.5%，HbF 正常或轻度增高，一般不超过 5%。β 基因检查可作出基因诊断。

3）父母中一方为 β 地中海贫血。

4）能除外其他小细胞低色素性贫血疾病，如缺铁性贫血。

（2）中间型。

1）临床表现：介于轻型和重型之间。

2）实验室检查：同 β 型重型地中海贫血。

3）有家族史。

（3）重型。

1）临床表现：有贫血、黄疸及肝脾肿大。患儿发育不良，具有特殊面容（如眼距增宽、鼻梁低平）。X 线检查骨骼有特殊表现（髓腔扩大、皮质变薄、骨小梁呈毛发直立状）。

2）实验室检查：呈小细胞低色素性贫血，靶形红细胞大于 10%，网织红细胞增高，血红蛋白电泳示 HbF 大于 30%。β 基因检查可作出基因诊断。

3）父母亲均为 β 地中海贫血。

2. α 地中海贫血

（1）静止型。

1）临床表现：没有任何临床表现。

2）实验室检查：血红蛋白水平及红细胞形态正常，无 HbH 包涵体，血红蛋白电泳也正常，偶有轻度红细 MVCV、MCH、MCHC 降低或 HbA_2 减少。α 基因检查可作出基因诊断。

3）父母一方为杂合子。

（2）标准型。

1）临床表现：无显著性溶血和贫血，可无肝脾肿大。

2）实验室检查：小细胞低色素性改变，HbA_2 含量为正常低限，HbF 正常，基因分析可发现 2 个 α 基因异常。

（3）HbH 病。

1）临床表现：轻度至中度贫血，可有黄疸及肝脾肿大。

2）实验室检查：小细胞低色素性贫血，网织红细胞增高，HbH 明显增高（2.5% ~ 40%），HbF 正常，血红蛋白电泳可出现 HbH 区带。红细胞 HbH 包涵体阳性，基因分析可发现 3 个 α 基因异常。父母一方为杂合子。

（4）巴氏胎儿水肿综合征。

1）胎死宫内、早产或生后数小时死亡。胎儿发育差、全身水肿、皮肤苍白、轻度黄疸、肝脾肿大、体腔积液及器官畸形。

2）实验室检查：重度溶血性贫血，血涂片中靶形红细胞较多。Hb Bart > 80%，抗碱血红蛋白增加，而缺乏 HbA、HbA_2 及 HbF。

3）父母亲均为 α 地中海贫血。

（二）鉴别诊断

1. 其他小细胞低色素性贫血

如缺铁性贫血，有缺铁的病因及实验室缺铁（铁蛋白低等）的表现，无溶血表现及血红蛋白电泳的异常。

2. 其他可引起 HbF 增高的疾病

如纯红细胞再生障碍性贫血、持久性 HbF 综合征以及其他引起髓外造血的疾病。

3. 其他可引起 HbA$_2$ 增高的疾病

如各种不稳定血红蛋白病等。

五、治疗

（一）治疗原则

轻型病例常无须治疗，中间型 β 地中海贫血一般不输血，但在感染、应激和手术等情况，可适当给予浓缩红细胞输注。对于重型 β 地中海贫血，高量输血联合去铁治疗是基本的治疗措施，造血干细胞移植（包括骨髓、外周血、脐血）是目前根治本病的唯一治疗方法。

（二）治疗措施

1. 输血治疗

（1）对于非重型地中海贫血者，若血红蛋白 ≥75 g/L，无须定期输血；若并发感染、妊娠，可适当给予输血。

（2）对于重型地中海贫血，输血是重要的治疗方法之一。

单纯输红细胞悬液，使 Hb 维持在 60 ~ 70 g/L，虽可延长患儿生命，但不能改善患儿的生长发育障碍，且其生存质量随年龄增长越来越差，多于第 2 个 10 年内因脏器功能衰竭而死亡。因此，低输血疗法（保持 Hb > 70 g/L）正逐渐被高输血疗法（维持 Hb > 100 g/L）和超高输血疗法（维持 Hb > 140 g/L）所取代。目前提倡的是：先反复输浓缩红细胞，使患儿 Hb 含量达 120 ~ 140 g/L，然后当 Hb ≤ 80 g/L 时每隔 3 ~ 4 周输浓缩红细胞 10 ~ 15 mL/kg，使 Hb 维持在 100 g/L 以上。高量和超高量输血更利于保证患儿的正常生长发育，抑制骨髓外造血，减轻肝脾肿大，减少肠道吸收，减轻骨骼畸形和慢性低氧血症，并减轻心脏负担以延长患儿的生存期。

近年有学者用细胞采集术分离幼红细胞，用大剂量幼红细胞输注疗法治疗地中海贫血患儿。其优点在于幼红细胞寿命长，可延长输血间隔和减少输血次数，减轻体内铁的负荷。

2. 铁螯合剂

长期反复输血可致含铁血黄素沉着，引起继发性血色病，导致心力衰竭、肝硬化、糖尿病、性腺功能障碍、生长发育停滞和皮肤呈青灰色色素沉着。在输血的同时应用铁螯合剂治疗，可以促进铁的排泄，防止发生铁超负荷。

目前临床上常用的铁螯合剂为去铁胺（DFO）。一般主张 3 岁后或患儿在接受 20 次以上输血后有铁负荷过重（血清铁 > 35.8 μmol/L，血清铁蛋白 > 500 μg/L）时才应用。目前有以下 2 种用法。①长期输注：DFO 20 ~ 40 μg/（kg·d），每周 6 天，用携带式微量输液泵在腹部皮下持续输注 8 ~ 12 小时。无微量输液泵时可按 20 ~ 50 μg/（kg·d）肌内注射或静脉滴注，每周用 5 ~ 6 天。②冲击输注：用于体内已发生铁超负荷才开始治疗者。DFO 80 ~ 100 μg/（kg·d）静脉滴注，速度为 5 ~ 15 μg/（kg·h），连用 3 ~ 5 天。与输注 DFO 同时，每日口服维生素 C，可增加铁的排泄量 1 倍。用药前后应做血清铁蛋白（SF）、尿铁的监测。

长期使用 DFO 一般无明显的不良反应，如出现注射局部反应、皮疹和疼痛，无须停药。但铁负荷轻者使用大剂量 DFO 可出现白内障、听力丧失和长骨生长障碍等，应予注意。有学者提出用治疗指数指导临床用药。治疗指数为平均每天 DFO 剂量（mg/kg）除以血清铁蛋白浓度（μg/L），该值 <0.025 时，一般无不良反应。

由于皮下或静脉应用去铁胺有一定困难，许多患儿不方便或不能应用，现已有一种新型口服铁螯合剂去铁酮用于临床，这是一种小分子螯合剂，以 3 : 1 比例结合铁元素，对去除心脏铁负荷比去铁胺更有效。

3. 抗氧化剂

可以抑制红细胞膜发生脂质过氧化损伤，减轻溶血。常用药物如下。

（1）维生素 E：每天 10 ~ 50 mg，长期口服。

（2）维生素 C：也可清除氧自由基，还能加强维生素 E 的抗氧化作用，与 DFO 同用可增加尿铁的排出。维生素 C 一般剂量不宜过大，每日口服 100 ~ 200 mg 即可。

（3）阿魏酸钠：为中药当归的有效成分，也有抗红细胞膜脂质过氧化作用，剂量为 150 ~ 300 mg/d（小于 5 岁者每日 150 mg，大于 5 岁者每日 300 mg）。阿魏酸钠对地中海贫血患者确有一定的姑息治疗作用，效果较好，不良反应少，值得进一步研究。

（4）其他抗氧化剂：如丹参、微量元素硒等。

4. 脾切除

多数学者认为重型 β 地中海贫血凡并发脾功能亢进者，均应做脾切除治疗。中间型 α 地中海贫血（Hb < 80 g/L，无黄疸）行脾切除疗效极佳。现认为脾切除的指征为：①输血量逐渐增加，间隔时间越来越短（每年输血量 > 250 mL/kg）；②脾功能亢进，如较长期白细胞 < 3×10^9/L，血小板 < 100×10^9/L；③巨脾引起压迫症状；④年龄最好在 5 岁以上。术后给予小剂量双嘧达莫 2 ~ 3 周，以预防术后血小板增多所致的血栓形成。术后还应防止感染，可注射多价肺炎球菌疫苗或长效青霉素。

5. 大部分脾动脉栓塞术和脾动脉结扎术

凡有脾切除手术适应证者均可进行大部分脾动脉栓塞术和脾动脉结扎术治疗。因体质虚弱不耐受手术，或学龄前儿童为防止脾切除后的暴发感染时，更应采用此法。近年来，大部分脾栓塞法采用 50% ~ 85% 栓塞。栓塞后剩余的脾组织保留了足够的免疫能力，术后体液免疫与细胞免疫降低不明显，避免了脾切除后的凶险感染；另外，由于栓塞后脾已形成包裹不再增生肿大，避免了部分脾切除后复发脾肿大和脾功能亢进的可能。因此认为大部脾栓塞较脾切除法手术安全、简便、经济，术后恢复快，住院时间短，是目前治疗 HbH 病的重要方法之一。

6. 造血干细胞移植

这是治疗重型地中海贫血的最有效方法，目前全世界已有超过 1 500 例重型 β 地中海贫血患者接受各种造血干细胞移植（HSCT）。供体造血干细胞的来源包括骨髓、动员后的外周血造血干细胞（mPBSC）以及脐带血和宫内造血干细胞移植（IUSCT）。

重型 β 地中海贫血患者病情程度与移植效果密切相关，因此对病者的评分十分重要，目前通常用意大利 Pesaro 评分分类标准。移植前受者按 3 个危险因素评分标准分类：Ⅰ 类 0 分、Ⅱ 类 1 ~ 2 分。Ⅲ 类 3 分。危险因素评分：①去铁胺应用史："0"分为规则使用，即第一次输血后 18 个月开始，每周至少 5 天，皮下注射持续 8 ~ 10 小时；"1"分为不规则使用；②肝肿大："0"分为右肋下 < 2 cm；"1"分为肝肿大 ≥ 2 cm；③门静脉纤维化："0"分为肝活检无纤维化；"1"分为有纤维化。肝纤维化及铁负荷是重要危险因素。年龄大小与病

程长短、铁负荷和器官损伤程度是一致的，故本病年龄越小，移植效果也越好，成人无病存活率仅为62%。BMT效果顺序为Ⅰ＞Ⅱ＞Ⅲ类；无病存活率分别为91%、84%、58%。因此采集详细的输血、去铁药物应用史、血清铁蛋白浓度及肝活检等极为必要。

HLA配型全相合的同胞供体意大利β地中海贫血患者BMT后随访12年的结果为，Ⅰ、Ⅱ期地中海贫血患者接收HLA全相合同胞供体BMT其长期存活率高达90%以上，无病存活率高达80%。

对于重型α地中海贫血应进行子宫内治疗。严重的巴氏胎儿水肿综合征，一经产前确诊即可对胎儿进行换血治疗，保住胎儿性命，出生后适时行HSCT治疗可以提高患儿的生存率。但目前IUSCT成功所需单个有核细胞数、移植的最佳胎龄、植入后的状态尚待进一步深入研究。

7. 基因调控治疗

采用某些药物调节珠蛋白基因的表达，改善α链和非α链合成率的不平衡状态。以平衡α、β珠蛋白的肽链水平。

目前临床应用于调节珠蛋白基因表达的药物有马利兰、羟基脲（HU）、丁酸盐、5-氮杂胞苷、促红细胞生成素和雷米封等。其中HU应用及实验研究较多。HU低毒，可有效增加α珠蛋白链和β珠蛋白链合成，从而明显改善血液学和临床症状。HU治疗的剂量及方法：①5日疗法：50 mg/（kg·d）5天为1疗程；②20～30 mg/（kg·d），连用3周为1疗程，或25～50 mg/（kg·d）5～7天为1疗程；③也有采用15～20 mg/（kg·d）连续用药方法。主要对某些β地中海贫血基因缺陷类型有效：①-28/654-2或-28/41-42双重杂合子，β-28纯合子；②IVS-2-654C→T突变中间型β地中海贫血；③HbE/β-28双重杂合子。5～7天显效，Hb上升水平约20～45 g/L。中间型效果明显，重症者一般用药初期效果明显，随治疗时间延长，效果渐差。HU不良反应不大，应注意观察骨髓及肝毒性。

近年Amgen公司出产的新型红系刺激生长因子α-Darbepoeitin的半衰期比EPO长3倍。剂量为4.5～6.75 mg/kg每周1次（最大量为9 mg/kg，每次），皮下注射，4～12周，对中间型β地中海贫血者可提高Hb 1.5～2.5 g/dL。

8. 基因替代治疗

作为一种遗传性疾病，本病最后治愈有赖于重组DNA技术的临床应用，即利用载体将正常β珠蛋白肽链基因导入到β地中海贫血患者的基因组，矫正缺陷基因，使之成为正常基因，恢复其正常调控，以表达合成β珠蛋白肽链。目前的困难在于：本病的异质性较高，很难有针对性的基因替代；用作靶细胞的造血干细胞在体外难以长期培养保持增生活性；造血干细胞的基因转导率低；目的基因难以适当有效地表达等。

近年研究发现，脐血造血干细胞具有外源性基因导入率高、表达稳定的特点，有可能成为新的基因治疗靶细胞；此外，新型腺病毒基因载体的研制成功；珠蛋白基因在靶细胞中表达机制的深入研究，预示着基因治疗的美好前景。

（三）治疗方案选择

轻型病例常无须治疗；中间型α地中海贫血（HbH病）与蚕豆病一样应避免感染和使用氧化性药物，中度贫血伴脾肿大者可予切脾手术。中间型β地中海贫血一般不输血，但在感染、应激和手术等情况，可适当给予浓缩红细胞输注；重型β地中海贫血，高量输血联合去铁胺治疗是基本的治疗措施，造血干细胞移植（包括骨髓、外周血和脐血）是目前根治本病的唯一治疗方法。

（四）预后评估

静止型、标准型 α 地中海贫血及轻型 β 地中海贫血预后好，患者可生存至老年。重型地中海贫血预后不良，患儿因严重贫血、继发感染而幼年夭折，即使有输血及治疗条件，患者大都在 15~25 岁死亡。继发性血色病引起心力衰竭是死亡的主要原因。但重型地中海贫血有条件行异基因造血干细胞移植者有望长期生存。

（李　静）

第五节　丙酮酸激酶缺乏症

丙酮酸激酶缺乏症（PKD）是红细胞糖无氧酵解通路中的红细胞酶病，它是丙酮酸激酶（PK）基因缺陷导致 PK 活性降低或性质改变所致的溶血性贫血。其发生频率明显少于 G-6-PD 缺陷，到目前为止，有超过 300 例的红细胞 PKD 的病例报道，病例分布遍及世界各地，并且不同地区本病的基因频率差异颇大。

一、病因和发病机制

丙酮酸激酶缺乏症属于常染色体隐性遗传，但偶有呈常染色体显性遗传家系的报道。一般说来，只有纯合子及双杂合子才会表现为溶血性贫血，单纯杂合子患者尽管红细胞中有葡萄糖中间产物改变，但临床上无贫血表现。

PK 是糖酵解通路的一个酶，在葡萄糖无氧酵解的过程中，该酶催化磷酸烯醇式丙酮酸转变为丙酮酸，同时 ADP 转变为 ATP。在红细胞中，糖酵解是供能的主要途径，PK 缺乏引起红细胞内 ATP 生成减少，从而引起红细胞内 K^+ 和水的丢失，红细胞内渗透压降低，红细胞皱缩成棘细胞，该种细胞因变形性降低而在脾中被阻留破坏，导致溶血性贫血的发生。PK 缺乏导致红细胞中 ADP 和 NAD^+ 合成受损，加剧了红细胞葡萄糖代谢量的减低，由此而加重 PK 缺乏患者的溶血。此外，PKD 红细胞中 2，3-二磷酸甘油酸（2，3-DPG）积聚，而 2，3-DPG 是己糖激酶的抑制物，这样也加剧 PK 缺乏引起的葡萄糖代谢量的减低，ATP 生成量进一步减少使 PKD 患者的溶血加重。

二、临床表现

1. 起病情况

自幼发病，也有青少年或成人发病。

2. 主要临床表现

有些患者贫血很轻微，一直到青少年或成人才出现，甚至极个别者由于溶血被完全代偿而不出现贫血，黄疸为唯一的临床表现；多数患者表现为终生存在的慢性溶血性贫血表现，如贫血、黄疸和脾肿大，不像 G-6-PD 缺乏症受药物诱发溶血；严重者可在婴儿早期即出现症状，可出现中度以上的贫血、黄疸，须反复多次输血才能存活。新生儿的患者可有高胆红素血症。

3. 少数在急性感染或妊娠时

慢性溶血过程加剧，甚至出现"溶血危象"。

4. 并发症

本病可以并发再障危象，其特征为突然而短暂的红细胞造血停滞，血红蛋白浓度急速下降。胆石症为 PKD 较常见的并发症，较少见的并发症有核黄疸、慢性腿部溃疡、继发于胆道疾病的急性胰腺炎、脾脓肿、髓外造血组织的脊髓压迫和游走性静脉炎等。

三、实验室检查

1. 血常规

血红蛋白一般在 60 g/L 以上，网织红细胞计数大多在 2.5% ~ 15.0%，外周血涂片镜检可见棘形红细胞和有核红细胞。白细胞和血小板的形态和计数均为正常。

2. 其他常规检查

胆红素增高以间接胆红素为主，尿内尿胆原增多，而胆红素阴性，并发胆结石者可伴直接胆红素升高。

3. 骨髓涂片检查

增生性骨髓象，以红系为主。

4. 丙酮酸激酶缺乏症（PKD）活性测定

红细胞的 PK 活性测定能特异地显示 PK 活性的改变。目前常用的方法有荧光斑点法、PK 活性筛选试验和国际血液学标准化委员会推荐的 Blume 法 PK 活性定量测定法。大部分有贫血表现的纯合子或复合杂合子 PK 的活性水平约为正常值的 5% ~ 40%，而临床正常的杂合子其酶活性约为正常的 50%。

5. 其他

对于不明原因的非球形红细胞溶血性贫血病例，可以进行糖酵解通路中间代谢产物的检查。目前认为，2, 3-DPG/ATP 比值的升高，对诊断 PK 缺乏具有较大的意义。自身溶血试验为非特异性的，现在不再用此试验作为对红细胞酶病的实验诊断手段。

四、诊断与鉴别诊断

（一）诊断

如果患者有溶血的证据，有 PK 活性缺乏，即可诊断为 PKD。

1. PK 缺乏的实验诊断标准

（1）PK 荧光斑点试验为 PK 活性缺乏。

（2）PK 活性定量测定属纯合子范围。

（3）PK 活性定量测定属杂合子范围，伴有明显的家族史和/或 2, 3-DPG 2 倍以上增高或其他中间代谢产物的改变。

符合以上三项中任一项，均可建立 PK 缺乏的实验诊断。

2. PK 缺乏所致的溶血性贫血的诊断标准

（1）红细胞 PK 缺乏所致的新生儿高胆红素血症：①出生后早期（多为 1 周内）出现黄疸，其血清总胆红素超过 205.2 μmol/L，未成熟儿超过 256.5 μmol/L，主要为非结合胆红素增高；②溶血的其他证据（贫血、网织红细胞增多和尿胆红素阳性等）；③符合 PK 缺乏的实验诊断标准。具备以上三项，又排除其他原因所致的黄疸者，可确诊；不具备上述两项和（或）有其他原因并存者，应疑诊为红细胞 PK 缺乏所致。

（2）红细胞 PK 缺乏所致的先天性非球形细胞性溶血性贫血（CNSHA）：①呈慢性溶血过程，有脾肿大、黄疸和贫血等表现；②符合 PK 缺乏的实验诊断标准；③排除其他红细胞酶病及血红蛋白病；④排除继发性 PKD。符合以上四项方可诊断为遗传性 PKD 所致的CNSHA。

（二）鉴别诊断

1. 其他慢性溶血性贫血性疾病 G-6-PD 缺乏症

G-6-PD 缺乏症者 G-6-PD 酶的活性减低，易鉴别。

2. 继发性 PKD

如白血病、再生障碍性贫血和骨髓增生异常综合征等，化疗后都可以引起继发性 PKD。

五、治疗

目前尚无特异性治疗方法。

1. 输血

不同的 PKD 患者贫血的程度差异极大，贫血轻微者无须输血，红细胞 PKD 所致的新生儿高胆红素血症时需要置换输血，贫血严重时也需要输注浓缩红细胞，但决定是否给予输血，应根据贫血时贫血的耐受程度而非血红蛋白值。

2. 药物治疗

PKD 目前尚无特异性药物治疗。但有研究提示，大剂量水杨酸制剂对严重 PKD 患者有诱发溶血的潜在危险性。因此，PKD 患者应尽量避免使用水杨酸制剂。

3. 脾切除

脾切除对 PKD 的疗效不如遗传性球形细胞增多症，但可减少输血次数。由于出生后前几年在无脾状态下有发生严重败血症的危险，故患者行脾切除术至少要 5 岁后。脾切除术可使预后改善，但并不能纠正溶血状态。

4. 异基因造血干细胞移植

对因 PKD 引起的严重溶血性贫血患者，如须反复输血才能维持生命，异基因造血干细胞移植是唯一的根治手段。

（李桂梅）

第六节　遗传性球形红细胞增多症

遗传性球形红细胞增多症（HS），是一种红细胞膜骨架蛋白先天性缺陷导致的溶血性贫血，其临床特点为程度不一的贫血、间歇性黄疸、脾肿大和脾切除能显著改善症状。血液学特征为外周血中可见到许多小球形红细胞和红细胞渗透脆性显著提高。可见于任何年龄，男女均可发病。

一、病因和发病机制

在大多数患者家族中，HS 呈常染色体显性遗传，但有 15%～20% 的患者无家族史，可能与基因突变有关。红细胞膜蛋白基因异常导致了 HS 患者的红细胞膜骨架蛋白（如血影蛋白、锚连膜蛋白和带Ⅲ蛋白等）的异常，红细胞膜骨架蛋白和细胞膜之间的垂直连接存在缺陷，导致双层脂质不稳定，细胞膜脂质逐渐丢失，细胞表面积减少，最后形成球形，易被脾脏破坏引起溶血。

二、临床表现

1. 起病情况

本病可在任何年龄发病，2/3 为成年发病。

2. 主要临床表现

贫血、黄疸和脾肿大为主要临床表现，三者可同时存在，也可单一发生。部分患者症状轻微，虽有溶血，但由于骨髓红系代偿性增生，可无贫血，只表现为轻度黄疸。贫血程度轻重不一，常因感染或再生障碍危象或溶血危象时加重。黄疸是在新生儿期最常见的临床表现（发生率约为 50%），新生儿期后，黄疸大多很轻，呈间歇性发作，劳累、情绪波动和妊娠等可加重或诱发黄疸。

3. 并发症

胆囊结石、痛风和下肢复发性溃疡等。

4. 家族史

多数患者有家族史，约 25% 的患者无明显家族史。

5. 体格检查

（1）皮肤、黏膜：无或不同程度的贫血貌，皮肤黏膜及巩膜黄染。

（2）肝脾、淋巴结：脾脏一般呈中度肿大，青少年者生长迟缓可有巨脾，肝不肿大或轻度肿大，全身浅表淋巴结不肿大。

三、实验室检查

1. 血常规

贫血轻重不一，白细胞和血小板正常，网织红细胞增高，一般为 5%~20%。外周血涂片见到体积小、染色深和中心淡染区消失的小球形红细胞，大多在 10% 以上（正常 <5%），是本病实验室检查的特点。发生再障危象时，外周血三系均减少，网织红细胞计数降低。

2. 其他常规检查

总胆红素增高，间接胆红素升高为主，直接胆红素正常，尿胆原和粪胆原阳性等。

3. 骨髓象

骨髓增生活跃或明显活跃，粒红比值降低，红系增生最为明显，以中幼红细胞为主，成熟红细胞中球形红细胞比例大于 10%。

4. 红细胞渗透脆性试验

红细胞渗透脆性试验增高，孵育后脆性试验敏感性高，也是 HS 的特征。

5. 红细胞膜蛋白定性分析

采用 SDS-PAGE 分析膜蛋白，80% 以上的患者可发现膜收缩蛋白和锚蛋白带 3 蛋白或带 4.2 蛋白缺乏或减少，结合免疫印迹法，检出率更高。

6. 红细胞膜蛋白定量分析

采用放射免疫法或 ELISA 直接测定每个红细胞的膜蛋白含量。

四、诊断与鉴别诊断

（一）诊断

一般根据贫血、黄疸、脾肿大、球形红细胞增多及渗透脆性增高，结合有家族史患者，诊断 HS 容易成立。对于轻型病例，宜选择多项试验确定诊断。对于一个抗人球蛋白试验阴性、伴有球形红细胞增多的溶血性贫血患者，渗透脆性试验被认为是诊断 HS 的金指标，尤其是对有北欧血统或有不明原因贫血家族史的患者。

（二）临床分型

根据 HS 患者临床表现不同，可分为 4 型：典型 HS、轻型 HS、无症状携带者和重型 HS。

（三）鉴别诊断

1. 自身免疫性溶血性贫血

抗人球蛋白试验多数阳性，肾上腺皮质激素治疗有效，无家族史等有助于鉴别，必要时可做红细胞膜蛋白的分析或其他检查。

2. 其他可见小球形红细胞的疾病

其他可见小球形红细胞的疾病有新生儿 ABO 血型不相容性贫血、G-6-PD 缺乏症、不稳定血红蛋白病、Rh 抗原缺乏症以及红细胞受机械、生物和化学损伤等。一般而言，HS 外周血仅有小球形红细胞，其他形态异常的细胞少见，且球形细胞形态大小比较均匀一致，而其他溶血性疾病外周血除见到少量球形细胞之外，常能见到其他形态异常的细胞，且球形细胞大小不一。

五、治疗

（一）治疗方法

1. 脾切除

脾切除是治疗 HS 的首选方法，有效率达 90% 以上，术后数天黄疸及贫血即可消退。因脾切除后存在感染、肠系膜或门静脉闭塞等并发症，故应严格掌握脾切除指征。国外所提倡的 HS 脾切除指征为：①Hb≤80 g/L，网织红细胞≥10% 的重型 HS；②Hb 在 80～110 g/L，网织红细胞为 8%～10%，具有以下一种情况者应考虑切脾：a. 贫血影响生活质量或体能活动；b. 贫血影响重要脏器功能；c. 发生髓外造血性肿块；③年龄限制：主张 10 岁以后手术。对于重型 HS，手术时机也尽可能延迟至 5 岁以上。

2. 脾次全切除术

优点是持久减少溶血率并能保留残留脾完全的吞噬功能。缺点是可持续存在轻至中度的溶血，小部分患者可继发胆囊结石和再障危象。有调查显示，残留脾的再生对患者的疗效似乎并无严重影响，脾次全切除方法是治疗 HS 患者（尤其是儿童）的合理有效方法。

3. 补充叶酸

大多数 HS 患者应补充叶酸，以防叶酸缺乏而加重贫血或诱发再障危象。

4. 对症支持处理

贫血严重时须输血，发生危象时注意输血补充血容量，同时抗生素控制感染。

5. 并发症的治疗

胆囊结石症状严重者可行腹腔镜下胆囊切除术。此外，脾切除术中应常规探查胆囊，并发胆囊结石的患者可同时行胆囊切除，但不主张对无胆囊结石者做预防性切除。

（二）治疗方案选择

具有脾切指征者应予脾切除治疗，溶血或贫血严重时可加用叶酸，以防叶酸缺乏而加重贫血或诱发再障危象，贫血严重时须输血。

（李桂梅）

第七节　血型不合所致的溶血性贫血

血型不合所致的溶血性贫血，也称同种免疫性溶血性贫血，最常见的是新生儿溶血病（HDN）。是指母亲妊娠期间对自己缺乏的胎儿红细胞抗原所产生的抗体，经胎盘传入胎儿体内所产生的溶血性贫血，抗体均为 IgG。母婴血型不合最重要和多见的是 ABO 血型不合，其次为 Rh 溶血病，MN 溶血病偶见。其他血型系统如 Kell、Duffy、Lutheran 和 Kidd 等溶血病也有可能，但很罕见。

一、病因和发病机制

新生儿溶血症的机制是发生在抗原抗体之间的免疫变态反应。以 ABO 溶血症为例，母体血清中存在着针对 ABO 血型物质的 IgM 和 IgG 抗体，IgG 类型的抗 A（B）抗体因其分子量较小（7S-γ 球蛋白），是唯一能够通过胎盘进入胎儿体内的免疫球蛋白。当胎儿从父方遗传下来的显性抗原恰为母亲所缺少时，通过妊娠、分娩，此抗原可进入母体，刺激母体产生免疫抗体，使胎儿发生溶血。在我国汉族 99.7% 为 Rh 阳性，故 Rh 溶血病在我国少见，而 ABO 血型不合比较多见，约占妊娠总数的 20%~25%。有文献报道，ABO HDN 发病率随母体的抗 A（B）IgG 效价升高而升高，抗体效价的高低与 HDN 的发生成正比。

二、临床表现

1. 发病人群

只有当孕妇为 O 型或 Rh（-），丈夫为 A 或 B 型或 Rh（+）时，胎儿才有可能发生同种免疫型溶血病。

2. 主要临床表现

ABO 溶血病症状较轻或无症状，而 Rh 溶血病症状严重。新生儿溶血病的临床表现均取决于胎儿红细胞破坏的速度和红细胞生产的代偿程度，主要表现为黄疸和贫血。

（1）黄疸：由于胎盘可有效地清除胆红素，故新生儿即使有溶血性疾病，在出生时也无黄疸。一旦新生儿在出生第一天出现黄疸，必须考虑有新生儿溶血病的可能，应立即做血清学检查以求确诊。黄疸出现越早，进展越快则病情越重。

（2）贫血：出生时，多数新生儿血红蛋白正常或仅有轻度贫血，肝脾可轻度肿大。中度贫血约在出生后 5~6 天才较明显。重度贫血时可发生充血性心力衰竭、水肿、腹水和胸腔积液，构成胎儿水肿综合征。

3. 胆红素脑病（核黄疸）

由于间接胆红素可通过血脑屏障，进入基底核、视丘下核、大脑半球的灰质和白质等处，引起神经细胞肿胀、变性和坏死。由高胆红素血症发展为核黄疸可分为 4 期。

（1）先兆期：出现嗜睡、肌张力下降和吸吮反射消失等。

（2）痉挛期：出现两眼上翻、尖叫、发热、角弓反张和抽搐等。

（3）恢复期：随着体内抗体逐渐消耗，溶血减轻、黄疸减退。

（4）后遗症期：患儿恢复数月后可出现失明、失聪、瘫痪或智力发育不全等。

4. 其他

少数病例可发生血小板减少性紫癜，也有病例出血由 DIC 引起。通过换血可使出血得到纠正。

三、实验室检查

1. 产前检查

检查孕妇及丈夫血型。在妊娠第 16 周左右为孕妇查血清抗体，作为基础水平，至第 28～30 周时再测抗体，以后每月测 1 次。如抗体效价上升，提示胎儿已累及，宜同时查羊水胆红素。

2. 产时检查

观察胎儿面脐血的血型和特异性抗体。

3. 产后检查

（1）贫血及溶血的依据：红细胞及血红蛋白可正常或中、重度减少，网织红细胞与贫血严重程度成正比；血涂片红细胞大小不等，可见嗜多色性、球形红细胞及有核红细胞；骨髓表现为红系过度增生。

（2）血清学检查：产后诊断的主要依据是血清特异性免疫抗体的检查。具体包括：检查母子血型是否不合；检查婴儿红细胞是否致敏；检查婴儿血清中有无血型抗体存在及其类型；检查母体血清中有无血型抗体的存在，阳性者对诊断有参考意义。

（3）血清胆红素检查：本病对生命和神经系统的最大威胁来自血中游离胆红素增高的程度，故应密切监视血清胆红素含量的变化。

4. 内源性 CO 产物测定

当血红素分解为胆红素时，产生同等量的 CO，测量呼气末的 CO 量，或者检测血中碳氧血红蛋白的量，都能够作为胆红素产生的量化指标；另一方面内源性 CO 检测可以鉴别胆红素的来源，如果间接胆红素水平增高，CO 水平低，提示黄疸为非 HDN 所致，而是胆红素代谢障碍或肠肝循环增加等原因引起。

5. 微柱凝胶技术

微柱凝胶技术的原理与抗人球蛋白试验类似，将待测血清或红细胞悬液加入到微管中，通过红细胞抗原和抗体在凝胶介质中发生凝集反应，将红细胞滞留在凝胶微管内判断结果。可用于血型检测、抗体筛查、抗体鉴定和交叉配血等。

6. 红细胞表面 IgG 检测

红细胞中加入抗人 IgG 单克隆抗体，经流式细胞仪检测，可以精确检测出致敏红细胞的量，提高了直接抗人球蛋白试验的敏感性。

7. 胎儿血型检测

近年来发现孕妇血浆中含有丰富的胎儿 DNA 片段，使用 PCR 扩增技术可以确定胎儿的血型。

8. 孕妇血中胎儿红细胞计数

传统检测方法为酸洗脱试验，现在应用流式细胞仪检测，将抗 HbF 抗体加入到产妇红细胞中，计数 50 000 个产妇红细胞，如果 <0.1% 则为阴性。阳性结果提示发生了胎母出血，并可以计算出产妇体内胎儿红细胞的量。

四、诊断与鉴别诊断

（一）诊断

ABO HDN 确诊比较困难，因为：①所有 O 型母亲孕育的 A 型或 B 型新生儿中约 1/3 直接抗人球蛋白试验阳性，2/3 抗体释放试验阳性，而真正发生 HDN 者仅为直接抗人球蛋白试验阳性中的 1/5；②部分 ABO HDN 患儿直接抗人球蛋白试验弱阳性或阴性；③ABO HDN 缺乏特异性表现；④黄种人生理性黄疸普遍高于白种人。因此，诊断 ABO HDN 时必须除外其他原因引起的黄疸。

下列表现和实验室检查支持 ABO HDN 的诊断：①母亲 O 型血，新生儿 A 型或 B 型血；②生后 24 小时内出现黄疸；③间接高胆红素血症；④直接抗人球蛋白试验和抗体释放试验阳性；⑤脐血或新生儿血清中出现抗 A 或抗 B 的 IgG 抗体；⑥血涂片中球形红细胞增多；⑦网织红细胞增多或碳氧血红蛋白浓度升高。

（二）鉴别诊断

1. 生理性新生儿黄疸

（1）生理性黄疸：是指新生儿出生后 2~14 天内由胆红素代谢所致的黄疸。

（2）病理性黄疸：新生儿黄疸出现下列情况之一时要考虑病理性黄疸：①出生后 24 小时内出现黄疸，胆红素浓度 >102.0 µmol/L；②足月儿血清胆红素浓度 >220.6 µmol/L，早产儿 >255.0 µmol/L；③血清结合胆红素 26 µmol/L；④血清胆红素每天上升 >85.0 µmol/L；⑤黄疸持续时间较长，超过 2 周或进行性加重，或退而复现。

2. 其他因素引起的病理性黄疸

包括母乳性黄疸、感染、G-6-PD 缺乏症和地中海贫血，以及其他包括早产儿、遗传代谢性疾病及不明原因的高胆红素血症等。

五、治疗

（一）预防措施

预防 Rh 溶血病的措施要在孕妇未致敏前执行才能有效：①当未致敏 Rh 阴性孕妇在第 1 次分娩 Rh 阳性婴儿后，72 小时内肌内注射抗 Rh D IgG 300 µg，可使孕妇不致敏；②对流产 Rh 阴性的孕妇，不论胎儿 Rh 血型如何，均用 300 µg 抗 Rh D IgG 肌内注射 1 次，以防致敏；③孕妇羊膜穿刺后，不论在妊娠中期或晚期皆肌内注射 100 µg 抗 Rh D IgG。如胎盘被损伤，应增加注射剂量。目前尚无抗 Rh E IgG。

有关 ABO 溶血病的预防方法，尚在探索中。

（二）治疗方法

新生儿溶血病的治疗主要针对高胆红素血症，防止胆红素脑病的发生。Ahlfors 提出了胆红素（mg/dL）与白蛋白（g/dL）的比例，用以指导高胆红素血症的治疗：出生 72 小时以上新生儿，胆红素/白蛋白 <513（mg/g）发生胆红素脑病危险度低；513 ~ 619（mg/g）可能与急性胆红素脑病相关，如果迅速降低胆红素，神经系统损伤可以恢复；≥710（mg/g）具有发生不可逆胆红素脑病的高风险，小于 72 小时的新生儿比值相应降低。

1. 孕期治疗

（1）药物治疗：葡萄糖醛酸转移酶诱导剂，如苯巴比妥、尼可刹米等可诱导肝细胞微粒体增加此酶的生成，加速间接胆红素的代谢，减轻胎儿或新生儿的高胆红素血症，可在孕妇自然分娩或引产前 2 周服用苯巴比妥 60 ~ 100 mg/d，分 3 次口服，尼可刹米 100 mg/（kg·d），分 3 次口服，连服 7 ~ 14 天。

（2）提前分娩：可以减少抗体产生，常在孕期第 35 ~ 38 周人工提前分娩。

2. 新生儿治疗

（1）光照疗法：采用蓝光荧光灯裸体照射，总光度 160 ~ 300W，持续 1 ~ 3 天，或间歇光照，可以使间接胆红素在光作用下转化为光红素，其为水溶性，可经胆汁及尿液排出，从而纠正高胆红素血症。

（2）血浆置换：换血量约为婴儿血容量的 2 倍（约 150 ~ 180 mL/kg）以换出血浆中抗体、致敏红细胞和游离胆红素，置换后应继以光照治疗。

（3）药物治疗：苯巴比妥 15 mg/d，尼可刹米 300 mg/d，泼尼松 10 ~ 15 mg/d，分 3 次口服。每日静脉注射白蛋白 1 g/kg，以增加对游离胆红素的结合，对于严重贫血的患儿应慎用，以免诱发心力衰竭；也可口服琼脂 125 ~ 250 mg，每 4 ~ 6 小时 1 次，以阻止肠道胆红素的再吸收。

（4）静脉免疫球蛋白治疗：大剂量静脉注射免疫球蛋白治疗 HDN 已经研究了近 20 年，效果显著，国内已有不少报道。但缺乏使用的指征和剂量，国外主张 0.4 ~ 1.0 g/kg，连用 1 ~ 3 天。目前存在的问题是：①国外主要用于 Rh HDN 患儿的治疗，国内绝大多数用于 ABO HDN 患儿，前者的病情比后者严重得多；②现在已经认识到胆红素有抗氧化等生理作用，过度降低胆红素水平是否对患儿有利，因此关于我国大剂量免疫球蛋白使用的指征和剂量有待进一步研究。

（5）金属卟啉类药物：包括锡—原卟啉、锡—中卟啉、锌—原卟啉、锌—中卟啉等，现在比较重视锡—中卟啉的应用，锡—中卟啉抑制血红素加氧酶的活性，直接减少胆红素的产生。Kappas 等证实单剂量锡—中卟啉 6 μmol/kg 比蓝光治疗高胆红素血症效果更好，不良反应为一过性、非剂量依赖性红斑，没有后遗症，但是目前该药还没有正式投入临床。

（6）其他：包括一些药物的治疗，如腺苷蛋氨酸、喜炎平注射液，茵栀黄注射液，以及微生态制剂如双歧杆菌乳杆菌三联活菌片等都有促进黄疸消退的作用。另外，由于高压氧治疗能使肝脏血流量增加，血氧含量增加，能明显改善组织细胞的缺氧状态。能使肝酶活性增加，肝脏摄取、结合、排泄胆红素的能力增强，促使肝脏胆红素的代谢功能转为正常。因此国外也常用高压氧治疗，其疗效与常规的蓝光治疗相同。

六、预后

近年来，由于对 Rh 型溶血性贫血的预防使新生儿同种免疫性溶血病的发病率、病死率显著下降。新生儿 ABO 溶血病虽发病率高于 Rh 溶血病，但因其溶血程度较轻，少见严重的高胆红素血症，预后较好。

（吴兴华）

第九章

骨髓增生异常综合征

骨髓增生异常综合征（MDS）是起源于造血干细胞的一组异质性髓系肿瘤性疾病，特点是髓系细胞分化、成熟异常，一系或多系血细胞病态造血及无效造血、难治性血细胞减少，高风险向急性髓细胞白血病（AML）转化。

MDS 常见于老年人，年发病率为（3～3.5）/10 万，随年龄增长有上升趋势，中位年龄为60～75 岁。约80% 的 MDS 年龄超过60 岁，男性略多于女性，比例为1.2∶1，男性每年的发病率为4.5/10 万，而女性为2.7/10 万。

MDS 在1982 年由法美英（FAB）协作组命名，包括了曾报道的难治性贫血、铁失利用性贫血、白血病前期（PL）和冒烟性白血病等。

第一节　病因和发病机制

MDS 的造血干细胞克隆可以累及粒细胞、红细胞和巨核细胞，异常克隆细胞在骨髓中分化、成熟障碍，出现形态的病态造血，在骨髓原位或释放入血后不久被破坏，导致无效造血。

少数 MDS 存在基因危险因素，如唐氏综合征、范科尼贫血能增加 MDS 的发病危险。基因多态性影响酶在体内对有毒化学物质和化疗药物的代谢活性，决定了个体对 MDS 易感性差异。已有报道细胞色素 p4503A、谷胱甘肽-S-转移酶和 NAD（P）H 基因多态性增加髓系恶性肿瘤的发生风险。

放射线、吸烟、农药、有机溶剂及重金属，这些与原发性 MDS 的发生有关。继发性MDS 见于烷化剂、放射线和苯等密切接触者，淋巴瘤患者长期治疗后发生继发性 MDS 和AML 的危险较高，且预后不佳。

50% 左右的 MDS 见到非随机的染色体核型异常，常见的有 +8、 -7/7q -、-5/5q -、20q -、- Y、i（17q）/t（17p）等，部分患者有两种以上的染色体异常。

MDS 中常涉及基因突变和异常有：表观遗传学（如 *TET2*、*DNMT3A* 基因）、剪接子复合物（如 *SF381* 基因）、酪氨酸激酶途径（如 *NRAS* 基因）、转录因子（如 *RUNX1* 基因），还有其他如 *P53* 抑癌基因等，这些基因参与了 MDS 的发生和疾病进展。

MDS 的骨髓微环境，如细胞因子微环境、凋亡率及微血管密度相互作用形成另一与MDS 疾病发展相关的路径，在较低危的早期阶段引起 CD34 + 祖细胞凋亡增加，而晚期阶段却降低其凋亡率。并且可能伴随增殖性遗传学事件，影响 MDS 进展为 AML。

（廖崇皓）

第二节　分型与临床表现

一、分型

FAB 协作组根据 MDS 患者外周血、骨髓中的病态造血特点、原始细胞比例和单核细胞数量，将 MDS 分为 5 个类型：即难治性贫血（RA）、环形铁粒幼细胞性难治性贫血（RAS）、难治性贫血伴原始细胞增多（RAEB）、难治性贫血伴原始细胞增多转变型（RAEB-t）、慢性粒—单核细胞白血病（CMML），具体分型见表 9-1。

表 9-1　MDS 的 FAB 分型

类型	外周血	骨髓
RA	原始细胞 <1%	原始细胞 <5%
RAS	原始细胞 <1%	原始细胞 <5%，环形铁幼粒细胞 >全髓有核细胞 15%
RAEB	原始细胞 <5%	原始细胞 5%～20%
RAEB-t	原始细胞 ≥5%	原始细胞 >20% 而 <30%；或幼粒细胞出现奥尔小体
CMML	原始细胞 <5%，单核细胞绝对值 $>1 \times 10^9$/L	原始细胞 5%～20%

注：如 RAEB 幼粒细胞中出现奥尔小体，则归入 RAEB-T。

世界卫生组织（WHO）对 MDS 分型标准进行了修订，与 FAB 标准区别主要有：①定义骨髓原始细胞达 20% 者为 AML，取消 RAEB-t 亚型；②提出单系病态造血的难治性血细胞减少症（RCUD），在原来 RA 的基础上增加了难治性中性粒细胞减少（RN）和难治性血小板减少（RT）；③增设难治性血细胞减少伴多系病态造血（RCMD），将伴有多系病态造血的环形铁粒幼细胞（RCMD-RS）归入 RCMD；④依骨髓原始细胞比例在 10% 上下，将 RAEB 分为 RAEB-1 及 RAEB-2 两型；⑤增设 5q-综合征，指仅 5 号染色体长臂缺失的原发性 MDS-RA；⑥将 CMML 亚型归为骨髓增生异常综合征/骨髓增殖性肿瘤（MDS/MPN）；⑦还设置了 MDS 不能分类亚型（MDS-U）。具体分型见表 9-2。

表 9-2　MDS 的 WHO 分型（2008）

WHO 类型	外周血	骨髓
RCUD	一系或两系减少	一系病态造血，达 10% 以上
	原始细胞 <1%	原始细胞 <5%
RA	血红蛋白（Hb）<100 g/L	环形铁粒幼细胞 <全髓有核细胞 15%
RN	中性粒细胞（ANC）$<1.8 \times 10^9$/L	
RT	血小板（PLT）$<100 \times 10^9$/L	
RAS	原始细胞 <1%	原始细胞 <5%

WHO 类型	外周血	骨髓
		环形铁幼粒细胞 > 全髓有核细胞 15%
RCMD	血细胞减少	2~3 系病态造血，达 10% 以上
	原始细胞 <1%	原始细胞 <5%
	无奥尔小体	无奥尔小体
	单核细胞绝对值 $<1 \times 10^9$/L	环形铁幼粒细胞 ±15%
RAEB-1#	血细胞减少	一系或多系病态造血
	原始细胞 <5%	原始细胞 5%~9%
	无奥尔小体	无奥尔小体
	单核细胞绝对值 $<1 \times 10^9$/L	
RAEB-2 §	血细胞减少	一系或多系病态造血
	原始细胞 5%~19% 或幼粒细胞出现	原始细胞 10%~19% 或幼粒细胞出现
	奥尔小体	奥尔小体
	单核细胞绝对值 $<1 \times 10^9$/L	
MDS-U *	血细胞减少	一系或多系病态造血，但不足 10%
	原始细胞 <1%	原始细胞 <5%
孤立 5q- 的 MDS^ψ	贫血	少分叶巨核细胞正常或增多
	血小板正常或增高	原始细胞 <5%
	原始细胞 <1%	孤立 5q-
		幼粒细胞无奥尔小体

注：血细胞减少：中性粒细胞 $<1.8 \times 10^9$/L，血小板 $<100 \times 10^9$/L，Hb <100 g/L；

　　#如果骨髓原始细胞 <5%，外周血原始细胞在 2%~4% 应归为 RAEB-1；

　　§外周血原始细胞 <5%、骨髓原始细胞 <10%，但伴有奥尔小体应归为 RAEB-2；

　　*全血细胞减少归为 MDS-U；如果骨髓原始细胞 <5%，外周血原始细胞为 1% 应归为 MDS-U；

　　ψ将仅有 5 号染色体长臂缺失的 RA 独立归为 5q-综合征，其骨髓原始细胞 <5%。

二、临床表现

MDS 临床表现主要由难治性血细胞减少引起，与减少的细胞系和程度有关，各型间临床表现有相对差别。贫血症状有头昏、乏力、体力下降和易疲倦等。中性粒细胞减少和功能低下，使 MDS 易发生感染。血小板减少可导致出血。进展至 AML 期，则会出现白血病相关表现，如肝脾肿大、骨痛和发热等。以血小板升高为主，中位生存期与 RA 相当。

TP53、*ETV6*、*ASXL1*、*EZH2* 和 *RUNX1* 基因突变可以使得 MDS 预后亚型进展至更差一级。

（廖崇皓）

第三节　实验室检查

一、血常规和骨髓象

MDS 可以为红系、粒系及巨核系中一系、两系血细胞或者全血细胞减少。骨髓常增生活跃或明显活跃，少部分患者骨髓增生减低。外周血和骨髓形态学呈病态造血。要求外周血和骨髓分别计数分析 200 个和 500 个有核细胞，和至少 30 个巨核细胞。粒系、红系或巨核系形态异常。

二、骨髓病理

骨髓病理应结合免疫组化分析，增生度多为增生活跃或明显活跃。正常情况，原粒和早幼粒细胞沿骨小梁内膜分布，MDS 常常在骨小梁旁区和间区出现 3~5 个或更多的原粒和早幼粒细胞簇状分布，该病理现象称为髓系不成熟前体细胞异常定位（ALIP）。部分 MDS 骨髓网硬蛋白纤维增生。

三、造血祖细胞体外集落培养

可以培养出白血病祖细胞集落。粒—单核祖细胞培养集簇增多，集落明显减少或无生长，集簇/集落比值增大。

四、细胞遗传学

染色体核型须分析 ≥20 个骨髓细胞的中期分裂象，约 50% 的 MDS 有非随机染色体异常，其中以 −5/5q−、−7/7q−、+8、20q− 和 −Y 多见。染色体分析失败，或怀疑 MDS，但是核型正常者，可进行 FISII 检测，通常探针应包括：5q31、CEP7、7q31、CEP8、20q、CEPY 和 p53。

（王　莉）

第四节　诊断与鉴别诊断

一、诊断

MDS 诊断尚无金标准，需要临床综合性和动态判断是否存在异常克隆和难治性血细胞减少。首先要求：①持续血细胞减少 6 个月以上（血红蛋白 <110 g/L、中性粒细胞绝对值 $<1.5 \times 10^9$/L 和血小板 $<100 \times 10^9$/L）；②排除其他疾患。再符合一个确定条件（表 9-3）者，可以诊断 MDS。如患者未满足确定条件则进行 MDS 辅助诊断标准检测，诊断为高度疑似 MDS，并继续随访。MDS 诊断明确后，再进一步进行分型诊断。

细胞 ≥10% 或环形铁粒幼红细胞 ≥15% 确定达到病态造血标准。

表 9-3　MDS 诊断标准

必要条件	（两个条件必须同时具备，缺一不可）
	1. 持续（≥6 个月）一系或多系血细胞减少：红系（Hb < 110 g/L）；粒系（ANC < 1.5×10^9/L）；巨核系（PLT < 100×10^9/L）
	2. 排除其他可以导致血细胞减少或病态造血的造血及非造血系统疾患
MDS 相关条件（确定标准）	符合两个"必备条件"和至少一个"确定条件"时，可确诊为 MDS
	1. 病态造血
	骨髓涂片红系、粒系、巨核系中任一系至少达 10%；
	环状铁粒幼细胞 > 15%
	2. 原始细胞
	骨髓涂片中达 5% ~ 19%
	3. 典型染色体异常（常规核型分析或 FISH）
辅助条件	符合必要条件，未达到确定条件，但临床呈典型 MDS 表现者，为高度疑似 MDS（HS-MDS）
	1. 流式细胞术显示骨髓细胞表型异常，提示红系或（和）髓系存在单克隆细胞群
	2. 单克隆细胞群存在明确的分子学标志：HUMARA 分析，基因芯片谱型或点突变（如 RAS 突变）
	3. 骨髓或（和）循环中祖细胞的 CFU 集落（±集簇）形成显著并持久减少

二、鉴别诊断

目前，MDS 的诊断尚无"金标准"，常须与以下疾病鉴别。

1. 慢性再生障碍性贫血（CAA）

与骨髓增生低下 MDS 相鉴别。MDS 网织红细胞一般不低，外周血可见有核红细胞或者幼粒细胞；骨髓早期细胞比例不低或增加，病态造血明显，能发现染色体核型异常。而 CAA 骨髓小粒中主要是非造血细胞，染色体核型基本正常。

2. 免疫相关性血细胞减少症（IRP）

可以检测到骨髓造血细胞上自身抗体，对糖皮质激素、免疫抑制剂等治疗反应快速、有效。

3. 阵发性睡眠性血红蛋白尿症（PNH）

也可出现血细胞减少和病态造血，但流式细胞术检测到 PNH 克隆细胞，多数有哈姆试验呈阳性以及血管内溶血改变。

4. 巨幼细胞贫血

细胞形态呈巨幼样变，易与 MDS 混淆。巨幼细胞贫血由叶酸、维生素 B_{12} 缺乏所致，叶酸、维生素 B_{12} 水平减低，补充后贫血纠正。MDS 补充叶酸、维生素 B_{12} 水平不能改善血常规和病态造血。

5. 低增生 AML

MDS 中 RAEB 亚型原始细胞比例增高，但低于 20%。

（王　莉）

第五节 治疗

MDS 治疗原则是依据患者一般情况、年龄和预后分组选择治疗方案。IPSS-R 评分是指导治疗的基本工具。一般而言，较低危 MDS 以低强度治疗为主，以期改善造血，提高生活质量乃至延长生存期；中高危组 MDS 以高强度治疗为主，包括化疗和异基因造血干细胞移植（allo-HSCT），以获得缓解、提高存活为主要目标。

一、支持治疗

严重贫血患者可输注浓缩红细胞，PLT $< 10 \times 10^9$/L 或伴有出血危险因素时应输注血小板。多量输血后会导致机体铁超负荷，使肝脏、心脏、内分泌腺等脏器发生纤维化和功能损害，甚至血色病。应定期检测血清铁蛋白水平，适时以铁螯合剂除铁治疗。

二、促造血治疗

1. 雄激素

如十一酸睾酮、司坦唑醇等，可能对少数较低危 MDS 有效。

2. 造血细胞生长因子

（1）粒细胞集落刺激因子（G-CSF）、粒—单核细胞集落刺激因子（GM-CSF）：促进粒细胞成熟及释放，协助抗感染。

（2）促红细胞生成素（EPO）：用于较低危组 MDS 贫血的治疗，一般采取大剂量 EPO，3 万~6 万 U/周，可联合 G/GM-CSF 使用。

三、诱导分化及促凋亡治疗

有试用全反式维 A 酸、1，25-二羟基维生素 D₃ 诱导分化治疗 MDS，但疗效不确切。

四、免疫抑制治疗及免疫调节治疗

1. 免疫抑制治疗（IST）

环孢素（CsA）单用或联合抗人胸腺细胞免疫球蛋白（ATG）治疗较低危组 MDS，对年龄较轻（<60 岁）、骨髓增生减低、表达 HLA-DR15（DR2）、细胞遗传学正常以及伴小 PNH 克隆者可能较好。但部分 MDS 患者在 IST 后疾病进展并 AML 转化，IST 治疗 MDS 尚有争议。

2. 免疫调节治疗（IMiDs）

来那度胺可以抑制肿瘤坏死因子（TINF-α）等炎性因子释放、血管新生，促进 T 细胞、NK 细胞活化，起到免疫调节作用，对输血依赖性较低危 MDS，尤其是伴 Sq-MDS 患者疗效好。但是，在伴复杂染色体核型和 *P53* 基因突变时，来那度胺可能促进向 AML 转化。

五、表观遗传学修饰治疗

5-氮杂-2-脱氧胞苷（地西他滨）能抑制 DNA 甲基转移酶，解除抑癌基因的过度甲基化，从而促使肿瘤细胞分化凋亡。可以用于所有 FAB 亚型的 MDS，以及 IPSS 评分中危-1 以上者。地西他滨剂量和方案的优化还在进行中。

对照传统治疗，包括支持治疗、小剂量阿糖胞苷和强化诱导治疗，在不同的 MDS 亚组患者中，5-阿扎胞苷治疗后的生存率均优于传统治疗。

表观遗传学修饰治疗能够改善造血，延缓 AML 转化，提高生活质量和生存时间。

六、联合化疗

对于一般情况良好，年龄较轻的 RAEB 以上 MDS 可考虑使用联合化疗，常用的为蒽环类和阿糖胞苷等，缓解率不低于表观遗传学修饰治疗。但对于年龄大、一般情况差、并发心肺疾病等患者，更可能适用小剂量化疗，比如 CAG、HAG 预激方案。

七、allo-HSCT

allo-HSCT 是唯一可能治愈 MDS 的方法，以下情况考虑 allo-HSCT：中危-2、高危MDS、骨髓原始细胞 <5% 伴高危细胞遗传学异常、严重多系细胞减少和严重输血依赖（即使 IPSS 积分较低）。年龄小、一般情况佳者采用清髓性 allo-HSCT，对年龄偏大而一般情况差者，则采取非清髓性剂量强度减低的 allo-HSCT。

八、预后

MDS 可能病情长期稳定，骨髓中原始细胞比例不升高或仅轻度增加，患者存活数年或十几年；也可能突然发生疾病进展，原始细胞迅速升高而转化为 AML；还有部分 MDS 骨髓原始细胞逐步增多，病情以缓慢但不可逆转的方式进展，最终转化为 AML。

（严　峰）

第十章

急性白血病

白血病是造血系统最具有代表性的血液肿瘤，是起源于造血干细胞的恶性克隆性疾病。当造血细胞某一系列的前体细胞失去分化和凋亡能力，在骨髓中呈恶性克隆性增殖并大量积聚时，使骨髓正常造血功能受抑制并侵犯肝、脾、淋巴结，最终浸润、破坏全身组织和器官。

急性白血病（AL）的分化程度较差，细胞分化停滞在较早期阶段，主要为原始细胞及早期幼稚细胞，病情发展迅速，自然病程仅数月。根据受累的细胞系列可将急性白血病分为急性淋巴细胞白血病（ALL）和急性髓细胞白血病（AML）。

第一节　病因和发病机制

白血病是世界范围内较多见的恶性血液肿瘤。我国白血病发病率与亚洲其他国家相近，但低于欧美国家。我国白血病年发病率为（3~4）/10 万，男性多于女性（1.81∶1）。在恶性肿瘤所致的死亡率中，白血病居第 6 位（男性）和第 8 位（女性），在儿童及 35 岁以下成人中死亡率高居第 1 位。在我国，急性白血病比慢性白血病多见（约为 5.5∶1）。急性白血病中又以急性髓细胞白血病最多（1.62/10 万），其次为急性淋巴细胞白血病（0.69/10 万）。成人急性白血病中以急性髓细胞白血病最多见，儿童中以急性淋巴细胞白血病多见。

人类白血病的病因复杂，尚不完全清楚。目前认为，白血病的发生可能是一个多因素、多步骤的演变过程。

一、物理因素

电离辐射中的 X 射线和 γ 射线都有致白血病作用，且与辐射剂量、时间和年龄相关。短期内接受大剂量辐射有很大危险性。日本广岛及长崎受原子弹袭击后，两地幸存者中白血病发病率明显增高。

二、化学因素

化学因素是与白血病发病相关的重要因素之一。苯的致白血病作用已经肯定，职业性接触苯或含苯的有机溶剂者发病风险明显增高。乙双吗啉致白血病的作用也与部分急性早幼粒细胞白血病的发生有关。抗肿瘤药物中的烷化剂也可诱发急性白血病。化学物质所致的白血病多为 AML，在白血病之前常有 MDS 的表现。

三、生物（病毒）因素

人类 T 淋巴细胞病毒 I 型（HTLV-I）是一种 C 型反转录 RNA 病毒，是第一个被发现与成人 T 细胞白血病/淋巴瘤（ATL）有关的反转录病毒。在发现 ATL 的地区有该病毒的局部流行，HTLV-I 可通过性接触及血液传播或由母亲向胎儿垂直传播。

四、遗传因素

虽然某些白血病具有遗传易感性，但遗传并非白血病的主要因素。同卵孪生子中，如果一人发生白血病，另一人的发病机会为 20%，比双卵孪生子高 12 倍。一些常染色体隐性遗传性疾病如布卢姆综合征、范科尼贫血均易发生白血病。唐氏综合征有 21 号染色体三体改变，其白血病发病率比正常人群高 20 倍，约为 50/10 万。

五、其他

某些血液病如淋巴瘤、多发性骨髓瘤、骨髓增生异常综合征、阵发性睡眠性血红蛋白尿症和骨髓增殖性肿瘤（MPN）也有可能发展为白血病。

（徐　萍）

第二节　分类

急性白血病的分类是在传统的形态学分型（FAB）的基础上，结合世界卫生组织分型（MICM）再分为若干亚型，以明确各亚型之间不同的生物学特性和预后因素。

一、FAB 分型方法

根据形态学和细胞化学特点，法、美、英（FAB）三国协作组制订急性白血病分型及标准，已为各国广泛采用。其分型及标准如下。

（一）急性髓细胞白血病（AML）

共分为 M0～M7 8 个亚型。

1. M0（急性髓细胞白血病微分化型）

骨髓原始细胞≥30%，无嗜天青颗粒及奥尔小体，核仁明显，髓过氧化物酶（MPO）及苏丹黑 B 阳性细胞 <3%，电镜下 MPO 阳性，CD33 或 CD13 等髓系标志可呈阳性，淋巴系抗原常为阴性，血小板抗原阴性。

2. M1（急性粒细胞白血病未分化型）

原粒细胞（I 型 + II 型，原粒细胞浆中无颗粒为 I 型，出现少数颗粒为 II 型）占骨髓非红系有核细胞（NEC）的 90% 以上，3% 以上的细胞为 MPO 阳性。

3. M2（急性粒细胞白血病部分分化型）

原粒细胞占骨髓 NEC 的 30%～89%，单核细胞 <20%，其他粒细胞 >10%。

M2b 为我国学者提出，特点为骨髓中原始及早幼粒细胞增多，但以异常的中性中幼粒细胞为主，伴有明显的核质发育不平衡，核仁常见，此类细胞≥30%。

4. M3（急性早幼粒细胞白血病，APL）

骨髓中以颗粒增多的早幼粒细胞为主，此类细胞在 NEC 中≥30%。

5. M4（急性粒—单核细胞白血病，AMML）

骨髓中原始细胞占 NEC 的 30% 以上，各阶段单核细胞 >20%。

M4E0：除上述 M4 型各特点外，嗜酸性粒细胞在 NEC 中≥5%。

6. M5（急性单核细胞白血病，AMOL）

骨髓 NEC 中原单核、幼单核及单核细胞≥80%。如果原单核细胞≥80% 为 M5a，<80% 为 M5b。

7. M6（急性红白血病，EL）

骨髓中幼红细胞≥50%，NEC 中原始细胞（Ⅰ型＋Ⅱ型）≥30%。

8. M7（急性巨核细胞白血病，AMEL）

骨髓中原始巨核细胞≥30%。血小板抗原阳性，血小板过氧化物酶（PPO）阳性。

（二）急性淋巴细胞白血病（ALL）

共分 L1～L3 3 个亚型。

1. L1

原始和幼淋巴细胞以小细胞（直径≤12 μm）为主，胞质少，核型规则，核仁小而不清楚。

2. L2

原始和幼淋巴细胞以大细胞（直径 >12 μm）为主，胞质较多，核型不规则，核仁明显。

3. L3

原始和幼淋巴细胞以大细胞为丰，大小较一致，胞质多，内有明显空泡，胞质嗜碱性，染色深，核型规则，核仁清楚。

二、WHO 分型方法

WHO 分型基于 FAB 分型，结合形态学、免疫学、细胞遗传学和分子生物学方法综合制订，即为 MICM 分型。这不仅可使 AL 分型更精准，还有可能对 AL 的治疗策略和患者治疗预后评估提供帮助，是急性白血病分型的新趋势。

（一）AML 的 WHO 分型

（1）具有特定细胞遗传学异常的 AML。

AML 伴 t（8，21）（q22；q22）；RUNX1-RUNX1T1；

AML 伴 inv（16）（p13.1q22）或 t（16；16）（p13.1；q22）；CBFβ-MYH11；

APL 伴 t（15；17）（q22；q12）；PML-RARα；

AML 伴 t（9；11）（p22；q23）；MLL-MLLT3；

AML 伴 t（6；9）（q23；q34）；DEK-NUP214；

AML 伴 inv（3）（q21；q26.2）或 t（3；3）（q21；q26.2）；RPN1-EV11；

AML 伴（原始巨核细胞性）伴 t（1；22）（p13；q13）；RBM15-MKL1；

AML 伴 NPM1 突变；

AML 伴 CEBPA 突变。

（2）骨髓增生异常综合征相关的 AML。

（3）治疗相关的 AML。

（4）非特殊类型 AML（AML，NOS）。

AML 微分化型；

AML 未分化型；

AML 部分分化型；

急性粒—单核细胞白血病；

急性单核细胞白血病；

急性红白血病；

急性巨核细胞白血病；

急性嗜碱性粒细胞白血病；

急性全髓增生伴骨髓纤维化。

（5）髓系肉瘤。

（6）唐氏综合征相关的髓系增生。

短暂性异常骨髓增殖（TAM）；

唐氏综合征相关的髓系白血病。

（7）母细胞性浆细胞样树突细胞肿瘤。

（二）ALL 的 WHO 分型

（1）前体 B 细胞 ALL（B-ALL）。

1）非特殊类型的 B-ALL（B-ALL，NOS）。

2）伴重现性遗传学异常的 B-ALL。

B-ALL 伴 t（9；21）（q34；q11）；BCR/ABL；

B-ALL 伴 t（v；11q23）；MLL 重排；

B-ALL 伴 t（12；21）（p13；q22）；TEL-AML1（ETV6-RUNX1）；

B-ALL 伴超二倍体；

B-ALL 伴亚二倍体；

B-ALL 伴 t（5；14）（q31；q32）；IL-3-IGH；

B-ALL 伴 t（1；19）（q23；p13）；E2A-PBXI-（TCF3-PBX1）。

（2）前体 T 细胞 ALL（T-ALL）。

（3）伯基特淋巴瘤。

（徐　萍）

第三节　临床表现

急性白血病的发病可急骤或缓慢，也可隐匿。其常见的临床特点为发热、出血、贫血和肝脾、淋巴结肿大等表现，主要与正常血细胞减少和白血病细胞浸润有关。

一、正常血细胞减少的临床表现

白血病细胞的异常增殖使骨髓造血功能受到严重抑制，正常血细胞如白细胞、红细胞、血小板生成减少，引起一系列相应的临床表现，但多为非特异性表现。

1. 发热

多数患者在疾病早期可表现为发热，从低热至高热不定，多 >38.5 ℃。发热的主要原因与白血病患者白细胞数量和功能异常、机体免疫功能缺陷易发感染有关。感染的常见部位有上呼吸道、肺部、口腔和肛周等，严重时可发生败血症。当患者接受化学治疗后出现粒细胞缺乏时更易并发感染。患者感染常见的致病菌多为革兰阴性杆菌或革兰阳性球菌，也可能出现病毒、真菌感染，近来并发结核感染者也在增多。白血病疾病本身也可以发热，多 < 38.5 ℃。

2. 出血

急性白血病以出血为早期表现者近 40%。出血的原因主要是血小板减少，其次为白血病细胞浸润血管壁或凝血功能异常，APL 患者可因 DIC 引起严重的全身广泛性出血。出血可见于全身各部位，多表现为皮肤瘀点、瘀斑、鼻出血、牙龈出血和月经量过多等。发生颅内出血可出现头痛、呕吐和昏迷，是急性白血病最常见的死亡原因之一。

3. 贫血

绝大多数患者就诊时已有不同程度的贫血，多为重度贫血，呈进行性加重。贫血表现为面色苍白、头昏和乏力，严重者出现呼吸困难和心血管疾病的症状。贫血的发生主要是骨髓红细胞的增殖受抑，部分患者存在红细胞寿命缩短以及失血等原因。

二、白血病细胞增殖浸润的临床表现

1. 淋巴结和肝脾肿大

部分患者淋巴结肿大，常见部位为颈部、腋下和腹股沟等处，多见于 ALL 患者。肿大的淋巴结质地中等，多无触痛。部分急性白血病患者可有轻至中度的肝脾肿大，巨脾一般少见。

2. 骨骼和关节

患者常有胸骨压痛，提示局部髓腔内白血病细胞过度增生，具有一定的诊断特异性。当白血病细胞累及骨膜、骨和关节，可出现关节和骨骼疼痛，儿童多见。发生骨髓坏死时可引起骨骼剧痛。

3. 眼部

少数 AML 患者白血病细胞浸润至眼眶部及骨膜可出现粒细胞肉瘤，导致眼球突出、复视或失明。由于大量原始粒细胞聚集富含 MPO，使肉瘤切面呈现绿色，故又称绿色瘤。

4. 口腔和皮肤

牙龈浸润表现为牙龈肿胀增生，为单核细胞浸润的特点，多见于 M4 和 M5。皮肤浸润可表现为皮肤粒细胞肉瘤，皮肤呈灰蓝色斑丘疹或结节。

5. 中枢神经系统

白血病细胞累及中枢神经系统并出现头痛、恶心、呕吐、颈项强直、抽搐、昏迷及脑神经损害等表现时，称中枢神经系统白血病（CNSL）。CNSL 多见于儿童、高白细胞白血病、

ALL 和 M4、M5 患者，其他各型也有发生。CNSL 常发生在治疗后缓解期，约有 10% 的病例在发病之初为首发表现。CNSL 可为脑膜浸润、脑实质浸润或脊髓浸润，随浸润部位不同而表现相应的症状和体征。脑膜浸润又称脑膜白血病，脊髓浸润可出现截瘫，累及神经根可产生各种麻痹症状。由于化疗药物难以通过血—脑屏障，隐匿在中枢神经系统内的白血病细胞不能被有效杀灭，是产生髓外复发的主要原因。

6. 胸腺和睾丸

约 10% 的 ALL 患者有前纵隔（胸腺）肿块，巨大的肿块压迫大血管和气管，出现咳嗽、呼吸困难、发绀、颜面水肿等上腔静脉综合征的表现，多见于 T-ALL。睾丸浸润又称睾丸白血病，常为单侧、无痛性肿大，多见于 ALL 化疗缓解后的男性儿童或青年。由于化疗药物难以通过血—睾屏障，隐匿在内的白血病细胞也不能被有效杀灭，是仅次于 CNSL 的又一髓外复发根源。

此外，白血病细胞还可浸润其他各器官，如胸膜、肺脏、心脏、消化道和泌尿系统等。

（徐　萍）

第四节　实验室检查

一、血常规

血液常规检查是诊断白血病的最基本的检查。

AL 发病时外周血 WBC 可高低不一：WBC 可以增高、降低或正常。大多数患者白细胞数增多，$\geq 10 \times 10^9/L$ 为白细胞增多性白血病，$\geq 100 \times 10^9/L$ 称为高白细胞性白血病，部分患者 WBC 正常或者 $< 1.0 \times 10^9/L$，称为 WBC 不增多性白血病。初发时 WBC $> 50 \times 10^9/L$ 往往被视为高危预后因素之一。白细胞分类计数或血涂片可见数量不等的原始和（或）幼稚细胞，多见于 WBC 增多性 AL，WBC 不增多性 AL 在血片中很难找到原始或幼稚细胞。诊断时患者多有不同程度的贫血和血小板数量减少，约 50% 患者 PLT $< 50 \times 10^9/L$ 或更低。

二、骨髓象及骨髓活组织象

骨髓穿刺涂片和骨髓活检切片是了解骨髓细胞形态学改变和骨髓造血组织整体结构及分布的重要方法，是诊断 AL 的重要的检查之一。

1. 骨髓穿刺

AL 多数病例骨髓涂片显示增生明显活跃或极度活跃，少部分病例骨髓增生低下，称为低增生性 AL，多为 AML。无论增生明显活跃的 AL 或者低增生性 AL，两者的原始细胞占全部骨髓有核细胞必须 $\geq 30\%$（FAB 分型）或 $\geq 20\%$（WHO 分型）。当原始细胞显著增多，较成熟中间阶段细胞缺如，并残留少量成熟粒细胞时，即出现所谓"裂孔"现象。白血病细胞形态常见的异常改变包括胞体增大、核质比例增加、核型异常（如切迹、凹陷、扭曲等）以及染色质增粗、排列紊乱、核仁明显等。奥尔小体最常见于 AML，如 AML M3、M4、M5 等亚型，不见于 ALL，故有助于鉴别 ALL 与 AML。

2. 骨髓活检

AL 骨髓活检切片显示增生极度活跃的原始细胞，常呈弥漫性分布或片状分布，不同程度的代替正常造血组织，脂肪组织减少、幼红细胞和巨核细胞减少。AML M7 可见原始巨核细胞增多伴明显的网状纤维增生。

三、细胞化学反应

通过细胞组织化学染色的方法显示白血病细胞胞质中各种化学成分的分布和强弱程度，可补充细胞形态学的不足，常用于协助骨髓形态学检查鉴别各类 AL。白血病的常见细胞化学染色反应及意义见表 10-1。

表 10-1　急性白血病常见细胞化学染色反应及意义

化学染色	急性淋巴细胞白血病	急性粒细胞白血病	急性单核细胞白血病
髓过氧化物酶（MPO）染色	（－）	分化差的原始细胞 （－）～（＋） 分化好的原始细胞 （＋）～（＋＋＋）	（－）～（＋）
糖原（PAS）染色	（＋），团块状或粗颗粒状	（－）或（＋） 弥漫性淡红色或细颗粒状	（－）或（＋） 弥漫性淡红色或细颗粒状
非特异性酯酶（NSE）染色	（－）	（－）～（＋） NaF 抑制试验不敏感，抑制率＜50%	（＋），NaF 抑制试验敏感，抑制率≥50%
碱性磷酸酶（ALP）染色	增加	（－）或减少	正常或增加

四、免疫学检查

白血病细胞膜表面表达不同的分化抗原，如髓系和淋巴系抗原。髓系包括粒—单系、红系、巨核系，淋巴系包括 T/B、NK 等。根据白血病细胞免疫学标志，采用特异的单克隆抗体，不但可将 ALL 与 AML 进行区分，还可进一步区分 T-ALL 与 B-ALL。ALL 大部分是 B 系来源，常见的免疫表型为 $CD10^+$、$CD19^+$、$CD22^+$、$CD79a^+$；T-ALL 常见的免疫表型为 $CD3^+$、$CD7^+$。AML 常见的免疫表型为 $CD33^+$、$CD13^+$、$CD14^+$、$CD11b^+$、$CD11c^+$ 等。CD34 和 CD117 均为造血干细胞免疫学标志，高表达 CD34 和 CD117 的 AL 细胞预后较差。

根据欧洲白血病免疫分型组（EGIL）提出的免疫学积分系统，将 AL 又分为：①急性未分化型白血病（AUL），髓系和 T 或 B 淋巴系抗原积分均≤2；②急性混合细胞白血病或急性双表型（白血病细胞同时表达髓系和淋巴系抗原）或双克隆（两群来源于各自干细胞的白血病细胞分别表达髓系和淋巴系抗原）或双系列（除白血病细胞来自同一干细胞外余同双克隆型）白血病，髓系和 T 或 B 淋巴系抗原积分均＞2；③伴有髓系抗原表达的 ALL（My＋ALL），T 或 B 淋巴系抗原积分＞2，同时髓系抗原表达，但抗原积分≤2，和伴有淋巴系抗原表达的 AML（Ly＋AML）；髓系抗原积分＞2，同时淋巴系抗原表达，但抗原积分≤2；④单表型 AL，表达淋巴系（T 或 B）者髓系抗原积分为 0，表达髓系者淋巴系抗原积分为 0。

五、细胞遗传学和分子生物学检查

约半数以上 AL 患者发生染色体核型改变，而染色体异常又会导致某些特定的基因改变，如 99% 的 APL 患者出现 t（15；17）（q22；q21）特征性染色体改变，即 15 号染色体

上的 *PML*（早幼粒白血病基因）与 17 号染色体上的 *RARα*（维 A 酸受体基因）形成一种新的融合基因 *PML/RARα*。AML 中最常见的染色体改变除 t（15；17）外，还可见 t（8；21）、inv（16）、+8、+21 等。t（9；22）（q34；q11）即 Ph 染色体虽然是 CML 的特征性细胞遗传学改变，但也常见于成人 ALL 和少数 AML 病例，Ph 染色体阳性的 ALL 预后较差。

六、血液生化改变

ALL 患者血清 LDH 增高较常见。AL 患者血和尿中尿酸浓度增高，尤其在化疗期间易出现高尿酸血症。AL 并发 DIC 时凝血功能异常，如 APL 出现 DIC 时 APTT、PT、TT 等凝血检查结果异常。ALL 并发 CNSL 时，脑脊液外观变浑浊，压力增高，WBC 增多（$>0.01 \times 10^9$/L），蛋白质增多（>450 mg/L），脑脊液离心涂片后可见数量不等的原始或幼稚白细胞。

（刘心平）

第五节　诊断和鉴别诊断

一、AL 的诊断

AL 的诊断一定要结合临床表现、血常规、骨髓形态学和骨髓病理学改变作出初步诊断，同时应该尽可能完善免疫分型、细胞遗传学和分子生物学等全面检查。全面的实验室检查是做好 AL 分层诊断和危险度评估的关键，为 AL 的预后判断、分层治疗和疗效评估提供详尽的资料。不同的分层和预后采取不同的治疗策略，是提高 AL 化疗效果、决定治疗方案、是否进行移植的关键因素，需要综合考虑。

二、AL 的鉴别诊断

1. 类白血病反应（LR）

由严重感染、结核、恶性肿瘤和创伤等原发疾病引起的一种血液学继发改变，表现为外周血 WBC 增多，血涂片中可见中幼粒、晚幼粒、早幼粒甚至原始粒细胞。LR 骨髓中没有奥尔小体，NAP 活性明显增高，随着原发病的治疗，外周血细胞的异常改变可以好转或恢复。

2. MDS

MDS RAEB- I 和 RAEB- II 患者的骨髓和外周血可见原始和幼稚细胞，易与 AL 相混淆。但 MDS 伴有病态造血，骨髓中原始细胞 <20%。

3. 传染性单核细胞增多症（IM）

IM 有发热、浅表淋巴结肿大和肝脾肿大，外周血中异型淋巴细胞易被误认为幼淋巴细胞。但 IM 骨髓中无原始淋巴细胞，EB 病毒抗体阳性，病毒 DNA 阳性，血清嗜异性凝集试验滴度升高，病程短，可自愈。

4. 再生障碍性贫血（AA）

血常规为全血细胞减少，与白细胞不增多性白血病可能混淆，骨髓检查无原始细胞，临床无肝脾和淋巴结肿大。

（刘心平）

第六节 危险度分层和预后评估

AL 的分层和预后评估涉及很多方面，包括年龄、初诊时的症状和体征、是否为治疗相关性、FAB 和 WHO 亚型、免疫分型、染色体核型、融合基因类型及表达水平、基因突变类型、伴发疾病情况及微小残留病（MRD）水平等。与 CML 不同，AL 患者若不经治疗中位生存期仅 3 个月左右，治疗后获得持续 CR 者有不少患者可获得长期存活。

一、ALL

儿童 ALL 的预后明显优于成人 ALL，$1 \sim 9$ 岁 ALL 且 $WBC < 50 \times 10^9/L$ 者预后最好，$50\% \sim 70\%$ 能够长期生存和治愈。成人 ALL 预后远不如儿童，3 年以上存活率仅为 30%，$Ph^+ ALL$ 预后更差。

成人 ALL 的预后分组如下。

1. 标危组

年龄 < 35 岁，$WBC < 30 \times 10^9/L$（B-ALL）或 $< 100 \times 10^9/L$（T-ALL），4 周内达 CR。

2. 高危组

年龄 ≥ 35 岁，$WBC \geq 30 \times 10^9/L$（B-ALL）或 $\geq 100 \times 10^9/L$。（T-ALL），免疫分型为 proB-ALL、早期或成熟 T-ALL，伴 t（9；22）/BCR-ABL 或 t（4；11）/MLL-AF4，达 CR 时间超过 4 周。

二、AML

基因突变情况更能提示其预后。正常染色体伴单独 *NPM1* 突变的 AML 预后较好，伴有 *FLT3* 突变的 AML 预后较差。虽然伴 t（8；21）或 inv（16）突变的 AML 预后较好，但同时又伴有 *KIT* 基因突变则预后差。M3 伴 t（15；17）者预后良好，可以获得长期存活和治愈。

三、年龄较大且 WBC 较高的 AL 预后往往不良

继发于放、化疗或 MDS 的 AL、早期或多次复发、数次化疗难以缓解及并发髓外白血病的 AL 预后均较差。

（刘心平）

第七节 治疗

AL 的治疗是以联合化疗为核心的综合治疗体系，造血干细胞移植是 AL 的根治性手段。在有效的化疗获得缓解后，对适合造血干细胞移植的患者应尽早进行 HLA 配型和移植前的各项准备。化疗方案的选择应该根据 AL 的预后分层和患者的具体情况来确定，并做好风险告知和解释、沟通工作。

一、支持对症治疗

1. 血细胞异常的纠正

成分输血用于纠正贫血和血小板减少，严重贫血可输浓缩 RBC，维持 Hb > 80 g/L，改善缺氧症状；PLT < 20 × 10^9/L 或有活动性出血时需要输注单采血小板悬液；继发凝血因子缺乏的患者可输注新鲜冰冻血浆或冷沉淀。高白细胞血症时，当 WBC > 200 × 10^9/L 时容易出现白细胞淤滞症状，应先用血细胞分离机（APL 除外）紧急去除过高的 WBC 后再化疗，并充分水化、碱化，减少肿瘤溶解综合征、高尿酸血症和凝血异常的发生，降低早期治疗相关死亡率。对于高白细胞 AL，化疗前可给予短暂预治疗，如 AML 先应用羟基脲，ALL 先用地塞米松治疗。

2. 预防和控制感染

AL 患者常伴有白细胞减少或粒细胞缺乏，尤其在化疗后骨髓抑制期间，更容易出现较长时间的粒细胞缺乏，应做好消毒隔离和手卫生，最好入住无菌病房或层流病房，并应用 G-CSF 缩短粒细胞缺乏期。对于发热或非发热但有感染征象的患者，都要积极寻找感染源并早期经验性应用抗生素治疗感染，再根据病原学结果及时调整抗感染药物如抗生素、抗病毒药物和抗真菌药物等。

3. 代谢并发症治疗

高白细胞 AL，治疗过程中容易并发高尿酸血症、高磷酸血症和低钙血症等代谢紊乱，严重时还会出现高钾血症和急性肾功能损害。化疗时应该充分水化和碱化尿液，同时给予别嘌醇降低尿酸。无尿和少尿者按急性肾衰竭处理。

4. 营养支持

AL 是严重的消耗性疾病，应该积极补充营养，如高蛋白、高热量饮食，必要时通过静脉补充营养。还要注意维持水电解质平衡，补充维生素、钾、钙和镁等物质。

二、抗白血病治疗

（一）化疗

联合化疗是抗白血病治疗中最重要的手段。所谓联合化疗是指按顺序应用 2 种或 2 种以上作用于不同细胞周期的细胞毒性化疗药物治疗 AL 的方法。AL 的化疗原则强调早期、足量、联合、间歇、重复和个体化策略。

1. 化疗方法

AL 的治疗分诱导缓解治疗和缓解后治疗两部分。

（1）诱导缓解治疗：是 AL 第一阶段的治疗，通过有效的联合化疗使患者在 1~2 个疗程内迅速获得完全缓解（CR）。患者达到 CR 时，患者白血病的临床症状和体征消失，外周血中性粒细胞绝对值 ≥ 1.5 × 10^9/L，血小板 > 100 × 10^9/L，白细胞分类中无白血病细胞，骨髓中原始粒细胞 Ⅰ + Ⅱ（原单核细胞 + 幼单核细胞或原淋巴细胞 + 幼淋巴细胞）< 5%，M3 原粒细胞 + 早幼粒细胞 < 5% 且无奥尔小体，红系和巨核系正常，无髓外白血病。理想的 CR 状态应为白血病免疫学、细胞遗传学和分子生物学异常均消失；当疾病复发时，这些指标可以再次异常，故可作为 AL 缓解后及造血干细胞移植后白血病残留细胞监测的重要参数。

（2）缓解后治疗：包括巩固强化治疗和维持治疗。AL 初治时体内白血病细胞约为 $10^{12} \sim 10^{13}$，达 CR 后体内仍然有 $10^8 \sim 10^9$ 残留白血病细胞，为微小残留病（MRD），是 AL 疾病复发的根源。巩固强化治疗和维持治疗目的就是不断清除 MRD，防止或减少复发，争取患者的长期无病生存（DFS）和临床治愈（CR 持续 5 年无复发），甚至治愈（DFS 持续 10 年以上）。

2. AML 的化疗方案

（1）诱导缓解治疗：非 M3 AML 患者最常用阿糖胞苷（Ara-C）联合蒽环/蒽醌类药物的组合，即"3+7"方案。蒽环/蒽醌类药物主要包括柔红霉素（DNR）、米托蒽醌（MIT）和去甲氧柔红霉素（IDA），由于该类药物具有的心脏毒性有蓄积作用，可致药物性心肌损害或心肌炎，故应注意总量限制。高三尖杉酯碱（HHT）联合 Ara-C 诱导治疗 AML 为国内常用方案，CR 率可达 60% ~ 65%。AML 常用化疗方案见表 10-2。

表 10-2　AML 常用联合化疗方案

方案	药物	剂量和用法
DA	柔红霉素	45 mg/（m² · d），静脉注射，第 1~3 天
	阿糖胞苷	Ara-C 100~200 mg/（m² · d），静脉滴注，第 1~7 天
MA	米托蒽醌	8~12 mg/（m² · d），静脉注射，第 1~3 天
	阿糖胞苷	Ara-C 100~200 mg/（m² · d），静脉滴注，第 1~7 天
IA	去甲氧柔红霉素	12 mg/（m² · d），静脉注射，第 1~3 天
	阿糖胞苷	Ara-C 100~200 mg/（m² · d），静脉滴注，第 1~7 天
HA	高三尖杉酯碱	3~4 mg/d，静脉滴注，第 5~7 天
	阿糖胞苷	Ara-C 100~200 mg/（m² · d），静脉滴注，第 1~7 天

为了提高诱导缓解率，AML 化疗后第 7 天需要复查骨髓，及时了解骨髓增生程度和残留白血病细胞情况并调整治疗计划。1 个疗程和 2 个疗程获得 CR 者 DFS 不同，后者 5 年 DFS 仅为 10%。如 2 个标准疗程仍然未获得 CR，提示患者存在原发耐药，预后差，需要更换方案并尽早实施造血干细胞移植。

（2）M3 的诱导缓解治疗：全反式维 A 酸（ATRA）25~45 mg/（m² · d）口服直至缓解。ATRA 为诱导分化剂，可以诱导含 *PML-RARα* 融合基因的 APL 细胞向成熟分化，而非细胞毒性作用。ATRA 联合蒽环类细胞毒性药物可以提高 APL CR 率，降低维 A 酸综合征的发生率和死亡率。我国应用 ATRA+砷剂+化疗作为 APL 的一线诱导治疗，也取得了显著的疗效。

维甲酸综合征（RAS）多见于单用 ATRA 治疗 M3 过程中，发生率为 3% ~ 30%，其发生机制可能与细胞因子的大量释放和黏附分子表达增加有关，初诊时 WBC 较高或治疗后迅速上升者容易发生 RAS。临床表现为发热、体重增加、水肿、肌肉骨骼疼痛，严重时呼吸窘迫、胸腔积液、低血压和急性肾衰竭。治疗包括暂停 ATRA、吸氧、利尿、大剂量应用地塞米松（10 mg 静脉注射，每日 2 次）和化疗。

（3）缓解后的治疗：AML 缓解后需要进行 6~9 个疗程的巩固强化治疗，化疗方案可以采用剂量更强的原诱导缓解方案或 HD Ara-C 方案（2~3 g/m²，每 12 小时 1 次静脉滴注，连用 6~7 天）单用或与安吖啶或其他蒽环类药物联合的方案。M3 获得 CR 后，仍需要巩固强化治疗 5~6 个疗程，并用 ATRA 及砷剂交替维持治疗 2~3 年。AML 初诊时 WBC 高、伴髓外病变、M4/M5，或存在 t（8；21）、inv（16）、CD7$^+$ 或 CD56$^+$ 及有颅内出血者，应在 CR 后尽早开始中枢神经系统白血病（CNSL）的鞘内预防性用药。

不同危险度的 AML 缓解后治疗建议：高危组首选异体 HSCT；低危组首选 HD Ara-C 为主的联合化疗；中危组 HSCT 和化疗均可采用。自体 HSCT 适用于部分中低危组 AML。伴有累及 *CBF* 融合基因的 AML 可采用 HD Ara-C 巩固强化 3~4 个疗程，不再进行长期维持治疗。

（4）复发、难治性 AML 的治疗：通过流式细胞术、定量 PCR 技术监测 MRD 是预警 AML 复发的重要方法，巩固治疗后 MDR 持续高水平或先降后升，多提示存在复发的高风险。

对于标准方案无法获得 CR（约 20%）的难治或 2 年内复发的 AML，异基因造血干细胞移植（allo-HSCT）是唯一可能获得长期缓解的治疗措施，移植前如果能通过挽救方案获得缓解对提高移植疗效有利。年龄 55 岁以下的难治、复发 AML 患者，一般状况较好者，可以选择 HD Ara-C 方案联合化疗，或选择新型药物联合化疗，如新型烷化剂 cloretazine、核苷酸类似物氯法拉滨、髓系单克隆抗体及靶向药物 FLT-3 抑制剂等；年龄偏大或继发性 AML 则可采用预激方案化疗如 G-CSF + 阿克拉霉素 + Ara-C；M3 复发后用 ATRA 或砷剂治疗仍然有效，CR 后可以考虑做造血干细胞移植；allo-HSCT 移植后复发患者可行供者淋巴细胞输注（DLI）或二次移植。

3. ALL 的化疗方案

（1）诱导缓解治疗：ALL 诱导缓解的最基本方案是以长春新碱（VCR）加泼尼松（P）VP 方案，在此基础上完善的 VDLP（DNR + VCR + L-ASP + P）是成人 ALL 的标准诱导缓解方案，CR 率达 75%~92%。左旋门冬酰胺酶（L-ASP）是专用于 ALL 化疗的药物，可相对特异性地杀灭原淋巴细胞。Hyper-CVAD 是治疗 ALL 的较强烈的诱导方案，CR 率可达 90% 以上。对于 T-ALL 可在 VDLP 的基础上加用 Ara-C 或环磷酰胺（CTX），可以提高 T-ALL 的 CR 率和 DSF。Ph$^+$ ALL 预后极差，在诱导化疗期间应联合应用伊马替尼，不但提高 CR 率，还可减少继发耐药。ALL 常用化疗方案见表 10-3。

表 10-3　ALL 常用联合化疗方案

方案	药物	剂量和用法
VP	长春新碱	2 mg，每周静脉注射 1 次
	泼尼松	1 mg/（kg·d），分次口服，连用 2~3 周
DVLP	柔红霉素	30 mg/（m^2·d），静脉滴注，每 2 周第 1~3 天，共 4 周
	长春新碱	2 mg，每周第 1 天静脉注射，共 4 周
	左旋门冬酰胺酶	10 000 U/d，静脉滴注，第 19 天开始，连用 10 天
	泼尼松	1 mg/（kg·d），分次口服，连用 4 周
Hyper-CVAD		
A 方案	环磷酰胺	300 mg/（m^2·12h），静脉注射 3 小时，第 1~3 天
	长春新碱	2 mg/d，静脉注射，第 4 天、第 11 天
	阿霉素	50 mg/（m^2·d），静脉注射，第 4 天

续表

方案	药物	剂量和用法
B 方案	地塞米松	40 mg/d，口服或静脉滴注，第 1~4 天、第 11~14 天
	甲氨蝶呤	1 g/m^2，静脉滴注，第 1 天
	阿糖胞苷	3 g/m^2，每 12 小时 1 次，共 4 次，第 2~3 天

（2）缓解后治疗：ALL 缓解后的治疗十分重要，巩固强化和维持治疗一般需要 3 年。对于高危或极高危组 ALL 应在缓解后尽早做 allo-HSCT。缓解后强化治疗可以选择原诱导方案，或应用 HD Ara-C（1~3 g/m^2）和 HD MTX（2~3 g/m^2），可以克服耐药并提高药物在脑脊液中的浓度。HD MTX 可以引起严重的口腔黏膜炎，需要用亚叶酸钙进行解救。ALL 的有效维持治疗普遍采用巯嘌呤（6-MP）和 MTX 联合应用。缓解后治疗可以减少复发，30%~40% 的成人 ALL 可生存 5 年以上。

（3）ALL 复发治疗：ALL 骨髓复发最常见，髓外复发多见于中枢神经系统和睾丸这两个部位。ALL 一旦复发预后很差，即便获得二次缓解也较短暂（中位时间为 2~3 个月），长期生存率≤5%。ALL 患者适合移植者应尽早考虑 allo-HSCT。

4. 特殊类型 AL 的治疗

（1）CNSL 的治疗：CNSL 是最常见的髓外白血病，ALL 发生 CNSL 较 AML 常见。对于 AML M4 和 Ms、所有 ALL 尤其 Ph$^+$ALL 和 T$^-$ALL 应该注意 CNSL 的预防和治疗。CNSL 的防治措施有鞘内注射化疗药物、大剂量全身化疗和头颅照射。通常当 AL 获得缓解后即可通过鞘内注射、Ara-C 和（或）MTX 进行预防治疗。对已经发生 CNSL 的 AL，可以采用联合鞘内注射地塞米松、Ara-C 和（或）MTX，必要时加头颅照射（12~18）Gy。

（2）睾丸白血病的治疗：由于药物难以通过血—睾屏障，放疗是睾丸白血病的有效手段，即使仅有单侧睾丸肿大也要进行双侧照射。

（3）老年 AL 的治疗：WHO 将≥60 岁的 AL 划分为老年 AL，年龄是 AL 预后重要因素之一。老年 AL 中由 MDS 转化、继发于某些理化因素、重要器官功能不良和伴有不良核型者多见，故总体疗效偏差。治疗方面更强调个体化治疗、减量化疗策略或参加新药临床研究。老年 AL 如适合移植者，可采用降低预处理强度的方案（RIC-HSCT）。

（二）HSCT

HSCT 是根治 AL 的唯一手段。除了某些低危 AML 如 M2a、M4E0 等可以进行 auto-HSCT，大部分 AL 患者移植的首选应为 allo-HSCT。

（三）细胞免疫治疗

多与 AL 化疗联合应用或于 HSCT 后进行免疫治疗，如瘤苗、DLI 和自体 T 细胞等。

（四）其他治疗

放疗和手术。局部或全身放疗仅适用于 AL 的某些特殊受累部位的照射或 HSCT 前的治疗，手术治疗适用于 AL 某些局部病灶的外科治疗。

（李晓霞）

第十一章

慢性白血病

第一节　慢性粒细胞白血病

一、定义

慢性髓细胞白血病（CML），又称慢性粒细胞白血病，是一种起源于多能干细胞的恶性增殖性疾病（获得性造血干细胞恶性克隆性疾病），其发病有明确的遗传学（Ph 染色体）和基因（*BCR-ABL*）异常。CML 病程发展较慢，主要涉及髓系，以脾脏明显肿大、外周血粒细胞显著增多并有不成熟性为特征，常并发贫血与血小板增多。CML 患者可检出 Ph 染色体 t（9；22）（q34；q11）和（或）*BCR-ABL* 融合基因。

CML 占成人白血病的 15%～25%，全球年发病率为（1～2）/10 万。我国流行病学调查显示全国 CML 的年发病率为 0.39/10 万。CML 可发病于各年龄段，以中、老年为多，我国较西方更年轻化，流行病学调查显示我国 CML 的中位发病年龄为 45～50 岁；而西方国家的中位发病年龄为 67 岁。男性略多于女性。根据临床表现和实验室检查可将 CML 分为慢性期（CP）、加速期（AP）和急变期（BC 或 BP）。CP 的自然病程平均为 3～4 年，CML-AP 经治疗后有可能回到慢性期或继续进展到急变期，大多数患者因急变而死亡。

二、病因和发病机制

CML 的病因尚不清楚，三种环境因素已被认为与白血病发病有关，即电离辐射、化学物质和病毒；此外，遗传因素也是疾病发生的一个重要原因。日本广岛、长崎在原子弹袭击后幸存者中 CML 发病率明显升高，证实放射线是发病的重要因素之一。但大多数病因不明，大量研究表明，CML 是起源于多能造血干细胞的克隆性疾病。Ph 染色体是其特征性细胞遗传学标志，其实质是 9 号染色体长臂上 *c-abl* 原癌基因易位至 22 号染色体长臂的断裂点集中区（BCR），形成 *BCR-ABL* 融合基因，其编码的 p210 或 p190 BCR/ABL 蛋白具有极强的酪氨酸激酶（PTK）活性，引起多方位信号传导通路异常，进而引发黏附功能缺陷，有丝分裂原激酶活化和凋亡抑制等，最终导致 CML 发生。在粒系、红系、巨核系及 B 淋巴细胞系均可发现 Ph 染色体，但不见于体细胞、骨髓成纤维细胞及 T 淋巴细胞，表明 CML 是造血干细胞突变所致的克隆性疾病。

近年来，分子生物学等技术的进展使 *BCR/ABL* 的生物特性和 CML 发病的分子机制逐渐被阐明，也使 CML 的治疗取得了巨大进步。

三、临床表现

患者临床表现不一，起病缓慢，症状相对较轻。30%～50% 的 CML 患者确诊时无典型的临床症状，多因健康体检或其他疾病就医时发现血常规异常或脾肿大而被确诊。CML 的整个病程可分为三期，CP、AP 和 BC/BP。

1. 一般症状

CML 的症状缺乏特异性，可出现乏力、食欲减退、身体不适、多汗或盗汗、体重减轻和左上腹坠胀等。

2. 肝脾肿大

脾肿大是 CML 最显著的体征。脾肿大程度不一，患者多由于脾肿大而感左上腹坠胀不适，半数以上的患者就诊时脾已达脐或脐以下，质地坚实、平滑，无压痛，如有脾周围炎可有触痛或摩擦感；如发生脾梗死则剧烈腹痛并放射至左肩，脾区压痛明显。脾肿大程度与患者病情、病程尤其是白细胞数密切相关，化学治疗白细胞数下降时，脾往往缩小至正常，但病变进展会再度肿大。约 40% 患者有肝脏肿大，但不如脾脏肿大常见。

3. 其他症状及体征

部分患者出现类似甲状腺功能亢进的高代谢症状，如盗汗、低热和体重下降。大部分患者有胸骨中下段压痛。若白细胞极度增高（如 $>200\times10^9/L$）可发生"白细胞淤滞症"，表现为呼吸窘迫、头晕、耳鸣、语言不清、中枢神经系统出血、眼底静脉出血、视物模糊或失明等，男性偶可发生阴茎异常勃起。部分患者确诊时可触及淋巴结肿大，以颈部、锁骨上及腋窝多见，但鲜有直径超过 1 cm 者。其他少见的临床表现包括高尿酸血症引起的痛风性关节炎、尿崩症和组胺释放所致的荨麻疹、皮肤瘙痒及消化性溃疡等。

4. 加速期/急变期的表现

CML 慢性期一般为 1～4 年，无有效治疗时疾病逐渐进入至加速期，以至急变期。进入加速期后患者常有不明原因的发热、虚弱、食欲缺乏、体重下降，淋巴结逐渐肿大，胸骨和骨骼疼痛以及贫血和出血，脾进行性肿大并与白细胞数不成比例；传统治疗药物如白消安或羟基脲不能逆转病情进展，或原来治疗有效的药物失效。加速期可维持数月，在有效治疗后部分患者仍可回到慢性期。治疗无效时则进入 CML 的急变期，以贫血、出血、感染表现为主，可有髓外白血病表现（如绿色瘤、皮肤结节、睾丸肿大等）和全身酸痛。少数患者以急变起病，临床表现酷似急性白血病。多数病例的急性变为急粒变，约 20% 为急淋变，偶有单核细胞、巨核细胞及红细胞等类型的急性变。急变预后极差，往往在数月内死亡。

四、实验室检查

1. 血常规及外周血细胞形态

CML 血常规检查很有特点，典型表现可高度提示 CML。白细胞总数明显增高，多数在 $(50～200)\times10^9/L$，甚至高达 $500\times10^9/L$。外周血分类中特征性的表型为粒细胞显著增多，可见各阶段粒细胞，以中性中幼、晚幼和杆状核粒细胞居多；原始细胞一般为 1%～5%，不超过 10%。嗜酸、嗜碱性粒细胞增多，后者有助于诊断。疾病早期血小板多在正常水平，部分患者增多。外周血中性粒细胞碱性磷酸酶（NAP）活性减低或呈阴性反应，反映粒细胞形态正常而功能缺陷。治疗有效时 NAP 活性可以恢复，疾病复发时又下降，并发细菌性感染时可略升高，这区别于类白血病反应。疾病早期血小板可增高，晚期血小板减少并出现贫血。

2. 骨髓细胞形态学

骨髓增生常明显至极度活跃，以粒细胞增生为主，粒红比例可增至（10～50）：1，其中以粒系的中性中幼、晚幼及杆状核细胞明显增多。慢性期原始粒细胞不超过 10%，加速期则可达到 10%～20%，急变期则超过 20%。嗜酸、嗜碱性粒细胞一般均增多。各类红细胞相对减少。巨核细胞正常或增多，晚期减少。部分晚期患者可伴有骨髓纤维化，出现骨髓"干抽"。

3. 细胞遗传学及分子生物学

细胞遗传学检查是确诊 CML 的重要依据，也是疾病进展的标志。CML 患者的血细胞中可出现 Ph 染色体，即 t（9；22）（q34；q11)，因 9 号染色体长臂上 c-abl 原癌基因易位至 22 号染色体长臂的断裂点集中区（BCR），形成 BCR-ABL 融合基因。荧光原位杂交技术（FISH）可以识别 BCR-ABL 融合基因；实时定量 PCR（聚合酶链反应）查 BCR-ABL 融合基因灵敏度高达 $1/10^6$，可用于疗效监测并指导治疗。BCR-ABL 衍生的融合蛋白的相对分子质量大小因 BCR 断裂点位置不同而不同，主要产生的是 210×10^3 的融合蛋白（P210），少部分患者产生 230×10^3 的融合蛋白（P230）和 190×10^3 的融合蛋白（P190）。部分耐药患者常发生 abl 基因的突变，按突变位点不同，预后差异很大。CML 加速期和 80% 的急变期患者可出现核型演变，即出现额外的染色体异常，最常见的额外染色体异常按出现频率高低依次为 2Ph 染色体、+8、i（17q）、+9 和 +21。额外异常通常比临床或血液学急变征象早出现 2～4 个月，因此，CML 病程中定期进行染色体检测有助于早期诊断 CML 进展。基因常表现为 RAS、MYC、AML1 和 RB1 等的异常。

5% 的 CML 有 BCR-ABL 融合基因阳性，而 Ph 染色体阴性。极少数患者为 Ph 阴性 BCR-ABL 阴性，则为不典型 CML。

Ph 染色体还可见于 15%～30% 的成人急性淋巴细胞白血病（ALL）、2%～5% 的儿童 ALL 和 1%～2% 的急性非淋巴细胞白血病（AML)，以及个别的骨髓增生异常综合征、淋巴瘤、多发性骨髓瘤、慢性淋巴细胞白血病和恶性组织细胞病等。

4. 血液生化

血清及尿中尿酸浓度可增高，主要是化疗后大量白细胞破坏所致。血清乳酸脱氢酶（LDH）和溶菌酶增高。

五、诊断与鉴别诊断

（一）诊断

参照 WHO 分型 2008 造血和淋巴组织肿瘤诊断分期标准。根据临床脾肿大、白细胞异常增高，NAP 积分偏低或为零分，Ph 染色体和（或）BCR-ABL 基因阳性可作出诊断。对于临床上符合 CML 而 Ph 染色体阴性者，应进一步作 FISH 或实时定量 PCR 检测 BCR-ABL 融合基因。

（二）CML 分期

确诊为 CML 后还须进一步疾病分期。

1. 慢性期

（1）无临床症状或有低热、乏力、多汗、体重减轻和脾肿大等；白细胞计数增多，主要为中性中幼、晚幼和杆状粒细胞，原始细胞 <10%；嗜酸和嗜碱性粒细胞增多，可有少量幼红细胞；骨髓增生活跃，以粒系为主，中晚幼粒细胞和杆状核粒细胞增多，原始细胞 <10%。

（2）未达到诊断加速期或急变期的标准。

2. 加速期

具有下列之一者，可考虑本期。

（1）原始细胞在血或骨髓中占 $10\% \sim 19\%$。

（2）嗜碱性粒细胞在外周血中 ≥20%。

（3）与治疗无关的血小板持续减少（$<100 \times 10^9/L$）或治疗无反应的血小板增加（$>1\,000 \times 10^9/L$）。

（4）治疗无反应的脾进行性肿大或白细胞进行性增多。

（5）细胞遗传学示克隆演变。

3. 急变期

如具有下列之一即可诊断本期。

（1）原始细胞在外周血或骨髓中 ≥20%。

（2）骨髓活检证实有大的原始细胞聚集的集落。

（3）髓外原始细胞浸润。

（三）鉴别诊断

1. 类白血病反应

类白血病反应是由严重感染、恶性肿瘤、急性溶血、急性失血和创伤等原因导致的外周血白细胞异常升高，计数可高达 $50 \times 10^9/L$。在升高的白细胞中以中性粒细胞为主，血涂片上也可见幼粒细胞。但类白血病反应有原发病的病因和临床表现，原发病控制后，类白血病反应也随之消失。类白血病反应中血小板和血红蛋白量大多正常，脾肿大常不如 CML 显著，嗜酸性粒细胞和嗜碱性粒细胞不增多。NAP 积分升高或正常。Ph 染色体/*BCR-ABL* 融合基因阴性是与 CML 的根本区别。

2. 其他原因引起的脾肿大

血吸虫病肝病、慢性疟疾、黑热病、肝硬化、脾功能亢进等均有脾肿大。但各病均有原发病的临床特点，血常规及骨髓象无 CML 的白细胞异常升高的改变，相反，由于脾功能亢进而会出现血细胞减少。Ph 染色体/*BCR-ABL* 融合基因阴性。

3. Ph 染色体阳性的其他白血病

Ph 染色体虽为 CML 标记染色体，但在部分急性白血病中也可出现，主要为成人 B 细胞急性淋巴细胞白血病（ALL）和少部分急性髓细胞白血病（AML）。特别当 CML 急性变时须要注意与急性白血病进行鉴别。

4. 骨髓纤维化

原发性骨髓纤维化脾肿大显著，血常规中白细胞增多，并出现幼粒细胞等，易与 CML 混淆。但骨髓纤维化外周血白细胞大多不超过 $30 \times 10^9/L$，NAP 积分增高。此外，幼红细胞持续出现于外周血中，红细胞形态异常，特别是泪滴状红细胞易见。Ph 染色体和 *BCR-ABL*

融合基因阴性是根本区别。多次、多部位骨髓穿刺干抽，骨髓活检网状纤维染色阳性。

六、治疗

CML 的治疗目标是尽快达到完全细胞遗传学反应（CCyR）以及更深的分子学反应、提高生活质量和功能性治愈。

几十年前，CML 的治疗局限于非特异性药物如白消安、羟基脲、干扰素和异基因干细胞移植。除异基因干细胞移植可以成功治愈 CML 外，大部分患者 5 年存活率不足 20%，接受常规化疗和干扰素 α 治疗的患者最终都进入进展期。近年来，随着在分子水平对 *BCR-ABL* 融合基因的深入研究，发现 BCR-ABL 蛋白的酪氨酸激酶过度活化是导致 CML 的主要原因，BCR-ABL 被认为是最理想的分子靶向。所以基因产物靶向治疗剂（特异性抑制 abl-酪氨酸激酶的抑制剂）改变了传统的 CML 的治疗，开创了肿瘤靶向治疗的新纪元。

（一）一般治疗

包括抗感染、止血、纠正贫血等对症处理，必要时可输注血小板悬液、红细胞悬液。当白细胞明显增高且引起重要脏器栓塞症状等白细胞淤滞症时，可行白细胞单采术去除白细胞，一次单采可降低外周血循环白细胞数的 $1/3 \sim 1/2$，以缓解危险状况。同时口服羟基脲，注意补液、水化和碱化尿液，防止尿酸性肾病。单采也可用于急需治疗的孕妇。

（二）分子靶向治疗

目前临床常用的酪氨酸激酶抑制剂（TKI）类药物为甲磺酸伊马替尼（IM）、尼洛替尼（nilotinib）和达沙替尼。

1. 甲磺酸伊马替尼

2001 年美国 FDA 批准 IM 治疗 CML，IM 是一种低相对分子质量 2-苯胺嘧啶复合物，可通过阻断 ATP 结合位点选择性抑制 BCR-ABL 蛋白的酪氨酸激酶活性，抑制慢性粒细胞核骨髓前体细胞的增殖。紧接着又开发出两种高效的第二代和更多第三代靶向治疗药物，IM 治疗 CML 患者 10 年生存率达 85%～90%，因此，目前 IM 逐步取代干细胞移植成为首选的一线方案。IM 对 CML 各期均有效，而慢性期一线应用可能得到更好的长期存活。

慢性期患者推荐首选 IM 400 mg/d，治疗期间应定期监测血液学、细胞及分子遗传学反应，进行治疗反应评估，随时调整治疗方案。许多研究证实：IM 治疗 3 个月，BCR-ABL 分子学水平 >10% 的患者预后差，建议及时更换为第二代 TKI。越早换药，获益越多。IM 耐受不佳的患者应及时更换第二代 TKI，同样会获得良好的生活质量。

2. 第二代 TKI

目前国内可供选择的有尼洛替尼和达沙替尼。在接受 IM 治疗的 CML 患者中，约 15% 对治疗不敏感或耐药。*BCR-ABL* 融合基因突变是影响 IM 疗效的重要原因。达沙替尼为 SRC 和 ABL 激酶双重抑制剂，其作用约为 IM 的 300 倍以上。而尼洛替尼是更特异的 ABL 激酶抑制剂，均为第二代 TKI 的代表，可以逆转伊马替尼耐药（包括绝大多数 *ABL* 激酶区突变耐药，但两者对 T3151 均无效），用于治疗伊马替尼耐药或不能耐受的 CML 患者。但对 CML 急变期有效期不长。

（三）异基因造血干细胞移植（allo-HSCT）

20 世纪 90 年代，异基因造血干细胞移植（allo-HSCT）为一线治疗，曾是唯一有望治愈 CML 的方法，但即使采用 HLA 全相合的供者干细胞移植，也不可避免较高的病死率。多种酪氨酸激酶抑制剂的成功应用，使异基因干细胞移植的一线治疗地位受到挑战。国内外采用 allo-HSCT 治疗的人数明显减少。目前 allo-HSCT 常作为挽救治疗手段，即慢性期接受 2种以上的 TKI 治疗不佳或出现 T3151 突变的患者，疾病进展至加速期或急变期的患者。

移植的疗效与病期相关，慢性期疗效最好；复发率随病期进展而增加。移植相关死亡和疾病复发是移植的主要风险。移植前评估很重要，欧洲血液和骨髓移植组（EBMT）根据患者年龄、疾病分期、病史长短、供受者性别、HLA 相合供者来源 5 个变量进行移植前风险评估，对积分≥3 者，建议先接受伊马替尼治疗，或接受非清髓移植（NST）以规避风险。对移植后复发患者可行供者淋巴细胞输注（DLI）、伊马替尼、第二代 TKI、α-干扰素（IFN-α）治疗或临床试验。

（四）干扰素-α（IFN-α）

IFN-α 治疗 CML 的临床疗效已公认，其作用机制至今尚未明确。可能通过：①对 CML克隆选择性毒性作用；②增强"免疫"调节；③调整骨髓造血微环境。在酪氨酸激酶抑制剂出现之前，对不合适异基因干细胞移植的患者，IFN-α 是首选的治疗方法。主要用于CML 慢性期，对加速期和急变期无效。常规剂量 300 万~500 万 U/d，皮下注射，持续数月至数年不等。不仅在于使患者血液学缓解，且能获得细胞遗传学缓解，5%~10% 的患者 Ph阳性细胞完全消失。IFN-α 治疗的患者 5 年生存率为 50%~59%，生存期比接受传统化疗者长 20 个月。与小剂量阿糖胞苷联合应用可提高血液学和遗传学反应率。IFN-α 可作为因各种原因不能应用伊马替尼等 TKI 的 CML 慢性期患者的选择之一。常见不良反应为畏寒、发热、头痛、疲劳、厌食和关节肌肉疼痛等，服用非甾体抗炎药可减轻不良反应，但仍有25% 的患者因无法耐受而停药。

（五）化疗

化疗虽可使大多数 CML 患者的血常规及异常体征得到控制，达到完全血液学反应（CHR），但患者的中位生存期并未改善。

1. 羟基脲（HU）

既往是 CML-CP 首选药物。抗代谢药物，为细胞周期特异性抑制 DNA 合成，起效迅速，但维持时间短。用药后 2~3 天白细胞即迅速下降，停药后又很快回升。口服剂量视白细胞计数高低而定，通常为 1~6 g/d，分 2~3 次口服，每周至少检查 1 次血常规。白细胞计数降至 5×10^9/L 以下应停药。羟基脲与烷化剂无交叉耐药性，不良反应小，耐受性好。对患者后期接受异基因干细胞移植也无不良影响。为当前首选的化疗药物和基础治疗药物。

2. 白消安（马利兰，BU）

是一种烷化剂，作用于早期祖细胞，用药 2~3 周后外周血白细胞才开始减少，停药后白细胞减少可持续 2~4 周，过量易发生药物性再生障碍性贫血，故应掌握剂量。常见不良反应有骨髓抑制、皮肤沉着和肺间质纤维化等。由于白消安不良反应较大，1982 年在国际上已被羟基脲所取代。BU 可使患者获血液学缓解，但不能减少 Ph 染色体，不能防止急变，对于加速期和急变期无效。准备接受异基因干细胞移植患者不宜用。

3. 高三尖杉酯碱（HHT）

是一种植物碱，为我国独创。其作用机制涉及抑制蛋白合成、诱导细胞凋亡和细胞分化。可用于 CML 各期治疗。慢性期应用能降低血小板，使慢性期晚期患者获得 CHR，但多应用于 IFN-α 或酪氨酸激酶抑制剂无效的慢性晚期患者，HHT 治疗初诊 CML 患者的疗效尚不明确，尚无长期单用 HHT 治疗 CML 的报道。常与 IFN-α 联合应用或序贯使用，可使慢性期早期患者获得 CyR。HHT 与 IFN-α 或低剂量阿糖胞苷（Ara-C）联合可提高疗效，对加速期或急变期、甚至伊马替尼耐药者也可能有效。

（六）CML 进展期的治疗

1. 加速期

根据患者既往治疗史、基础疾病基因 *BCR-ABL* 激酶突变等选择适合的 TKI，病情能恢复至慢性期继续 TKI 治疗，如此时患者有合适的造血干细胞供者来源，可考虑行 allo-HSCT。如存在 T3151 突变或第二代 TKI 不敏感突变的患者应及早 alo-HSCT。

2. 急变期

选择 TKI 单药或联合化疗提高诱导缓解率，缓解后因尽快行 allo-HSCT。

七、疗效标准

CML 有明确的细胞遗传学标记和分子生物学标记，因此疗效标准不应局限在血液学缓解。追求分子生物学的完全缓解是治疗的目标。

完全血液学缓解（CHR）标准：白细胞计数 $< 10 \times 10^9/L$，分类计数正常，血小板 $< 450 \times 10^9/L$，外周血中无幼稚细胞，无白血病的临床表现和体征，无可触及的脾肿大。

细胞遗传学缓解要求检查细胞中期分裂象，至少 20 个分裂象下，完全细胞遗传学缓解（CCR）要求 Ph 阳性细胞为 0；主要细胞遗传学缓解（MCR）Ph 阳性细胞为 0～35%；部分细胞遗传学缓解 Ph 阳性细胞为 1%～35%；次要细胞遗传学缓解 Ph 阳性细胞为 36%～90%；无效则为 Ph 阳性细胞 >90%。

分子生物学缓解评价主要依靠定量 PCR 的方法，对 *BCR-ABL* 进行定量。完全分子生物学缓解（CMR）要求至少 4.5 个对数级敏感度的定量 PCR 检测 *BCR-ABL* mRNA 为阴性；主要分子生物学缓解（MMR）*BCR-ABL* mRNA 水平减低 ≥3 个对数级。

（侯文宜）

第二节　慢性淋巴细胞白血病

一、定义

慢性淋巴细胞白血病（CLL）是一种成熟 B 淋巴细胞克隆增殖性肿瘤，以单克隆、小的成熟 CD5[+]B 淋巴细胞在外周血、骨髓、脾脏和淋巴结聚集为特征，最终导致正常造血功能衰竭的恶性血液病。WHO 2008 造血及淋巴组织肿瘤分型中，CLL 仅限于肿瘤性 B 细胞疾病，而以前的 T 细胞 CLL（T-CLL）现称为 T 幼淋巴细胞白血病（T-PLL）。WHO 2008 采纳的 2008 年慢性淋巴细胞白血病国际工作组（IWXCLL）规定诊断 CLL 时外周血 B 淋巴细胞 ≥5 ×10^9/L 至少持续 3 个月；但如具骨髓浸润引起的血细胞减少及典型的形态学、免疫表型特征，不管外周血 B 淋巴细胞数或淋巴结是否受累，也诊断为 CLL。

CLL 自 1903 年 Turk 提出至今已有 100 余年，是西方国家成人最常见的白血病，年发生率为 5.1/10 万，在恶性血液病发病率中居恶性淋巴瘤、多发性骨髓瘤之后的第 3 位。欧美各国 60~80 岁人群发病率为 20/10 万，在我国及亚洲地区仅为其十分之一，较少见。

二、病因及发病机制

CLL 的确切病因和发病机制不甚清楚，环境因素与 CLL 发病无明显相关。与其他类型白血病发病有密切相关的因素，如电离辐射、化学致癌物和杀虫剂等均与 CLL 发病相关性不大。病毒感染如 C 型肝炎病毒（HCV）、EB 病毒也与 CLL 发病无关。虽然 CLL 患者中男性明显多于女性，但未发现性激素与 CLL 发病之间有关。老年、男性、白种人、CLL 和其他淋巴增殖性疾病（LPD）家族史和单克隆 B 淋巴细胞增多症（MBL）是 CLL 发病的危险因素。目前研究集中在 CLL/SLL 发病与遗传因素的关系。

三、临床表现

CLL 属于老年性疾病，其临床表现不一。患者最常见的症状是疲乏不适和体力下降，部分患者可出现发热、盗汗和体重减轻等；约半数患者病程中可出现皮肤损害，包括皮肤瘙痒、色素沉着、红斑、丘疹和结节等症状，远较其他类型白血病多见，多为对蚊虫叮咬等过敏或白血病细胞浸润所致。若并发贫血，常出现气促、头晕等贫血症状，瘀点、瘀斑及其他出血症状少见，可出现鼻、唇或生殖器疱疹。随疾病进展，特别是治疗无效时，常见软弱、发热、盗汗、体重下降及反复细菌、真菌或病毒感染。

CLL 特征性的体征为无痛性淋巴结肿大，约见于 80% 的患者。临床上以颈部、锁骨上淋巴结肿大最为常见，腋窝、腹股沟等处也多见；CT 扫描可见腹腔内深部淋巴结肿大。肿大淋巴结表面光滑、中等硬度、活动、无触痛。疾病进展时，淋巴结可明显肿大、融合，但大多仍活动。如单个部位淋巴结短期内明显肿大、发热、乳酸脱氢酶（LDH）明显增高，应考虑大细胞淋巴瘤转化（里克特综合征）。50% 的患者有轻至中度脾肿大，多出现于淋巴结肿大之后。疾病后期可出现腹水、胸腔积液，提示预后差。肝脏肿大多发生于脾肿大之后，多为白血病细胞浸润所致，肝功能异常一般较轻。半数以上尸检发现有肾脏受累，可有肾肿大，但肾功能多正常。中枢神经系统浸润罕见。

CLL 患者免疫功能异常，病程中自身免疫性疾病（AID）的发生率 10%~25%，特别多见于疾病晚期和接受治疗的患者。自身免疫性血细胞减少症（AC）是 CLL 最常见的 AID。CLL 患者还可出现其他少见的非血液系统的 AID，如副肿瘤性天疱疮、血管性水肿、肾小球肾炎和溃疡性结肠炎等。

四、实验室检查

1. 外周血

CLL 诊断时大多患者的淋巴细胞数 $>20 \times 10^9/L$，中位数为 $30 \times 10^9/L$，大多随病程持续增高。CLL 细胞与正常淋巴细胞难以区别，白细胞分类中以小淋巴细胞为主，一般在 60% 以上，甚至高达 100%。CLL 细胞体积更小，疾病晚期可有大细胞。小淋巴细胞染色质浓集成块，无核仁或核仁不清楚，胞质少。血片常见到 CLL 特征性的涂抹细胞或称为蓝细胞，即所谓的 Gumprecht 现象。

根据循环淋巴细胞的形态，可将 CLL 分为两组。

（1）典型 CLL：最常见的 CLL 形态类型，占 80%，大多数（>90%）细胞小至中等大小，胞质少，核型规整，染色质致密、成块，核仁即使存在也不明显。部分淋巴细胞较大，具有幼淋巴细胞特征，或核呈锯齿状或不规则形，但此类细胞常 <2%。

（2）不典型 CLL：约占 15%，分 2 种亚型。①伴幼淋巴细胞增高（>10%）的 CLL，也称为 CLL/PLL；定义为外周血中幼淋巴细胞或副免疫母细胞 >10%，但 <55%；幼淋巴细胞在淋巴细胞中的比例≥55% 则诊断为 B 细胞 PLL（B-PLL）。②"不典型" CLL：具有淋巴浆细胞分化的形态特征和（或）存在有切迹细胞。FAB 将其称为混合细胞型。≥15% 循环不典型细胞。血片中还可见到少量幼淋巴细胞，通常 <2%。约 20% 的患者就诊时有贫血或血小板减少，贫血为正细胞正色素性贫血，中性粒细胞比例明显减低。

2. 骨髓

骨髓涂片显示有核细胞增生大多明显活跃，成熟小淋巴细胞比例显著增高（≥40%），原始、幼淋巴细胞 <5%，粒系、红系增生不同程度减低。骨髓组织病理显示 4 种浸润类型：①间质型；②结节型；③间质和结节混合型；④弥漫型。

3. 淋巴结和脾脏

CLL 患者的肿大淋巴结随病情进展可融合成块。组织学上可见分化较好的小淋巴细胞弥漫性增殖，另外常含不同数量的幼淋巴细胞，常与副免疫母细胞聚集成假滤泡。在脾脏，常以白髓受累为主，但红髓也可受累；也可见到增殖中心，但不如淋巴结明显。

4. 免疫表型

免疫表型分析是淋巴增殖性疾病（LPD）诊断、鉴别诊断、预后评估及检测微小残留病灶（MRD）的重要方法。因此，对所有形态学怀疑是 CLL 的淋巴细胞增多患者，均应该进行免疫分型。免疫标志可以区分 B 或 T 细胞疾病，而且对于 B 细胞疾病可以通过细胞表面免疫球蛋白（sIg）、轻链（κ 或 γ）限制性明确克隆性。CLL 免疫表型特征主要表现为 3 个方面：①表达 B 细胞相关标志：CD19、CD20 和 CD23；②sIg 弱表达，Ig 常为 IgM 或 IgM + IgD；轻链限制性表达：即单纯表达 κ 或 γ 轻链，证实 CLL 细胞的克隆性；③共表达 CD5 与 B 细胞标志，不表达 CCND1 与 CD10。

5. 细胞遗传学和分子遗传学

CLL 白血病细胞有丝分裂活性非常低，难以获得分裂象，常规染色体分析阳性率偏低。在成功进行染色体核型分析的患者中，近 50% 的患者具有染色体异常。间期荧光原位杂交（FISH）技术由于不受分裂象的影响，可敏感、特异的检测染色体异常。采用一组探针检出染色体异常率为 80%，是目前最广泛使用的 CLL 细胞遗传学研究技术。在单个克隆异常中，del（17p）[p53 基因缺失] 预后最差，del（13q）预后较好，+12 与正常核型预后相似。del（11q）[ATM 基因缺失] 患者进展快、生存短。

五、诊断与鉴别诊断

（一）诊断

IWCLL 2008 年诊断标准如下。

（1）外周血 B 淋巴细胞≥5×10⁹/L，至少持续 3 个月。

（2）形态以成熟小淋巴细胞为主，幼淋巴细胞 <10%；如幼淋巴细胞在 10%～54%，诊断为 CLL/PLL，FMC-7、CD22 和 CD79β 常阴性或弱表达。

（3）典型的免疫表型特征 sIgdim、CD5＋、CD19＋、CD20dim、CD23＋、FMC7－、CD22－、CD79β－及轻链限制性表达。

（4）排除其他一些易误诊为 CLL 的淋巴增殖性疾病（LPD）。

典型的骨髓浸润引起的血细胞减少，不管外周血 B 淋巴细胞数或淋巴结是否受累，均可诊断为 CLL。

（二）鉴别诊断

根据典型的外周血淋巴细胞形态及免疫表型特征，大多 CLL 患者容易诊断，但尚须与其他疾病鉴别诊断。

1. 良性淋巴细胞增多症

包括：①T 淋巴细胞增多的良性疾病主要有结核、梅毒等慢性感染，巨细胞病毒感染、EB 病毒、百日咳等病毒感染，也可引起短暂的淋巴细胞增多，儿童、年轻人常见，结合临床表现和细胞形态学特征易与 CLL 鉴别；②B 淋巴细胞增多的良性疾病有持续性多克隆 B 淋巴细胞增多症，临床罕见，多为中年吸烟女性，有家族倾向，淋巴细胞双核、胞质丰富，多克隆 Ig 增高，与 HLA-DR7 明显相关。热带脾肿大综合征，也称高反应性疟疾脾肿大，见于疟疾带的大多国家，约 10% 的患者外周血淋巴细胞增多，可能为疟疾抗原导致 B 淋巴细胞过度增生，临床特征为巨脾、IgM 增高。抗疟疾治疗有效。

2. 单克隆 B 淋巴细胞增多症（MBL）

MBL 是指健康个体外周血存在低水平的单克隆 B 淋巴细胞，并排除 CLL 与其他 LPD。免疫分型显示 B 细胞克隆性异常（κ：λ＞3：1 或 ＜0.3：1），B 淋巴细胞 $<5 \times 10^9/L$，无肝脾淋巴结肿大（所有淋巴结＜1.5 cm）、无贫血及血小板减少、无 LPD 的其他临床症状，具有上述特征者诊断为 MBL。根据免疫表型特征可将 MBL 分为两类：即 CD5＋MBL（CLL 样表型）或 CD5-MBL（非 CLL 样表型），CD5＋MBL 的免疫表型特征同 CLL，CD5-MBL 的免疫表型特征则同相应的其他 B 细胞肿瘤。

3. 白血病期淋巴瘤

如套细胞淋巴瘤（MCL）、滤泡淋巴瘤（FL）等易侵犯骨髓，导致和 CLL 相似的表现。免疫分型及必要的细胞遗传学及分子生物学检查可排除。

（1）套细胞淋巴瘤：80% 以上 MCL 有骨髓浸润，1/3 表现为白血病期。MCL 的淋巴细胞较 CLL 稍大、胞质丰富，核型不规则或有切迹，少数形态学如幼淋巴细胞，但部分形态学如典型的 CLL 细胞，且 MCL 患者 CD5＋CD19＋，故白血病期易与 CLL 相混。但与 CLL 不同，MCL 患者 sIg、CD20 及 CCND1（免疫组织化学）强阳性，FMC7＋CD23-对两者的鉴别也有价值，特别是 MCL 具有特征性的染色体异常 t（11；14）（q13；q32），即使 CD23＋，如存在 t（11；14）也诊断为 MCL。

（2）脾边缘区淋巴瘤（SMZL）：最显著的特征为脾肿大，脾门淋巴结常受累，浅表淋巴结和结外组织常不累及，大多数 SMZL 患者存在外周血和骨髓受累。约 10% 的外周血淋巴细胞增高为伴绒毛淋巴细胞的 SMZL。SMZL 细胞小、染色质致密、无核仁、具有极性绒毛。SMZL 细胞 sIgbright（bright：强阳性），表达成熟的全 B 细胞标记，无特异性抗原表达。CD5、CD23 和 CD10 阴性，采用 CLL 免疫积分标准＜2 分，CD79、FMC7 和 sIg 表达强度明显高于 CLL。CD5 和 CD23 阴性可与 CLL 鉴别；CCND1 和 CD5 阴性可与 MCL 鉴别；CD103 和 AnnexinA1 阴性可与 HCL 鉴别；CD10 和 BCL6 阴性可与 FL 鉴别。

（3）淋巴浆细胞淋巴瘤（LPL）：为浆细胞样细胞的增殖，胞质丰富、嗜碱。淋巴细胞数中等度增高，常低于 CLL。细胞表面和胞质 IgM 阳性，PAC1 阳性（CLL 细胞阴性）。许多患者存在典型的单克隆 IgM（无论浓度高低），称为华氏巨球蛋白血症。表达 B 细胞相关抗原 CD19、CD20 和 CD22。肿瘤细胞表面和一些细胞胞质中有免疫球蛋白，通常是 IgM 型，有时是 IgG 型，不表达 IgD。无特异性的染色体异常。

（4）滤泡淋巴瘤：小至中等大小核有裂缝的淋巴细胞。来源于淋巴结的生发中心，主要侵犯淋巴结、脾、骨髓和外周血。表达全 B 细胞相关标记 CD19、CD20 和 CD22，生发中心抗原 CD10、BCL2、BCL6，限制性表达 Ig 轻链，CD20 荧光强度强于正常淋巴细胞，部分患者 FMC7 和 CD23 阳性。多伴有 t（14；18）遗传学异常。

4. 幼淋细胞白血病

外周血淋巴细胞中幼淋巴细胞≥55%。胞体较大，胞质鲜蓝色，少数有颗粒，核染质略粗，且排列较紧密，有一个明显的核仁。注意与 CLL/PLL、CLL 的幼淋巴细胞转化、MCL 母细胞变异型相鉴别。发热、体重下降及腹部不适常见，后者系巨脾所致，淋巴结肿大不明显，对化疗耐药。白细胞常 >150 × 10^9/L，几乎均为幼淋巴细胞，贫血及血小板减少常见。表达 B 系相关标记，sIg 阳性，FMC7 阳性且阳性率可达 100%，CD5 和 CD23 大多阴性，极少数 B-PLL 的 CD5 阳性，但抗原表达弱，可与 CLL 和 MCL 进行鉴别，CD11c、CD25 和 CD103 均为阴性。

5. 毛细胞白血病（HCL）

1/4 病例可无症状，多数 HCL 淋巴结不肿大，最突出的特点是脾肿大和全血细胞减少，外周血、骨髓或肝脾中可见"毛细胞"。白细胞数很少超过 10 × 10^9/L，且特征性的表现为单核细胞减少。HCL 细胞有毛样胞质突起，中等大小，核卵圆形、偏心，染色质疏松，核仁明显或模糊。骨髓活检显示弥漫浸润，单个细胞特征性的表现为煎鸡蛋样。95% 的 HCL 细胞酸性磷酸酶抗酒石酸试验（TRAP）阳性。表达成熟 B 淋巴细胞标记 CD19、CD20bright、CD22bright 和 FMC7，几乎所有 HCL 都表达 CD11cbright、CD25bright、CD103 和 CD123，sIg 表达中等至强阳性，而 CD5、CD10、CD23 和 CD43 阴性。

六、治疗

（一）选择治疗时机

CLL 的诊断确定后，首要问题不是选择治疗方案，而是考虑何时开始治疗。一般来说，1/3 患者无须治疗，1/3 需要即刻治疗，1/3 患者诊断时无须治疗而随病情进展需要治疗。只有 Rai Ⅲ 和 Ⅳ 期或 Binet B 和 C 期的患者治疗能够改善预后。Rai 0 期（Binet A 期）的患者常表现为骨髓非弥散性浸润、血红蛋白≥130 g/L、外周血淋巴细胞计数 <30 × 10^9/L、淋巴细胞倍增时间超过 12 个月，平均生存时间也在 10 年左右，与正常的人群预期寿命相仿。对于这些患者，多数学者主张密切观察随访，当出现疾病进展的征象时再开始治疗。2008 年国际慢性淋巴细胞白血病工作组提出的 CLL 开始治疗的标准至少应该满足以下一个条件：①进行性贫血和（或）血小板减少；②巨脾（如左肋缘下 >6 cm）或进行性或有症状的脾肿大；③巨块型淋巴结肿大（如最长直径 >10 cm）或进行性或有症状的淋巴结肿大；④进行性淋巴细胞增多，如 2 个月内增多 >50%，或淋巴细胞倍增时间（LDT）小于 6 个月；⑤自身免疫性贫血和（或）血小板减少对皮质类固醇或其他标准治疗反应不佳；⑥至少存在下列一种疾病相关症状：在以前 6 个月内无明显原因的体重下降≥10%；严重疲乏；无其他感染证据，发热 >38.0 ℃，≥2 周；无感染证据，夜间盗汗 >1 个月。

（二）治疗方案

一旦启动治疗则主要进行化疗，介绍如下。

1. 烷化剂

（1）苯丁酸氮芥（CLB）：CLB 是治疗 CLL 的经典药物，CLB 可与各种细胞结构如胞膜、蛋白、DNA 和 RNA 等结合，其中 DNA 交联并导致细胞凋亡可能是其抗白血病的主要因素；也有认为 CLB 诱导白血病细胞凋亡是通过 p53 依赖途径实现的。CLB 治疗 CLL 总有效率在 45% ~86%，但完全缓解（CR）率很低，一般小于 3%。持续或间断给药疗效无明显差别。CLB 的用法有以下几种：① 0.4 mg/（kg·dL），每 14 天一个疗程，每个疗程增加 0.1 mg/kg，直到缓解，最大剂量为 0.8 mg/kg；②间断给药：40 mg/m²，每 4 周一次，缓解后或连续两个月病情无变化停药，最长应用一年；③小剂量连续给药：0.1 mg/（kg·d），直到出现耐药；④大剂量连续给药：15 mg/d，直到缓解、出现毒性反应或用药时间达 6 个月停药。缓解后 5 ~15 mg，每周 2 次维持治疗。CLB 疗效呈剂量依赖性，15 mg/d 持续用药的 CR 率高达 70%，高于每周 75 mg 持续用 6 周患者的 31%，而且前者的总体生存明显延长。

加用糖皮质激素并不能提高缓解率和生存期，目前多用于伴随有 AIHA 等自身免疫异常的患者，也用于快速缩小肿大的淋巴结/脾脏或由于 CLL 细胞所致的全血细胞减少。CLB 的缓解持续时间较短，平均为 14 个月，但由于其疗效确切，价廉，应用方便（对行动不便的老年患者尤其重要），并发症少，比较安全，目前仍是治疗 CLL 的主要药物之一，尤其适用于老年或其他不能耐受氟达拉滨等化疗的一般情况差的患者。

（2）苯达莫司汀：苯达莫司汀是一种双功能基烷化剂，其抗肿瘤和杀细胞作用主要归功于 DNA 单链和双链通过烷化作用交联，影响了 DNA 功能与合成，也会引起 DNA 与蛋白质之间、蛋白质与蛋白质之间交联，从而发挥抗肿瘤作用。与其他烷化剂（苯丁酸氮芥、环磷酰胺、异环磷酰胺）及氟达拉滨交叉耐药性低。

（3）环磷酰胺（CTX）：CTX 是另一种常用的烷化剂，疗效与 CLB 相似。常用剂量为 2 ~3 mg/（kg.d）或 20 mg/kg，每 2 ~3 周一次。

2. 嘌呤类似物

目前治疗 CLL 主要使用 3 种嘌呤类似物：氟达拉滨、克拉屈滨和喷司他丁。其中，氟达拉滨是研究最多的 CLL 治疗药物。氟达拉滨单药治疗相比于其他的包含烷化剂或糖皮质激素的治疗方案具有更高的缓解率。氟达拉滨作为一线药物治疗进展期 CLL 方面具有较高的 CR 率和较长的缓解间期，但对长期生存率似乎并无明显的影响。氟达拉滨作为初始治疗药物取得缓解并持续 1 年以上的病例，复发后再次单用氟达拉滨仍有 2/3 患者有效。

氟达拉滨的主要不良反应是骨髓髓系受抑和 CD4⁺T 细胞受损，所以机会性感染发生率比较高，特别是联合应用糖皮质激素时。在起始治疗时如果白细胞数较高，容易并发肿瘤溶解综合征（TLS），应注意预防。氟达拉滨的另一个并发症是 AIHA，虽然发生率很低。但在治疗前或治疗过程中发生了 AIHA，应避免应用或停用氟达拉滨。氟达拉滨在肾功能不正常及老年患者使用应十分小心，因其活性代谢产物 F-ara-AP 主要由肾脏分泌，所以在这些患者要么不用，要么根据肌酐清除率减量并密切监测肾功能。严重的骨髓抑制、影响造血干细胞动员和继发肿瘤是其最严重的毒性。

克拉屈滨、喷司他丁疗效与 Flud 接近，喷司他丁的骨髓抑制作用较轻，较氟达拉滨更适合老年患者。应用嘌呤类似物时如须输血，则应输注经过辐照的血液制品或用白血病滤器滤掉白细胞，以防止可能致命的输血相关的移植物抗宿主反应。

3. 利妥昔单抗

一种人鼠嵌合型 CD20 阳性 B 细胞肿瘤治的单克隆抗体，含人免疫球蛋白恒定区及小鼠可变区，由于其在 B 细胞肿瘤的巨大成功，Ofatumumab（2009 年美国上市）、GA101 等新的、作用机制不完全相同的抗 CD20 单抗不断得到开发并应用。单用利妥昔单抗用法为 375 mg/m^2，静脉滴注，每周 1 次，连用 4 周。对初治病例的有效率达到 85%，对复发和难治性 CLL 的总有效率为 30% ~ 50%，多数为 PR，缓解期为 3 ~ 10 个月，增加剂量能提高缓解率。由于单药治疗 CLL 的疗效并未超过 CLB 或氟达拉滨，所以近年将其与其他药物联合应用治疗进展期患者。一些基础研究表明利妥昔单抗和氟达拉滨之间存在协同作用，因此对初治身体情况好的 CLL 常选择利妥昔单抗联合氟达拉滨或以氟达拉滨为基础的方案。

利妥昔单抗主要不良反应是发热、寒战、低血压、皮疹等症状，少数有肾功能受损。发热常由于感染，细菌、病毒及真菌都可成为病原体。由于炎性细胞因子（IL-6、IL-8、TNF-α 和 IFN-γ 等）的释放，可引起发热/寒战、呼吸困难、低血压和恶心/呕吐等反应。

4. 放疗

既往几十年，脾脏照射曾经是 CLL 的主要治疗手段，纵隔照射、血的体外照射、全身照射（TBI）、半身照射也可以降低外周血淋巴细胞数，并使淋巴结、肝、脾缩小。现在由于有多种治疗选择，放疗很少用于 CLL 的治疗。但现在脾区照射的适应证：①伴疼痛的巨脾患者；②脾肿大所致的血细胞减少、且不适宜脾切除的患者。几乎所有患者均能缩小脾脏及缓解疼痛，但对血红蛋白、血小板的改善不一定。

5. 造血干细胞移植

由于自体造血干细胞移植疗效并不优于化学免疫治疗，不推荐采用。异基因造血干细胞移植是 CLL 的唯一治愈手段，但由于 CLL 主要为老年患者，仅少数适合移植。适应证：①氟达拉滨耐药：对嘌呤类似物为基础的治疗失败或治疗后 12 个月内复发；②具有 $p53$ 基因异常的患者；③伴 del（11q）的患者，初始治疗失败或仅获部分缓解；④里克特综合征转化患者。

6. 其他新药治疗

主要为信号通路的分子靶向抑制剂，包括 BCR 信号通路 BTK 抑制剂 ibrutinib（PCI-32765），PI3K 选择性抑制剂 idelalisib（GS-1101），Bcl-2 抑制剂 ABT-263 等。此外，还有细胞周期蛋白依赖性激酶抑制剂——夫拉平度、UCN-01，组蛋白脱乙酰基酶抑制剂——缩酚酞，蛋白激酶 C 调节剂——bryostatinl，反义寡核苷酸——oblimersen 和小分子棉子酚。大量的单克隆抗体正在研究中。

7. 并发症治疗

部分 CLL 患者发生弥漫大 B 细胞淋巴瘤的转化，即里克特综合征。这类患者大多数预后很差，中位生存期大多不超过 1 年，治疗建议参照侵袭性淋巴瘤的治疗方案。部分 CLL 患者可并发自身免疫性血细胞减少症，糖皮质激素是一线首选治疗，激素无效的患者可选择静脉注射免疫球蛋白（IVIG）、利妥昔单抗、环孢素及脾切除等。

七、预后

CLL 患者预后呈高度异质性，中位生存期 2 ~ 20 年不等。患者因素如年龄、体能状态、临床分期、骨髓组织病理、外周血淋巴细胞计数、淋巴细胞倍增时间、形态学及遗传学特征等均可影响预后。近年来出现的一些新的预后标志，如细胞遗传学、血清学标志、CD38 表达、ZAP-70 和 IgVH 突变等也提示具有重要预后意义。利用间期 FISH 技术检测细胞遗传学异常进行 CLL 预后分类，预后不良组为 del（11q）和 del（17p），预后中等组为正常和 + 12，预后良好组为唯一异常的 del（13q）核型。

（侯文宜）

第十二章

霍奇金淋巴瘤

第一节 病因与病理

霍奇金淋巴瘤（HL）是恶性淋巴瘤的一个独特类型。其特点为：临床上病变往往从一个或一组淋巴结开始，逐渐由邻近的淋巴结向远处扩散。原发于结外淋巴组织的少见；瘤组织成分多样，但都含有一种独特的瘤巨细胞即里—施细胞（R-S细胞）；R-S细胞来源于B淋巴细胞。

霍奇金淋巴瘤在欧美各国发病率高，为（1.6~3.4）/10万；在我国发病率较低，男性为（0~0.6）/10万，女性为（0.1~0.4）/10万。

一、病因

霍奇金淋巴瘤病因不明，可能与以下因素有关：细菌因素、环境因素、遗传因素和免疫因素。EB病毒的病因研究最受关注，约50%患者的R-S细胞中可检出EB病毒基因组片段。

二、病理

霍奇金淋巴瘤病理检查至关重要。

霍奇金淋巴瘤的显微镜下特点是在炎症细胞的背景下，散在肿瘤细胞，即R-S细胞及其变异型细胞。其背景细胞以淋巴细胞为主，包括B淋巴细胞和T淋巴细胞。有学者认为这些淋巴细胞不能限制肿瘤细胞的生长，相反，却能分泌一些淋巴因子刺激其生长。因此，在霍奇金淋巴瘤的治疗中，如果限制和减少了这些背景细胞，也就减少了霍奇金淋巴瘤细胞生长的"土壤"。

（一）病理学分类

HL的特点是R-S细胞仅占所有细胞中的极少数（0.1%~10%），散在分布于特殊的反应性细胞背景之中。历史上HL曾被认为是单一疾病，并有过几次单纯根据形态学的分型：①Jackson和Parker将其分为3个亚型，副肉芽肿型、肉芽肿型和肉瘤型；②Luckes和Butler将其分为6个亚型，L&H结节型、L&H弥漫型、结节硬化型、混合细胞型、弥漫纤维化型和网状细胞型；③Rye国际会议（1965年）讨论决定将Luckes和Butler的6个亚型并为4个亚型，淋巴细胞为主型（LP）、结节硬化型（NS）、混合细胞型（MC）、淋巴细胞消减型

（LD）。纯形态学分类与肿瘤恶性程度、预后等有关，亚型不多，临床医师易于理解和掌握，但不够完善。随着细胞生物学和分子生物学的研究进展，使得人们对霍奇金淋巴瘤的认识越来越深入，仅以病理形态为依据的恶性淋巴瘤分类和诊断已不能满足临床治疗的需求。人们逐渐认识到 HL 不是单一疾病，而是两个独立疾病，在修订的欧美淋巴瘤分类的基础上，2001 年世界卫生组织（WHO）的淋巴造血系统肿瘤分类正式将它们命名为：结节性淋巴细胞为主型霍奇金淋巴瘤（NLPHL）和经典霍奇金淋巴瘤（CHL）。CHL 又包括 4 个亚型：富于淋巴细胞型（LRHL）、结节硬化型（NSHL），混合细胞型（MCHL）和淋巴细胞消减型（LDHL）。

NLPHL 与 CHL 在形态学上不同，但具有一个共同的特征即病变组织中肿瘤细胞仅占极少数，而瘤细胞周围存在大量反应性非肿瘤性细胞。CHL 的 4 个亚型之间存在着差异，好发部位不同，背景细胞成分、肿瘤细胞数量和（或）异型程度、EBV 感染检出率也不同，但肿瘤细胞的免疫表型相同。

（二）组织学特点

淋巴结正常组织结构全部或部分破坏，早期可呈单个或多个灶性病变。病变由肿瘤细胞（HRS 细胞）和非肿瘤性多种细胞成分组成。HRS 细胞是一种单核、双核或多核巨细胞，核仁大而明显，嗜酸性，胞质丰富。HRS 细胞有很多亚型，近年来已经倾向于其来自 B 淋巴细胞。非肿瘤性细胞包括正常形态的淋巴细胞、浆细胞、嗜酸性粒细胞、中性粒细胞、组织细胞、成纤维细胞，同时伴有不同程度的纤维化，病灶内很少出现明显的坏死。

1. HL 肿瘤细胞的特征

HL 肿瘤细胞是指经典型 R-S 细胞及其变异型细胞，统称为 HRS 细胞，有 7 种不同的形态。

（1）经典型 R-S 细胞：是一种胞质丰富，微嗜碱性或嗜双染性的巨细胞，直径为 15 ~ 45 μm，有 2 个形态相似的核或分叶状核，核大圆形或椭圆形，核膜清楚，染色质淡。每个核叶有一个中位嗜酸性人核仁，直径 3 ~ 5 μm，相当于红细胞大小，周围有醒目的空晕，如同"鹰眼"。两个细胞核形态相似，比较对称，似镜映物影，因此有"镜影细胞"之称。这种细胞非常具有特征性，在 HL 中具有比较重要的诊断价值，故有诊断性 R-S 细胞之称。值得注意的是，R-S 细胞只是诊断 HL 的一个重要指标。但不是唯一的指标，除此之外，还必须具备"反应性背景"这项必不可少的指标。因为 R-S 细胞样的细胞也可见于其他疾病，如间变性大细胞淋巴瘤、恶性黑色素瘤、精原细胞瘤、低分化癌等，而这些疾病都不具有反应性背景。

（2）单核型 R-S 细胞：又称为霍奇金细胞。在形态上除了是单核细胞，其余特征与经典型 R-S 细胞相同。这种细胞可能是经典型 R-S 细胞的前体细胞，即核分裂前的细胞，也可能是由于切片时只切到了经典型 R-S 细胞的一叶核所致。这种细胞可见于各型经典霍奇金淋巴瘤，但 MCHL 更多见。在反应性增生的淋巴组织中有时会见到类似这种单核型 R-S 细胞的免疫母细胞，应予以鉴别。免疫母细胞要小些，核仁也小些，为 2 ~ 3 μm，核仁周围没有空晕，因此不够醒目。

（3）多核型 R-S 细胞：其特点是细胞更大，有多个核，有的核呈"马蹄形"，其余特征与经典型 R-S 细胞相同。这种细胞也有较高的诊断价值，主要见于 LDHL 和 MCHL，但也可见于非霍奇金淋巴瘤，如间变性大细胞淋巴瘤。

（4）陷窝型 R-S 细胞：又称为陷窝细胞，是经典型 R-S 细胞的一种特殊变异型。形态特点是细胞大，细胞界限清楚，胞质空，核似悬在细胞的中央。多为单个核，也可见多个核，核仁通常较典型 R-S 细胞的核仁小。出现这种细胞的原因完全是人为所致，是由组织固定不好造成细胞收缩引起的，如果先将淋巴结切开再固定这种现象就会消失。因此，也不难理解为什么这种细胞多见于包膜厚纤维条带多的 NSHL。

（5）固缩型 R-S 细胞：又称为"干尸"细胞，这种细胞比经典型 R-S 细胞小，细胞膜塌陷，形态不规则，如同细胞缺水的干瘪状，最醒目的是细胞核，低倍镜下很容易注意到形态不规则的深染如墨的细胞核。细胞核的大小不一，与其之前的大小和固缩的程度有关。核仁因核深染而不明显。这种细胞是一种凋亡的 R-S 细胞，可见于各型 HL。由于很少见于其他肿瘤（可见于间变性大细胞淋巴瘤），因此，对 HL 的诊断有提示作用。

（6）奇异型 R-S 细胞：这种细胞较大，可以是单核，也可以是多核，细胞核不规则，异型性明显，核分裂多见。主要见于 LDHL。

（7）L & H 型 R-S 细胞（淋巴细胞和（或）组织细胞性 R-S 细胞变异型）：L & H 细胞体积大，比典型的 HR-S 细胞略小，比免疫母细胞大，胞质少，单一大核，核常重叠或分叶，甚至呈爆米花样，因此，有"爆米花"细胞的名称。核染色质细，呈泡状，核膜薄，核仁多个嗜碱性，中等大小，比典型 HR-S 细胞的核仁小。主要见于 NLPHL，但在部分 LRHL 中也可见少数 L & H 细胞，此时，应做免疫标记进行鉴别。

传统上一直认为 L & H 细胞是 R-S 细胞的一种变异型，但是近年来免疫表型和遗传学研究显示 L & H 细胞明显地不同于经典型 R-S 细胞及其他变异型，如 L & H 细胞几乎总是 CD20$^+$，CD15$^-$，CD30，Ig 基因具有转录的功能及可变区存在自身突变和突变正在进行的信号，而经典型 R-S 细胞及其他变异型细胞几乎都呈 CD30$^+$，大多数 CD15$^+$，少数（20% ~ 40%）CD20$^+$，Ig 基因虽然有重排和自身突变，但不具有转录的功能。因此，L & H 细胞是 R-S 细胞的一种变异型，这种传统的观点正在动摇。

2. HL 各亚型的病理特点

（1）结节性淋巴细胞为主型（MPHL）：淋巴结结构部分或全部被破坏，取而代之的是结节，或结节和弥漫混合的病变。结节数量不等，体积比较大，超过常见的反应性淋巴滤泡的大小，结节界限清楚或不太清楚，周边多无纤维带，或有纤细纤维带，结节的边缘可见组织细胞和一些多克隆浆细胞。病变主要由小淋巴细胞、组织细胞和上皮样组织细胞构成背景，背景中偶见散在单个中性粒细胞，但不存在嗜酸性粒细胞，也不存在中心母细胞。在背景中可见醒目的散在分布的大瘤细胞——L & H 细胞。此外，约半数病例中可见到分叶核、大核仁的 L & H 细胞，形态似典型 HR-S 细胞，但这些细胞的数量很少，只有少数病例中这种细胞较多。L & H 细胞的数量不等，但通常较少。结节内几乎没有残留的生发中心。病变弥漫区主要由小淋巴细胞和组织细胞组成，后者可单个或成簇。该瘤很少以弥漫性为主的形式出现。欧洲淋巴瘤工作组曾将病变结节区域大于 30% 定为 NIPHL，小于 30% 定为弥漫性淋巴细胞为主 HL 伴结节区。该小组发现 219 例淋巴细胞为主 HL（LPHL）中仅有 6 例为弥漫性 LPHL 伴结节区。大约 3% 的病例可以完全呈弥漫性分布，此时，与 T 细胞丰富的大 B 细胞淋巴瘤鉴别非常困难。根据生长方式可以将 NLPHL 分为 6 个变异型：典型（富于 B 细胞）结节型、匍行结节型、结节外 L & H 细胞为主结节型、富于 T 细胞结节型、富于 T 细胞的弥漫型和富于 B 细胞的弥漫型。富于 T 细胞的弥漫型主要见于复发病例，提示 T 细胞增多可能预后变差。结节外 L & H 细胞为主结节型可能是结节发展成弥漫的过渡阶段。在淋巴结结构尚未全部破坏的病例中，偶尔在病变附近存在反应性滤泡增生伴有生发中心进行性转化（PTGC）。

（2）经典型霍奇金淋巴瘤（CHL）：肉眼所见为淋巴结肿大，有包膜，切面呈鱼肉状。NSHL 中可见明显结节，致密纤维条带和包膜增厚。脾脏受累时，白髓区可见散在结节，有时可见大瘤块，也可见纤维条带。发生在胸腺的 HL 可出现囊性变。

镜下显示淋巴结结构部分或全部破坏，病变主要包括两部分，即肿瘤细胞成分和反应性背景成分。

CHL 中每种亚型的组织形态学描述如下。

1）混合细胞型 HL（MCHL）：淋巴结结构破坏，但也可能见到滤泡间区生长形式的 HL。多数病例呈弥漫性生长，有的可见结节样结构，但结节周围没有宽阔的纤维条带。可以出现间质纤维化，但淋巴结包膜不增厚，容易见到经典型、单核型和多核型 R-S 细胞。背景由混合性细胞组成，其成分变化可以很大，常有中性粒细胞、嗜酸性粒细胞、组织细胞和浆细胞。可以一种为主。组织细胞可以向上皮样细胞分化并形成肉芽肿样结构。

2）结节硬化型 HL（NSHL）：病变具有 CHL 的表现，呈结节状生长，结节周围被宽阔的纤维条带包绕，结节内有陷窝型 R-S 细胞，诊断 NSHL 至少要见到一个这样的结节。由于纤维化首先是从包膜开始，然后，从增厚的包膜向淋巴结内扩展，最后将淋巴结分割成大小不等的结节，因此，包膜纤维化（增厚）是诊断 NSHL 的一个必要条件。NSHL 中的 HR-S 细胞、小淋巴细胞和其他非肿瘤性反应细胞数量变化很大，结节中的陷窝细胞有时比较多并聚集成堆，可出现细胞坏死，结节内形成坏死灶。当陷窝细胞聚集很多时，称为"变异型合体细胞"。嗜酸性粒细胞和中性粒细胞常常较多。

3）富于淋巴细胞型 HL（LRHL）：有两种生长方式，结节性，常见；弥漫性，少见。病变区有大量的小结节，结节间的 T 区变窄或消失。小结节由小淋巴细胞组成，可有生发中心，但常为偏心的退化或变小的生发中心。HR-S 细胞多见于扩大的套区中。经典型 R-S 细胞不易见到，但单核型 R-S 细胞易见。部分 HR-S 细胞可以像 L & H 细胞或单核的陷窝细胞，这一亚型容易与 NLPHL 混淆。最近欧洲淋巴瘤工作组分析了 388 例曾诊断为 NLPHL 的病例，结果发现 115 例（约 30%）是 LRHL。

4）淋巴细胞消减型 HL（LDHL）：虽然 LDHL 的形态变化很大，但共同特征是 HR-S 细胞相对多于背景中的淋巴细胞。有的病例很像混合细胞型，但 HR-S 细胞数量更多。有的病例以奇异型（多形性）R-S 细胞为主，呈肉瘤样表现，即 Lukes 和 Butler 分类中的网状细胞型。这些病例与间变性大细胞淋巴瘤鉴别较困难。另一些病例表现出弥漫性纤维化，成纤维细胞增多或不增多，但 HR-S 细胞明显减少，等同于 Lukes 和 Butler 分类中的弥漫纤维化型。如果有结节和纤维硬化，就将其归为 NSHL。

（赵玉德）

第二节　临床表现

霍奇金淋巴瘤（HL）主要侵犯淋巴系统，年轻人多见，早期临床进展缓慢，主要表现为浅表淋巴结肿大。与非霍奇金淋巴瘤（NHL）病变跳跃性发展不同，HL 病变沿淋巴结引流方向扩散。由于病变侵犯部位不同，其临床表现各异。

一、症状

（一）初发症状与淋巴结肿大

慢性、进行性、无痛性浅表淋巴结肿大为最常见的首发症状，中国医学科学院肿瘤医院 5 101 例 HL 统计表明，HL 原发于淋巴结内占 78.2%，原发于结外者占 20.2%。结内病变以颈部和锁骨上淋巴结肿大最为多见，其次见于腋下和腹股沟，其他部位较少受侵。有文献报道，首发于颈部淋巴结者可达 60% ~ 80%。淋巴结触诊质韧、饱满、边缘清楚，早期可活动，晚期相互融合，少数与皮肤粘连可出现破溃等表现；体积大小不等，大者直径可达 10 cm，有些患者淋巴结可随发热而增大，热退后缩小。根据病变累及的部位不同，可出现相应淋巴结区的局部症状和压迫症状；结外病变则可出现累及器官的相应症状。

（二）全身症状

主要为发热、盗汗和体重减轻，其次为皮肤瘙痒和乏力。发热可以表现为任何形式，包括持续低热、不规则间歇性发热或偶尔高热，抗感染治疗多无效。约 15% 的 HL 患者表现为周期性发热，也称为墨—佩—耳三氏热。其特点为：体温逐渐上升，波动于 38 ~ 40 ℃ 数天，不经治疗可逐渐降至正常，经过 10 天或更长时间的间歇期，体温再次上升，如此周而复始，并逐渐缩短间歇期。患者发热时周身不适、乏力和食欲减退，体温下降后立感轻快。盗汗、明显消瘦和皮肤瘙痒均为较常见的症状，瘙痒初见于局部，可渐发展至全身，开始轻度瘙痒，表皮脱落，皮肤增厚，严重时可因抓破皮肤引起感染和皮肤色素沉着。饮酒痛为另一特殊症状，即饮酒后出现肿瘤部位疼痛，常于饮酒后数分钟至几小时内发生，机制不清。

（三）压迫症状

深部淋巴结肿大早期无明显症状，晚期多表现为相应的压迫症状。如纵隔淋巴结肿大，可以压迫上腔静脉，引起上腔静脉压迫综合征；也可压迫食管和气管，引起吞咽受阻和呼吸困难；或压迫喉返神经引起麻痹声嘶等；病变也可侵犯肺和心包。腹腔淋巴结肿大，可挤压胃肠道引起肠梗阻；压迫输尿管可引起肾盂积水，导致尿毒症。韦氏环（包括扁桃体、鼻咽部和舌根部）肿大，可有破溃或疼痛，影响进食、呼吸或出现鼻塞，肿块触之有一定硬度，常累及颈部淋巴结，抗炎治疗多无效。

（四）淋巴结外受累

原发结外淋巴瘤（PENL）由于受侵部位和器官不同临床表现多样，并缺乏特异性症状、体征，容易造成误诊或漏诊。有学者曾报道 PENL 误诊率高达 50% ~ 60%，直接影响正确诊断与治疗，应引起足够重视。原发于结外的 HL 是否存在一直有争议，HL 结外受累率明显低于 NHL，以脾脏、肺脏等略多见。

1. 脾脏病变

脾原发性淋巴瘤占淋巴瘤发病率不到 1%，且多为 NHL，临床诊断脾脏原发 HL 应十分小心，HL 脾脏受累较多见，约占 1/3。临床上判断 HL 是否累及脾脏可依据查体及影像学检查，确诊往往要采用剖腹探查术和脾切除，但由于是有创操作，多数患者并不接受此方式，临床也较少采用。

2. 肝脏病变

首发于肝的 HL 极罕见，随病程进展，晚期侵犯肝者较多见，可出现黄疸、腹水。因肝脏病变常呈弥漫性，CT 检查常不易诊断；有时呈占位性病变，经肝穿刺活检或剖腹探查可确诊。临床表现为肝脏弥漫性肿大，质地中等硬度，少数可扪及结节，肝功能检查多正常，严重者可有肝功能异常。

3. 胃肠道病变

HL 仅占胃肠道 ML 的 1.5% 左右。其临床表现与胃肠道其他肿瘤无明显区别。病变多累及小肠和胃，其他如食管、结肠、直肠、胰腺等部位较少见。临床症状常为腹痛、腹部包块、呕吐、呕血、黑便等。胃 HL 可形成较大肿块，X 线造影显示广泛的充盈缺损和巨大溃疡。与胃 HL 相比，小肠 HL 病程较短，症状也较明显，80% 表现为腹痛；晚期可有小肠梗阻表现，甚至可发生肠穿孔和肠套叠。

4. 肺部病变

HL 累及肺部较 NHL 常见，以结节硬化型（NS）多见，女性和老年患者多见。病变多见于气管或主支气管周围淋巴结，原发 HL 累及肺实质或胸膜，病变压迫淋巴管或致静脉阻塞时可见胸腔积液。临床患者可表现呼吸道和全身症状，如刺激性干咳、黏液痰、气促和胸闷、呼吸困难、胸痛、咯血，少数可出现声音嘶哑或上腔静脉综合征；约一半患者出现体重减轻、发热、盗汗等症状。由于肺 HL 形态多变，应注意与放疗及化疗所致的肺损伤，以及肺部感染相区别。肺原发 HL 极少见，必须有病理学典型 HL 改变，病变局限于肺，无肺门淋巴结或仅有肺门小淋巴结以及排除其他部位受侵才可诊断。

5. 心脏病变

心脏受侵极罕见，但心包积液可由邻近纵隔 HL 直接浸润所致。可出现胸闷、气促、上腔静脉压迫综合征、心律失常及非特异性心电图等表现。

6. 皮肤损害

皮肤 HL 多继发于系统性疾病，原发者罕见。有报道 HL 并发皮肤侵犯的发生率为 0.5%，而原发性皮肤霍奇金淋巴瘤（PCHL）约占霍奇金淋巴瘤的 0.06%。HL 累及皮肤通常表明病变已进入第Ⅳ期，预后很差。而 PCHL 临床进展缓慢，一般不侵及内脏器官，预后相对较好。

7. 骨骼、骨髓病变

骨的 HL 甚少见，占 0.5%。见于疾病进展期血源性播散，或由于局部淋巴结病变扩散到邻近骨骼。多见于胸椎、腰椎、骨盆，肋骨和颅骨次之，病变多为溶骨性改变。临床主要表现为骨骼疼痛，部分病例可有局部发热、肿胀或触及软组织肿块。HL 累及骨髓较 NHL 少见，文献报道为 9% ~14%，但在尸检中可达 30% ~50%。多部位穿刺可提高阳性率。

8. 神经系统病变

多见于 NHL，HL 少见。HL 引起中枢神经系统损害多发生在晚期，其中以脊髓压迫症最常见，也可有脑内病变。临床可表现为头痛、颅内压增高、癫痫样发作、脑神经麻痹等。

9. 泌尿系统病变

HL 较 NHL 少见。肾脏受侵多为双侧结节型浸润，可引起肾肿大、高血压及尿毒症。原发于膀胱病变也很少见。

10. 其他部位损害

少见部位还有扁桃体、鼻咽部、胸腺、前列腺、肾上腺等器官，而生殖系统恶性淋巴瘤几乎皆为 NHL。类脂质肾病的肾脏综合征是一种霍奇金淋巴瘤的少见表现，并且偶尔伴有免疫复合物沉积于肾小球，临床上表现为血尿、蛋白尿、低蛋白血症、高脂血症、水肿。

二、体征

慢性、进行性、无痛性淋巴结肿大为主要体征。

（赵玉德）

第三节　实验室检查与其他检查

一、血液和骨髓检查

HL 常有轻或中等贫血，少数白细胞轻度或明显增加，伴中性粒细胞增多。约 1/5 的患者嗜酸性粒细胞升高。骨髓被广泛浸润或发生脾功能亢进时，可有全血细胞减少。骨髓涂片找到 R-S 细胞是 HL 骨髓浸润依据。骨髓浸润大多由血源播散而来，骨髓穿刺涂片阳性率仅为 3%，但活检法可提高至 9%～22%。

NHL 白细胞数多正常，伴有淋巴细胞绝对和相对增多。晚期并发急性淋巴瘤细胞白血病时可呈现白血病样血常规和骨髓象。

二、血液其他检查

疾病活动期有红细胞沉降率加快，血清乳酸脱氢酶活性增高。乳酸脱氢酶升高提示预后不良。当血清碱性磷酸酶活力或血钙增加，提示骨骼累及。B 细胞 NHL 可并发抗人球蛋白试验阳性或阴性的溶血性贫血，少数可出现单克隆 IgG 或 IgM。必要时可行脑脊液的检查。

三、病理学检查

1. 淋巴结活检、印片

选取较大的淋巴结，完整地取出，避免挤压，切开后在玻片上做淋巴结印片，然后置固定液中。淋巴结印片瑞氏染色后做细胞病理形态学检查，固定的淋巴结经切片和 HE 染色后做组织病理学检查。深部淋巴结可依靠 B 超或 CT 引导下细针穿刺涂片做细胞病理形态学检查。

2. 淋巴细胞分化抗原检测

测定淋巴瘤细胞免疫表型可以区分 B 细胞或 T 细胞免疫表型，NHL 大部分为 B 细胞性。还可根据细胞表面的分化抗原了解淋巴瘤细胞的成熟程度。

3. 染色体易位检查

有助于 NHL 分型诊断。t（14；18）是滤泡细胞淋巴瘤的标志，t（8；14）是伯基特淋巴瘤的标志，t（11；14）是外套细胞淋巴瘤的标志，3q27 异常是弥漫大细胞淋巴瘤的染色体标志。

4. 基因重排

确诊淋巴瘤有疑难者可应用 PCR 技术检测 T 细胞受体（*TCR*）基因重排和 B 细胞 H 链的基因重排。还可应用 PCR 技术检测 *bcl-2* 基因等为分型提供依据。

四、影像学检查

1. 彩超检查

浅表淋巴结的检查，腹腔、盆腔的淋巴结检查。

2. 胸部摄片检查

了解纵隔增宽、肺门增大、胸腔积液及肺部病灶情况。

3. 胸部、腹腔和盆腔的 CT 检查

胸部 CT 可确定纵隔与肺门淋巴结肿大。CT 阳性符合率为 65%，阴性符合率为 92%。因为淋巴造影能显示结构破坏，而 CT 仅从淋巴结肿大程度上来判断。但 CT 不仅能显示腹主动脉旁淋巴结，而且还能显示淋巴结造影所不能检查到的脾门、肝门和肠系膜淋巴结等受累情况，同时还显示肝、脾、肾受累的情况，所以 CT 是腹部检查首选的方法。CT 阴性而临床上怀疑时，才考虑做下肢淋巴造影。彩超检查准确性不及 CT，重复性差，受肠气干扰较严重，但在无 CT 设备时仍不失为一种较好检查方法。

4. 胸部、腹腔和盆腔的 MRI 检查

只能查出单发或多发结节，对弥漫浸润或粟粒样小病灶难以发现。一般认为有两种以上影像诊断同时显示实质性占位性病变时才能确定肝脾受累。

5. PET-CT 检查

PET-CT 检查可以显示淋巴瘤或淋巴瘤残留病灶，是一种根据生化影像来进行肿瘤定性诊断的方法。

五、剖腹探查

一般不易接受，但必须为诊断及临床分期提供可靠依据时，如发热待查病例，临床高度怀疑淋巴瘤，彩超发现有腹腔淋巴结肿大，但无浅表淋巴结或病灶可供活检的情况下，为肯定诊断，或准备单用扩大照射治疗 HL 前，为明确分期诊断，有时需要剖腹探查，在取淋巴结标本同时切除脾做组织病理学检查。

（赵玉德）

第四节　诊断与鉴别诊断

一、诊断

霍奇金淋巴瘤的诊断主要依靠淋巴结肿大的临床表现和组织活检结果。霍奇金淋巴瘤的诊断应包括病理诊断和临床分期诊断。

1. 结节性淋巴细胞为主型霍奇金淋巴瘤（NLPHL）诊断要点

（1）满足 HL 的基本标准，即散在大细胞 + 反应性细胞背景。

（2）至少有一个典型的大结节。

（3）必须见到 L & H 细胞。

（4）背景中的细胞是小淋巴细胞和组织细胞，没有中性和嗜酸性粒细胞。

（5）L & H 细胞总是呈 LCA$^+$、CD20$^+$、CD15、CD30$^-$，L & H 细胞周围有大量 CD3$^+$ 和 CD57$^+$ 细胞围绕。

2. 经典型霍奇金淋巴瘤 CHL 诊断要点

（1）散在大细胞 + 反应性细胞背景。

（2）大细胞（HR-S 细胞）：主要为典型 R-S 细胞、单核型和多核型 R-S 细胞。

（3）混合性反应性背景：中性粒细胞、嗜酸性粒细胞、组织细胞和浆细胞等。

（4）弥漫性为主，可有结节样结构，但无硬化纤维带包绕和包膜增厚。

（5）HR-S 细胞总是 CD30$^+$，多数呈 CD15$^+$，少数呈 CD20$^+$，极少出现 EMA$^+$。

（6）绝大多数有 EBV 感染，即 EBER$^+$ 和 LMPI$^+$。

二、临床分期

根据病理活检结果、全身症状、体格检查、实验室检查、影像学检查等结果做出的临床分期，以及在此基础上通过损伤性操作如剖腹探查、骨髓活检做出的病理分期（PS）对治疗方案的选择、预后判断具有重要意义。目前国内外公认的 HL 分期标准系由 Ann Arbor 会议所建议，主要根据临床表现、体格检查、B 超、CT 扫描、下肢淋巴管造影、下腔静脉造影等进行分期。

三、鉴别诊断

1. 病理鉴别诊断

（1）结节性淋巴细胞为主型霍奇金淋巴瘤 NLPHL 与富于淋巴细胞型霍奇金淋巴瘤 LRHL 相鉴别。

LRHL 有两种组织形式：结节性和弥漫性。当呈结节性生长时很容易与 NLPHL 混淆。

（2）富于 T 细胞的 B 细胞淋巴瘤 TCRBCL 与结节性淋巴细胞为主型霍奇金淋巴瘤 NLPHL 相鉴别。

NLPHL 的结节明显时，鉴别很容易。根据现在 WHO 的标准，在弥漫性病变中只要找到一个具有典型 NLPHL 特征的结节就足以排除 TCRBCL。但结节不明显或完全呈弥漫性生长时，应与 TCRBCL 鉴别。

（3）生发中心进行性转化（PTGC）与结节性淋巴细胞为主型霍奇金淋巴瘤 NLPHL 相鉴别。

由于 PTGC 结节形态与 NLPHL 结节相似，二者也常出现在同一淋巴结，因此应做鉴别。PTGC 是由于长期持续的淋巴滤泡增生而变大的，套区小淋巴细胞突破并进入生发中心，生发中心内原有的中心细胞和中心母细胞被分割挤压，但常能见到残留的生发中心细胞（CD10$^+$），没有 L & H 细胞。

（4）结节性淋巴细胞为主型霍奇金淋巴瘤 NLPHL 与经典型霍奇金淋巴瘤 CHL 相鉴别。

结节性淋巴细胞为主型与经典 HL 不同，NIPHL 的 R-S 细胞为 CD45$^+$，表达 B 细胞相关抗原（CD19，CD20，CD22 和 CD79）和上皮膜抗原，但不表达 CD15 和 CD30。应用常规技术处理，NLPHL 病例中免疫球蛋白通常为阴性。L & H 细胞也表达由 *bcl-6* 基因编码的核蛋白质，这与正常生发中心的 B 细胞发育有关。

NLPHL 结节实际上是转化的滤泡或生发中心。结节中的小淋巴细胞是具有套区表型（IgM$^+$ 和 IgG$^+$）的多克隆 B 细胞和大量 T 细胞的混合物，很多 T 细胞为 CD57$^+$，与正常或 PTGC 中的 T 细胞相似。NLPHL 中的 T 细胞含有显著增大的不规则细胞核，类似中心细胞，往往呈小灶性聚集，使滤泡呈破裂状或不规则轮廓。NLPHL 中的 T 细胞多聚集在肿瘤性 B 细胞周围，形成戒指状、玫瑰花结状或项圈状。尽管几个报道表明，围绕爆米花样细胞的 T 细胞大多为 CD57$^+$，但玫瑰花结中缺乏 CD57$^+$ 细胞也不能否定 NLPHL 的诊断。在结节中，滤泡树突状细胞（FDC）组成了明显的中心性网。滤泡间区含有大量 T 细胞，当出现弥散区域时，背景淋巴细胞仍然主要是 T 细胞，但 FDC 网消失。*Ig* 和 *TCR* 基因为胚系，EBV 常阴性。但是，经典型霍奇金淋巴瘤常常没有这些特征。

2. 临床鉴别诊断传染性单核细胞增多症（IM）

IM 是 EBV 的急性感染性疾病，起病急，突然出现头痛、咽痛、高热，接着淋巴结肿大伴压痛，血常规白细胞不升高，甚至有些偏低，外周血中可见异型淋巴细胞，EBV 抗体滴度可增高。患者就诊时病史多在 1 ~ 2 周，有该病史者发生 HL 的危险性增高 2 ~ 4 倍，病变中可出现 HRS 样的细胞、组织细胞等，可与 LRHL 和 MCHL 混淆，应当鉴别。IM 淋巴结以 T 区反应性增生为主，一般结构没有破坏，淋巴滤泡和淋巴窦可见，不形成结节样结构，没有纤维化。T 区和淋巴窦内有较多活化的淋巴细胞、免疫母细胞，有的甚至像单核型 R-S 细胞，但呈 CD45$^+$（LCA）、CD20$^+$、CD15$^-$，部分细胞 CD30$^+$。如鉴别仍困难可进行短期随访，因 IM 是自限性疾病，病程一般不超过 1 个月。

（刘　洋）

第五节　治疗

目前 HL 的治疗主要是根据患者的病理分型、预后分组、分期来进行治疗选择，同时还要考虑患者的一般状况等综合因素，甚至还要考虑经济、社会方面的因素，最终选择最理想的方案。综合治疗是治疗 HL 的发展方向，对中晚期 HL 单纯放疗疗效不理想，常以化疗为主，辅以放疗。复发性、难治性霍奇金淋巴瘤的治疗已较多考虑造血干细胞移植。

一、早期霍奇金淋巴瘤的治疗

早期霍奇金淋巴瘤的治疗近年来有较大进展，主要是综合治疗代替了放疗为主的经典治疗。早期霍奇金淋巴瘤是指 Ⅰ、Ⅱ期患者，其治疗方针以往以放疗为主，国内外的经验均证明了其有效性，可获得 70% ~ 90% 的 5 年总生存率。近年来国外的大量研究表明，综合治疗（化疗加受累野照射）可以获得更好的无病生存率，大约提高 15%，但总生存率相似，预期可以明显减轻放疗的远期不良反应。因此，目前化疗结合受累野照射的方法是治疗早期霍奇金淋巴瘤的基本原则。但是国内尚没有大组病例的相关研究资料。

（一）放疗

1. 经典单纯放疗的原则和方法

早在 1950 年以后，^{60}Co 远治疗机和高能加速器出现后，解决了深部肿瘤的放疗问题。对于常常侵犯纵隔、腹膜后淋巴结的霍奇金淋巴瘤来说，为其行根治治疗提供了技术设备条件。由于该病沿着淋巴结蔓延的生物学特性，扩大野照射解决了根治治疗的方法问题。对于初治的早期患者来说，行扩大野照射，扩大区 DT 30～36 Gy，受累区 DT 36～44 Gy，就可以获得满意疗效，5 年总生存率为 80%～90%，这是单纯放疗给患者带来的利益。

扩大野照射的方法包括斗篷野、锄形野、倒 Y 野照射，以及由此组合产生的次全淋巴区照射和全淋巴区照射等放疗方法。特点是照射面积大，疗效可靠满意，近期毒性不良反应可以接受。因此，对于有化疗禁忌证以及拒绝化疗的患者，还是可以选择单纯放疗。

2. 单纯放疗的远期毒性不良反应

人们对单纯放疗的优缺点进行了较长时间的研究，发现随着生存率的提高，生存时间的延长，缺点逐渐显现，主要是放疗后的不良反应，特别是远期不良反应，如肺纤维化、心包积液或胸腔积液、心肌梗死和第二肿瘤的发生（乳腺癌、肺癌和消化道癌等）。Stanford 报道了 PS ⅠA～ⅢB 期治疗后死亡情况分析情况，总的放疗或化疗死亡率为 32.8%（107/326），死亡原因：①死于 HL，占 41%；②死于第二肿瘤，占 26%；③死于心血管病，占 16%；④其他原因死亡，占 17%。可见 59% 的患者不是死于 HL 复发，而是死于其他疾病，这些疾病的发生与先前的高剂量大面积放疗相关。VanLeeuwen 等 2000 年报道的研究发现第二肿瘤的发生与患者治疗后存活时间和接受治疗时年龄有关。患者治疗后存活时间越长，接受治疗时年龄越小，第二肿瘤的发病危险性越大。

3. 放疗、化疗远期并发症的预防

国外对预防放疗、化疗远期并发症已经有了一定研究，制订了两级预防的措施。初级预防：①限制放疗的放射野和剂量；②先行化疗的联合治疗模式；③避免用烷化剂和 VP-16；④避免不必要的维持化疗；⑤用博来霉素的患者应监护其肺功能。二级预防：①停止吸烟；②放疗后 5～7 年内常规行乳腺摄片；③限制日光暴露；④避免引起甲状腺功能低下的化学药物；⑤有规律的体育运动；⑥注意肥胖问题；⑦心脏病预防饮食。

（二）综合治疗

1. 综合治疗的原则

先进行化疗，选用一线联合方案，然后行受累野照射。但要根据患者的预后情况确定化疗的周期数和放疗剂量。

（1）预后好的早期霍奇金淋巴瘤：指临床Ⅰ～Ⅱ期，没有不良预后因素者。选用一线联合化疗方案 2～4 周期，然后行受累野照射，剂量为 20～36 Gy。而早期结节性淋巴细胞为主型 HL 可以采用单纯受累野照射。

（2）预后不好的早期霍奇金淋巴瘤：指临床Ⅰ～Ⅱ期，具有 1 个或 1 个以上不良预后因素的患者。选用一线联合化疗方案治疗 4～6 周期，然后受累野照射 30～40 Gy。

2. 综合治疗和经典单纯放疗的比较

尽管单纯放疗可以治愈早期霍奇金淋巴瘤，疗效满意，但其远期并发症是降低患者生活质量和增加病死率的重要问题。常规化疗的远期毒性不良反应较放疗轻，因此有学者提出化疗后减少放疗面积和剂量，以减少远期并发症的发生，结合两者的优点进行综合治疗。最近几十年大量临床研究已证明综合治疗模式可以代替单纯放疗治疗早期霍奇金淋巴瘤。

3. 综合治疗模式中化疗方案的优化

综合治疗中的化疗方案和周期数是以往较多探讨的问题。根据近些年的临床研究表明，预后好的 HL 选择 ABVD 方案、VBM 方案；预后不好的 HL 选用 ABVD 方案、MOPP/ABV 方案、BEAMOPP 方案、Stanfort V 方案等。ABVD 方案和 MOPP 方案是治疗早期霍奇金淋巴瘤的经典方案，许多随机分组的临床研究均已经证明了 ABVD 方案的优越性，ABVD 的疗效明显优于 MOPP，毒性不良反应也较低。ABVD 的血液毒性和性腺毒性均轻于 MOPP，但是肺毒性略高，可能与博来霉素有关，使用中应当注意不要超过其限制使用剂量。远期毒性还须继续观察。因此，对于预后不好的早期 HL 来说还是首选的方案。

早期霍奇金淋巴瘤综合治疗中化疗周期数量是长期探讨的问题。一般对于预后好的早期 HL 应采用 2~4 周期的 ABVD 方案化疗加受累野照射 30~36 Gy。对于预后不好的应采用 4~6 周期的 ABVD 方案化疗，加 36~40 Gy 的受累野照射。

4. 放射野的大小和放疗剂量

综合治疗中的受累野照射及照射剂量是综合治疗实施的重要问题。综合治疗模式中受累野照射已经可以代替扩大野照射。大多数治疗中心对预后好的早期 HL 受累野照射剂量为 30~36 Gy，预后不好的受累野照射剂量为 36~40 Gy。

总之，对于早期 HL 的治疗已不再推荐单纯放疗作为其标准方案，而是推荐综合治疗的方法，较好的方法是 ABVD + IF 的组合。一般对于预后好的早期 HL 应采用 2~4 周期的 ABVD 方案化疗然后加受累野照射 30~36 Gy。对于预后不好的应采用 4~6 周期的 ABVD 方案化疗，然后加 36~40 Gy 受累野照射。

二、进展期 HL 的治疗

1. 进展期患者成为复发性和难治性 HL 的风险因素

进展期（Ⅲ、Ⅳ期）HL 患者，疗效不如早期患者，更容易变为复发性和难治性的患者。1990 年代哥伦比亚研究机构对 711 例 HL 患者进行研究，虽然发现进展期患者复发率和难治性发生率较早期高，但分析后发现有 7 个风险因素对预后影响明显，包括：男性，年龄 > 45 岁，Ⅳ期，血红蛋白 < 10^5 g/L，白细胞计数 > 15×10^9/L，淋巴细胞计数 0.6×10^9/L 或淋巴细胞分类 < 8%，血浆蛋白 < 40 g/L。其中 0~1 个风险因素的进展期患者成为复发性和难治性 HL 的风险小于 20%，而有 4 个或更多风险因素的进展期患者成为复发性和难治性 HL 的风险大于 50%。

2. 进展期 HL 化疗

鉴于 ABVD 和 MOPP 方案对 HL 治疗效果，许多人提出 ABVD 与 MOPP 不同组合来提高Ⅲ期和Ⅳ期 HL 疗效。但多中心试验表明，不同组合与单独 ABVD 疗效相当，而血液系统和非血液系统毒性明显增加。进展期 HL 其他治疗方案有 Stanford V 方案、BEACOPP 基本和强化方案、BEACOPP-14 方案等。

3. 进展期 HL 的放疗效果

进展期 HL 的常规治疗仍以联合化疗 + 受累野照射为主，化疗方案选用 ABVD、MOPP/ABV、BEACOPP 和 Stanford V 等；受累野照射的剂量为 30~36 Gy。GHST 进行的一项试验，患者随机分为 2 组，一组是 BEACOPP 强化方案 8 周期或 BEACOPP 强化方案 4 个周期 + BEACOPP 基本方案 4 个周期后进行最初发病的淋巴结和残留病灶进行照射（剂量为 30 Gy）；另一组是相同化疗后未进行放疗。两组最终结果无明显差异。最近 EORTC 进行的研究也将进展期 HL 患者化疗 MOPP/ABV 化疗 6~8 周期后分为继续照射组和不进行照射组。化疗达到 CR 的患者照射剂量为 16～24 Gy，达到 PR 患者照射剂量是 30～40 Gy。研究也显示，进展期 HL 患者经过 8 周期有效化疗达到 CR 后继续进行放疗并没有显示更好的效果，而且继发 AML/MDS 的概率明显增加。但对于化疗后达到 PR 的患者进行补充放疗效果较好，5 年无事件生存（EFS）为 97%，总生存期（OS）为 87%。

三、复发性和难治性霍奇金淋巴瘤

1. 定义和预后

1990 年以后霍奇金淋巴瘤经一线治疗，80% 患者达到治愈，所以对于 HL 的临床研究主要集中在复发性和难治性 HL。有专家提出难治性 HL 的定义为：在初治时淋巴瘤进展，或者虽然治疗还在进行，但是通过活组织检查已经证实肿瘤的存在和进展。复发性 HL 的定义为：诱导治疗达到完全缓解（CR）至少 1 个月以后出现复发的 HL。

经联合化疗达到 CR 后复发有 2 种情况：①经联合化疗达到 CR，但缓解期 <1 年，即早期复发；②联合化疗达到 CR 后缓解期 >1 年，即晚期复发。有报道早期复发和晚期复发的 20 年存活率分别为 11% 和 22%，晚期复发者约 40%，可以使用常规剂量化疗而达到治愈。难治性 HL 预后最差，长期无病存活率在 0～10%。GHSG 最近提出了对于难治性患者的预后因素：KPS 评分高的、一线治疗后有短暂缓解的、年龄较小患者的 5 年总存活率为 55%，而年龄较大的、全身状况差且没有达到缓解的患者 5 年总存活率为 0。复发和难治的主要原因是难以克服的耐药性、肿瘤负荷大、全身情况和免疫功能差等。

2. 复发性和难治性霍奇金淋巴瘤的挽救治疗

解救治疗的疗效与患者年龄、复发部位、复发时疾病严重程度、缓解持续时间和 B 症状有关［有全身症状，如发热（经常体温 38 ℃以上），盗汗、体重减轻（就诊前 6 个月内无其他原因体重减轻 10% 以上）为 B 组，无全身症状为 A 组］。

（1）放疗缓解后复发病例的解救治疗：初治用放疗达到 CR 后，复发患者对解救化疗敏感，NCI 长期随访资料表明用放疗达 CR 后复发患者经解救化疗，90% 达到第二次 CR，70% 以上可长期无病存活，疗效与初治病例相似。所以放疗缓解后复发病例一般不首选大剂量化疗（HDCT）和自体干细胞移植（ASCT）。研究证实，用 ABVD 方案解救疗效优于 MOPP 方案。

（2）解救放疗（SRT）：对于首程治疗未用放疗的复发患者，若无全身症状，或仅有单个孤立淋巴结区病变及照射野外复发的患者 SRT 治疗有效。SRT 对化疗失败后 HL 患者的局部病灶效果好，长期缓解率高；对于不适合大剂量化疗加自体干细胞移植的患者，SRT 仍是一个很好的选择。

（3）复发性和难治性霍奇金淋巴瘤的解救方案：目前尚不能确定复发性和难治性 HL 的多种解救方案中哪个解救方案更好。有报道 Mini-BEAM 方案（卡莫司汀、依托泊苷、阿糖胞苷、苯丙氨酸氮芥）反应率为 84%，Dexa-BEAM 方案（地塞米松、卡莫司汀、依托泊苷、阿糖胞苷、苯丙氨酸氮芥）反应率为 81%，DHAP 方案（顺铂、大剂量阿糖胞苷、地塞米松）反应率为 89%。Mini-BEAM 方案的疗效肯定，但是此方案影响干细胞动员，一般在 HDC/HSCT 之前要进行最低限度的标准剂量化疗，其原因是安排干细胞采集和移植之前需要使淋巴瘤得到控制；促进有效外周血干细胞的采集。Koln 研究组认为在应用大剂量化疗前使用标准剂量的解救方案疗效最佳，如大剂量 BEAM 化疗前应用 3～4 个疗程 Dexa-

BEAM。其他常用的药物包括足叶乙苷、铂化物和异环磷酰胺，这些药物既有抗 HL 疗效又具有较好的干细胞动员效果。

四、大剂量化疗和放疗加造血干细胞移植（HDC/HSCT）

（一）HDC/HSCT 的必要性、有效性和安全性

霍奇金淋巴瘤经标准的联合化疗、放疗可获良好疗效，5 年生存率已达 70%，50% 的中晚期患者也可获长期缓解。但仍有部分患者经标准治疗不能达完全缓解，或治疗缓解后很快复发，预后不佳。现代的观点认为霍奇金淋巴瘤首次缓解时间的长短至关重要。如 > 12 个月，接受常规挽救性方案治疗常可再次获得缓解；如 < 12 个月，则再次缓解的机会大大下降。美国国立肿瘤研究所（NCI）的一项长期随访发现初次缓解时间长的复发患者，85% 可获再次缓解，24% 存活 11 年以上；而首次缓解时间短的复发患者，仅 49% 获得再次缓解，11% 存活 11 年。其他一些研究中初治不能缓解或短期复发者几乎无长期无病生存，实际生存率为 0~8%。另外，难以获得满意疗效的患者其不良预后因素包括年龄≥50 岁、大包块（肿瘤最大直径≥患者的 30%，其生存率明显下降。10 cm，或巨大纵隔肿块）、B 组症状、红细胞沉降率（ESR）≥30 mm/h（伴有 B 组症状）或 ESR >50 mm/h（不伴有 B 组症状），3 个以上部位受侵，病理为淋巴细胞消减型和混合细胞型，Ⅲ、Ⅳ 期患者。这部分患者约占初治患者的 20%。经过几十年的努力，自体造血干细胞移植结合大剂量化疗、放疗治疗技术已经成熟，其安全性和有效性已经被临床医师接受，使得挽救这部分患者成为可能。目前主要希望通过这一疗法改善那些初治难以缓解和复发（特别是首次复发）患者的预后状况。大约 25% 的中晚期患者初治时不能达到缓解，强烈治疗结合造血干细胞移植的疗效优于常规挽救治疗。

（二）自体骨髓移植（ABMT）与自体外周血干细胞移植（APBSCT）

造血干细胞移植最初是从 ABMT 开始的，并取得了较好疗效。Chopra 等报道 155 例原发难治性或复发性 HL 患者接受高剂量 BEAM 化疗后进行自体骨髓移植，5 年无进展生存期（PFS）为 50%，OS 为 55%。最近 Lumley 等使用相似的预处理方案对 35 例患者进行骨髓移植，EFS 为 74%。

近年来 APBSCT 已逐渐代替 ABMT，因外周血干细胞的采集已变得较为容易；采集过程痛苦较轻，可避免全身麻醉；可以门诊进行干细胞的采集；造血重建和免疫重建较 ABMT 快；采集的费用降低，住院移植的费用降低；适用于以前进行过盆腔照射和骨髓受侵的患者。

首次复发的 HL 是否应采用自体造血干细胞移植尚存争议，特别是未照射的淋巴结复发及初治达 CR 持续 1 年以上复发者。前者经扩大范围的照射治疗，加或不加用化疗，40%~50% 的患者仍可再次达至Ⅱ治愈；而后者应用非交叉方案再次进行化疗，可加或不加放疗，也有 20%~40% 的患者治愈。很多研究表明，首次复发的 HL 患者采用 HDC/ASCT 疗法，长期生存率可以达到 90%。GHSG 的研究表明，HDC/ASCT 对 HL 复发患者疗效很好，可提高长期生存率。复发者包括：初次化疗达到 CR 状态，但 1 年以内复发者；复发时伴有 B 症状者；结外复发者；照射过的淋巴结复发者。

复发性和难治性 HL 患者进行自体干细胞移植时应注意如下情况：①经检查确认骨髓中

无肿瘤细胞侵犯时才可采集干细胞；②化疗次数越多，患者采集干细胞成功的可能性越低，尤其是应用细胞毒性药物时，如应用 Mini-BEAM 或 Dexa-BEAM 方案时；③新移植患者获得较完善的造血重建需要一个较长的过程，故移植后一段时间内不应该化疗，移植后可根据患者情况行放疗；④移植时肿块越小预后越好，CR 后再进行移植治疗的预后最好。

（三）异基因造血干细胞移植

1. 清髓性异基因造血干细胞移植在复发性和难治性 HL 治疗中的应用

异基因造血干细胞移植治疗难治性霍奇金淋巴瘤的疗效似乎优于自体造血干细胞移植，其优点是输入的造血干细胞不含肿瘤细胞，移植物抗淋巴瘤效应可减低复发率。Anderson 等报道的研究结果中，全组异体移植 53 例，自体移植 63 例，治疗后复发率分别为 43% 和 76%。但很多研究证明异基因移植的移植相关死亡率高，同胞间移植的移植相关死亡率为 20%～30%，主要死因为感染、肺毒性和 GVHD，抵消了异体移植低复发率的优点，而且治疗费用昂贵，配型困难，故一般霍奇金淋巴瘤治疗中采用者较少。

无关供者移植和单倍体移植的移植相关死亡率更高。最近一国际骨髓移植注册处（IB-MTR）和欧洲外周血及骨髓移植组（EBMT）研究表明，进行异基因造血干细胞移植的 HL 患者，治疗相关死亡率高达 60%。T 细胞去除的异基因移植可以降低死亡率，但这样又会增加复发率和植入失败率。所以目前自体外周血干细胞移植是治疗 HL 的首选方法，而异基因造血干细胞移植仍然应用较少，主要用于如下情况：①患者因各种原因导致缺乏足够的干细胞进行自体移植；②患者具有较小病变，病情稳定但骨髓持续浸润；③ASCT 后复发的患者。

2. 非清髓异基因外周血干细胞移植（NST）或小移植

NST 是对传统异基因造血干细胞移植的一个改良，但这方面报道例数少，随访时间短，患者条件、GVHD 的预防、患者与供者之间组织相容性的不同可导致不同的结果。NST 的预处理造成充分的免疫抑制和适当的骨髓抑制，以允许供者和受者造血细胞共存，形成嵌合体，但最终被供者细胞所代替。Carella 等提出 NST 免疫抑制预处理方案包括一个嘌呤类似物（如氟达拉滨）和一个烷化剂（如环磷酰胺或苯丙氨酸氮芥）。

从 EBMT 和其他机构的研究可以看出，NST 的移植相关死亡率较低，总生存率提高。NST 拓宽了恶性淋巴瘤患者异基因移植的适应证，特别是对一些惰性的类型。与 HDT/HSCT 比较，NST 预处理的强度较低，使用药物的细胞毒性是否充分达到异基因 T 细胞控制残留肿瘤细胞寿命的水平尚不确定，而且 NST 的严重感染发生率和慢性 GVHD 并未减少，故对难治性 HL 和 NST 的应用仍有一定限制。治疗 HL 还需要大样本和长期随访的临床研究，以确定 NST 最佳时机、最佳适合人群、最佳的预处理方案以及最佳 GVHD 的预防；并需要与 HDT/ASCT 进行大样本及长时间多中心前瞻性比较，才能确定 NST 治疗 HL 的效果。

造血干细胞移植疗法给复发难治性霍奇金淋巴瘤病例提供了重要方法，获得了明显的疗效，其中自体造血干细胞移植的应用更为成功。异基因造血干细胞移植虽然复发率略低于自体造血干细胞移植，但移植相关死亡率较高、供者困难、费用高等问题，抵消了其优点。非清髓异基因外周血干细胞移植还在研究之中。

五、靶向治疗

靶向治疗是近些年来发展迅速的新型治疗方法，目前研究较多包括抗体治疗（单抗或多抗）、肿瘤疫苗（DNA 疫苗和细胞疫苗）、反义核酸、特异性配体携带治疗物（抗肿瘤药物、免疫毒素、放射性核素）等。现在较为成熟的治疗方法是单克隆抗体治疗，抗 CD20 单抗治疗 CD20 阳性的 B 细胞淋巴瘤取得较大成功，在惰性 NHL 中单药治疗可达到 50% 缓解率；对淋巴细胞为主型霍奇金淋巴瘤 CD20 单抗也有尝试，反应率可达到 50% 或更好。这种治疗方法毒性小，与其他方案联合使用可提高疗效。其原理可能是经典型 HL 损伤中浸润 B 淋巴细胞在体内促进 HR-S 细胞生存并调节细胞因子和趋化因子的表达，CD20 在经典 HL 恶性细胞的表达占 25% ~ 30%，而在 LPHL 中 100% 表达，所以使用抗 CD20 单克隆抗体治疗这类患者应该有效。NLPHL 没有经典 HL 典型的 HR-S 细胞，也不表达 CD30 和 CD15，但是却像 HL 那样具有明显的炎症背景，表达 CD20 标记，也有学者尝试应用不良反应相对较好的抗 CD20 单抗治疗本病。

利妥昔单抗治疗 CD20 阳性的 HL 各亚型是有效且安全的。但由于 LPHL 和 CD20 阳性的其他 HL 患者数量少，更缺乏大组病例的随机对照研究，目前还不能得出结论，有效性和可行性还需要进一步证实。随着新抗体的不断出现，可能会进一步改善疗效和减轻治疗相关的毒性不良反应，放免铰链物、双特异性抗体和肿瘤特异性免疫疫苗技术也正在研究中。

六、预后

（一）不同病理分型的预后

NLPHL 80% ~ 90% 的病例经过治疗可达完全缓解，并能存活 10 年以上。晚期是不利的预后因素。3% ~ 5% 的病例可能变为大 B 细胞淋巴瘤。患 NLPHL 的患者比患其他类型 HL 的患者发展成 NHL 的风险略高，其中发展成弥漫大 B 细胞淋巴瘤（DLBCL）最常见。Hansmann 等报道了在 537 个病例中，这种转变的发生率为 2.6%。英国国家淋巴瘤研究组（BNLI）报道了 182 例患者的转变率为 2%。大细胞淋巴瘤（LCL）不一定含有典型的淋巴细胞和（或）组织细胞，通常与其他 DLBCL 相似。在某些病例中，通过分子遗传学分析，证实了 NLPHL 和 DLBCL 的克隆关系。有报道由 NLPHL 进展演变的 DLBCL 与原发的 DLBCL 预后相似。除了进展演变为 DLBCL，NLPHL 患者在确诊或复发时，其病变还可和 DLBCL 病变在同一个淋巴结中并存。目前还不知道这种现象发生的频率，但总体上似乎很低。并存型患者的预后明显比一般 DLBCL 患者好。NLPHL 患者较少转变成外周性 T 细胞淋巴瘤。

在 CHL 中，淋巴细胞为主型预后最好，5 年生存率为 94.3%；LDHL 预后最差，5 年生存率仅为 27.4%。采用现代治疗方法后，如果临床分期相同，LDHL 与其他亚型 CHL 具有相似的预后。NSHL 的预后略好于 MCHL 和 LDHL，其中部分原因是 NSHL 被发现时多处于较早期（Ⅱ期）。纵隔形成巨大肿块是本病发展成晚期的危险因素。

（二）不同临床表现的预后

不同研究组关于 HL 的预后因素的认识略有不同，一般认为不良预后因素包括：①年龄≥45 岁；②≥3 个淋巴结区域受侵；③ESR≥50 mm/h 或 ESR≥30 mm/h（伴有 B 组症状）；④巨块（直径＞10 cm）或纵隔大肿块（纵隔肿物最大横径大于第 6 胸椎下缘水平胸腔横径的 1/3）；⑤男性；⑥B 组症状；⑦混合细胞或淋巴细胞削减型。有研究者发现，HIV 阳性患者预后较差。

EORTC 对早期霍奇金淋巴瘤进行了预后分组，分为预后极好组、预后良好组、预后不良组。

1. 预后极好组

条件是ⅠA期，女性，年龄＜40岁，淋巴细胞为主型或结节硬化型，非巨块或大纵隔肿块。

2. 预后不良组

条件是≥50岁，≥4个淋巴结区域受侵，ESR≥50 mm/h或ESR≥30 mm/h（伴有B组症状），巨块（肿块＞10 cm）或纵隔大肿块（纵隔肿物最大横径大于第5、第6胸椎水平胸腔横径的1/3或0.35）。

3. 预后良好组

不符合预后极好组和预后不良组条件的其他临床Ⅰ/Ⅱ期患者。

德国霍奇金淋巴瘤研究组（GHSG）提出的预后因素包括纵隔肿块、结外病变等；EORTC更重视年龄是否＞50岁，GHSG则更重视是否发生结外病变，其他各项均相似。

NCCN 2003年公布的HL诊治指导原则中认为早期HL的预后因素主要是：①巨大肿块（纵隔肿块最大宽度/胸腔最大宽度＞1/3，或任何肿块的直径＞10 cm）；②ESR≥50 mm/h，并伴有B组症状；③＞3个以上的受累淋巴结区。

对于进展期HL则要参考另一个预后标准，即预后指数。1990年在哥伦比亚研究机构对711例HL患者进行研究，制订了7个风险因素：①男性；②Ⅳ期；③年龄≥45岁；④Hb＜10^5 g/L；⑤WBC≥$15×10^9$/L；⑥淋巴细胞计数＜$0.6×10^9$/L，或淋巴细胞比例＜8%；⑦血浆蛋白＜40 g/L。虽然发现进展期患者复发或难治的发生率较早期高，但含有0~1个风险因素的进展期患者，复发难治的风险小于20%；而有4个或更多风险因素的进展期患者，复发和难治的风险大于50%。

关于HL的预后，最近不同的研究者还有新的不同的结论。一线治疗效果不好的难治性HL预后较差，长期无病存活率在0~10%。

2003年的美国血液年会（ASH）提出了更简单的预后因素：分期早晚；是否有B组症状；是否有巨大肿块（肿瘤直径≥10 cm）。一般来说，没有上述不良预后因素者为预后良好组，或低危组；相反，具有上述不良预后因素者为预后不良组，或高危组，两组患者在治疗和预后上有区别。

（刘　洋）

第十三章

血小板功能异常性疾病

血小板在止血中起着重要的作用。血小板的功能与血小板膜、血小板颗粒、代谢以及信号传导等有关，其中任何一个成分或因素的异常都可引起血小板功能异常，导致不同程度的出血倾向。血小板功能异常可分为先天性与获得性，先天性血小板功能异常可伴有或不伴有血小板数量减少；获得性血小板功能异常为继发性，血小板数量一般不受影响。

第一节 先天性血小板功能异常

先天性血小板功能异常包括多种疾病，按照血小板缺陷的部位，可以分为以下几类，其中以巨大血小板综合征（BSS）、血小板无力症（GT）与 MYH9 综合征最为重要。应该指出的是，先天性血小板功能异常是一类极复杂的疾病，至今尚有半数的患者无法作出诊断。

一、临床表现与诊断

（一）巨大血小板综合征

巨大血小板综合征（BSS）是一种罕见的常染色体隐性遗传性出血性疾病，多发生于近亲结婚的家族；其发病机制是血小板膜糖蛋白 GP I b/IX/V 复合物缺乏。该复合物在血小板膜上的分子数之比为 2：2：2：1，为 vWF 受体。在高切应力作用下，血小板通过 GP I b/IX/V 复合物与 vWF 的结合，使血小板黏附到损伤的血管内皮下启动止血。另外，GP I ba 有凝血酶结合部位，促进低浓度凝血酶激活血小板。

目前，已经在编码 GP I bα、GP I bβ、GPIX 的结构基因上发现的缺陷包括碱基缺失、误义突变、无义突变和框移突变等；在 GPV 结构基因上尚未发现异常。我们在国际上报道了 BSS 患者 GPIX 穿膜区丙氨酸 139→苏氨酸的一种新的基因突变，并提出 GP I b 与 GPIX 是通过穿膜区连接为复合物的假说。

1. 临床表现

一般自幼发病，常在出生后数日至数月开始出血。以皮肤黏膜出血为主，可表现为鼻出血、瘀斑、牙龈出血、月经过多、胃肠道出血、外伤后血肿甚至颅脑出血等。一般自发性出血较轻，而在外伤或手术后出血较重。出血症状存在异质性，不同的患者或同一患者不同时期出血程度差异很大。

2. 实验室检查

（1）血小板计数与大小：多数 BSS 患者有不同程度的血小板减少，少数病例血小板数正常。外周血涂片可见血小板体积增大，30% ~80% 以上的血小板直径 >3.5 μm，有的可达 20 ~30 μm。电镜检查可见巨大血小板内有丰富的表面连接系统、致密管道系统、胞内空泡和致密颗粒。

（2）血小板功能：有与血小板减少程度不相称的出血时间延长，从轻度延长（5 ~10 分钟）到超过 20 分钟。瑞斯托霉素、布妥霉素及人或牛 vWF 不能使血小板聚集且不能被加入的正常血浆纠正，ADP、胶原和肾上腺素诱导的血小板聚集正常或增多，低浓度凝血酶诱导的血小板聚集降低及延迟相延长但能被高浓度凝血酶纠正。凝血因子消耗减少。

（3）血小板膜 GP I b/IX测定：运用特异的血小板单克隆抗体，采用流式细胞仪、放射自显影或免疫印迹手段，发现血小板膜 GP I b/IX量的减少或缺如。*GP Ib/IX*基因分析可发现各种基因突变。

3. 诊断

BSS 诊断的主要依据为：①出血时间延长、血小板减少、血小板巨大；②有遗传性家族史；③瑞斯托霉素不能诱导血小板聚集，而 ADP、胶原和肾上腺素诱导的血小板聚集正常或增多；④血小板膜 GP I b/IX缺陷；⑤排除其他血小板减少及功能异常的疾病。遗传性巨大血小板可见于多种疾病，应注意鉴别。绝大多数 BSS 患者在开始都被诊断为特发性血小板减少性紫癜（ITP），只是在激素治疗或脾切除无效，血涂片发现巨大血小板后才想到本病。此外，尚须与 MYH9 综合征、血管性血友病、血小板无力症以及灰色血小板综合征等鉴别。

（二）血小板无力症

血小板无力症（GT）是一种常染色体隐性遗传性出血性疾病，由于血小板膜糖蛋白 GP IIb（aIIb，CD41）和（或）GP IIIa（β3，CD61）质或量的异常，导致血小板对各种生理性诱导剂的聚集大大减低或缺如患者往往自幼有明显的出血倾向。血小板 GP IIb/GP IIIa 的配体纤维蛋白原（Fg）为血小板对各种诱导剂的聚集所必需的；血块收缩需要完整的 GP IIb/IIIa 受体，故患者常有血块退缩异常。血小板无力症虽是较少见的疾病，但我院已发现了 40 例病例，证明本病并非罕见。

GP IIb 基因与 *GP IIIa* 基因都位于 17 号染色体，*GP IIb* 基因全长 17.2 kb，包括 30 个外显子；*GP IIIa* 基因全长 65 kb，包括 15 个外显子。*GP IIb* 和 *GP IIIa* 在粗面内质网中形成复合物，通过转录后加工，转运至血小板膜表面。血小板表面有丰富的 *GP IIb/GP IIIa*，在每个血小板表面大约有 40 000 个分子。复合物的形成保护了糖蛋白免遭蛋白酶解，如 *GP IIb* 或 *GP IIIa* 缺乏或不能形成正确的复合物，则另一亚单位也很快被降解。因此，任一亚单位缺乏均会导致整个复合物缺乏。*GP IIIa* 也可结合 aV-整合素（CD51），形成 aVβ3 复合物，它在血小板膜上表达较少（50 ~100 个/血小板）。GT 患者如 *GP IIIa* 缺乏，则也有 aVβ3 缺乏；而 *GP IIb* 缺乏，则 aV133 正常或增高。

本病的分子生物学异常是 *GP IIb* 或 *GP IIIa* 的基因突变，包括替代、缺失、插入等造成的错义、无义或移框突变，*GP IIb* 或 *GP IIIa* 的任一突变可通过不同途径影响复合物的功能，如影响 mRNA 剪接、mRNA 稳定性、二价阳离子的结合、亚基间连接、细胞内转运、配体结合、整合素介导的信号传导等。值得注意的是，约 40% 的患者为复合杂合子，提示人群中存在大量的"无声"携带者。目前已发现 29 种 *GPub* 基因缺陷与 21 种 *GPⅢa* 基因缺陷。我们曾在国际上首先报道了第一种 *GPⅡb* 突变，患者的 *GPⅡb* 基因为 C1751-T 无义点突变，导致 Arg584-变为终止码。该基因突变已被国内外学者证实。基因突变除抑制 GPⅡb/GPⅢa 表达外，还可影响受体的活性。GPⅢa 的胞质区在复合物活化和调节配体结合方面发挥重要作用，该区的突变如 R750X（R724X）和 S778P（S752P）不影响复合物在血小板膜的表达，但对诱导剂无反应。将突变体转入哺乳动物细胞进一步研究表明，"内—外"信号传导和复合物细胞外配体结合表位的表达受阻，但可在固定的 Fg 上铺展。

1. 临床表现

主要为出血表现，出生后即可有紫癜，但不严重，与哭叫有关的面部瘀点和球结膜下出血可为新生儿和儿童的首发症状。鼻出血常见，且可致命，这种患儿常早期夭折。牙龈出血可造成慢性失血，胃肠道出血少见，通常为间歇性，出血部位难以判断。关节积血非常少见，自发性者更少，此与血友病不同。血小板功能异常增加了颅脑创伤后中枢神经系统过度出血的危险，但自发性中枢神经系统出血罕见。月经过多见于几乎所有患者，尤其在月经初潮时。妇女在孕期一般无过度出血，但产后即刻出血常见，延迟的产后出血也可非常严重，但在剖宫产者较轻。各种手术易过度出血，应预防性输注血小板。患者的出血倾向差异很大，血小板的生化异常与临床出血严重程度无相关性，即使有相同的遗传，血小板功能及生化检查非常相似，但临床表现却差异很大，而且，同一患者在不同时期的出血症状严重程度也变化很大。携带者一般无症状，血小板功能试验正常。

2. 实验室检查与诊断

血小板计数、形态正常，出血时间延长，血块退缩减弱或无。生理性诱导剂刺激的血小板聚集异常，瑞斯托霉素诱导的聚集起始坡度正常或接近正常，反映了血浆 vWF 和血小板 GPⅠb/Ⅸ正常，而第二波在低浓度瑞斯托霉素刺激下减弱。患者血小板不能结合 Fg 或其他黏附蛋白。ADP 和凝血酶刺激下，血小板变形正常，说明其代谢和细胞骨架改变正常。高浓度凝血酶和胶原刺激下，α 和 δ 颗粒内容物释放正常，低浓度时，释放反应异常，反映了由于血小板聚集而引起的释放放大作用缺陷。

正常情况下，全血或富血小板血浆的血小板可黏附至玻璃，因为 Fg 首先沉积在玻璃上，血小板然后黏附至固定的 Fg。GT 患者，血小板不能黏附至玻璃，此为玻璃珠滞留试验异常的分子基础。血小板促凝活性报道不一，可能与个体差异或试验方法不一有关。部分患者有血小板微颗粒形成缺陷。在流动小室试验中，患者血小板在低中度剪切率下黏附至去内皮细胞的血管正常，但不能正常铺展，形成血小板血栓；在高剪切率下，黏附缺陷。

GPⅡb/Ⅲa 和 aVp3 的定量方法有多种，包括单抗结合（采用流式细胞仪或反射标记）、免疫印迹等。按照 GPⅡb/Ⅲa 的量分为以下几型。

1. Ⅰ型

血小板膜表面测不到 GPⅡb/Ⅲa 复合物，α 颗粒内 Fg 水平很低，血小板聚集和血块退缩严重缺陷，但血小板表面可测到少量（1% ~5%）的 GPⅡb、pro-GPⅡb、GPⅢa 或 GPⅡb/Ⅲa。

2. Ⅱ型

GPⅡb/Ⅲa 明显减少，约为正常的 10% ~20%，α 颗粒内 Fg 水平接近正常，血小板形成大聚集体的能力缺陷。

3. 变异型

GPⅡb/Ⅲa 低或正常，一般 >50%，但血小板功能受损，当血小板被激活时，不能聚集和结合 Fg，目前发现的突变为 *GPⅢa* 亚基上的点突变。

Ⅰ型多见，在对 64 例报道中，Ⅰ型占 78%，Ⅱ型占 14%，变异型 8%。

尽管 aVβ3 在血小板上很少，但用放射性抗体标记或流式细胞仪可测出，在 EB 病毒转化的患者淋巴细胞上也可检测到。aVβ3 水平对于初步判断患者是 GPⅡb 或 GPⅢa 缺陷非常有用，因为 GPⅢa 缺乏的患者也缺乏 aVβ3。

Fg 结合试验用于评价 GPⅡb/Ⅲa 复合物的功能，常用的方法是在血小板悬液中加入放射性标记的 Fg，测定血小板在 ADP 等诱导剂刺激下的放射结合活性。Fg 也可被荧光分子标记，这样，可用流式细胞仪来测定 Fg 结合，这些方法非常适合于变异型患者测定质的缺陷。仅结合活化形式的 GPⅡb/Ⅲa 复合物的单抗 PACI 也有相同的效果。

GPⅡb/Ⅲa 基因测定可进一步确定诊断，并分析结构与功能的关系。

4. 鉴别诊断

血小板无力症携带者一般血小板功能正常，患者 GPⅡb/Ⅲa 数量仅为正常的 60%。

诊断血小板无力症时要注意鉴别：黏膜出血，而不是关节肌肉出血，有助于与血友病鉴别。尽管无纤维蛋白原血症也有血小板聚集试验异常，但除黏膜出血外，还有脐带出血、肌肉出血、内脏出血等，血浆纤维蛋白原测定可作出鉴别。血小板无力症一般于出生时或儿童早期发病，详细的病史可与血小板获得性异常鉴别。产生抗 GPⅡb/Ⅲa 抗体的自身免疫性疾病可有血小板无力症表现及类似的实验室异常，混合试验（患者血浆 + 正常血小板）可以与这些获得性疾病鉴别。

（三）MYH9 综合征

MYH9 相关综合征是一类较为常见的常染色体显性遗传的巨大血小板，其临床表现为血小板巨大、血小板减少与中性粒细胞包涵体，部分患者并发有肾炎、耳聋和先天性白内障。MYH9 综合征包括梅—黑异常、Sebstain 综合征、Fechtner 综合征和爱泼斯坦综合征。这 4 种疾病有不同的临床与实验室表现，Sebstain 综合征与梅—黑异常的区别在于中性粒细胞的超微结构，梅—黑异常的中性粒细胞包涵体的胞浆内有平行排列的微丝，而 Sebstain 综合征粒细胞包涵体的胞浆由杂乱的微丝和粗面内质网及少量核糖体组成。Fechtner 综合征和爱泼斯坦综合征除了血液学表现外，还表现为遗传性耳聋和（或）白内障等，但爱泼斯坦综合征无中性粒细胞包涵体。2002 年学者们证实这些疾病都是非肌性肌球蛋白重链 9 基因（*MYH9*）突变所致，故统称为 MYH9 相关综合征。*MYH9* 基因位于染色体 22q12.3，含有 40 个外显子，编码 1 691 个氨基酸；已发现 26 种突变，以错义突变最多见，少数为无义突变、小片断缺失或大片断缺失。*MYH9* 基因编码非肌性肌球蛋白重链（NMMHC）。目前已发现有 18 种不同种类的肌球蛋白，由 2 条重链与 2 条具有调节功能的轻链组成。人类表达第二肌球蛋白的 3 种 NMM-HC，命名为 A、B 和 C。大多数细胞都可以表达这 3 种 NMMHC，如肾脏、耳蜗与晶状体，而中性粒细胞和血小板只表达 NMMHC-ⅡA。各种 MYH9 相关综合征患者的血小板中 NMMHC-ⅡA 的表达比正常人低 50% 左右，推测巨大血小板和血小板减少的机制是单倍体剂量不足；中性粒细胞的 NMMHC-ⅡA 表达比正常人同样减少，中性粒细胞包涵体是异常 NMMHC-ⅡA 的聚集，其机制可能是负显性效应。同一 MYH9 突变引起不同临床表现的机制尚不清楚，可能与突变的部位以及患者的年龄有关。

MYH9 综合征患者的出血倾向较轻，极少有严重的出血；血小板体积增大，可与红细胞相当；因此血液中血小板总的体积不至明显减少；血小板功能基本保持正常。一般而言，血液变化出现早，而组织与器官病变发生较晚，因此在同一家系内不同患者表现为不同的综合征。

国内曾报道过 2 个家系梅—黑异常，均为 *MYH9* 基因 38 号外显子 *G552IA* 突变。我院发现了 6 例梅—黑异常，并在国内首次报道了 Fechtner 综合征，先证者及其家系的 *MYH9* 基因 40 号外显子第 5 981 位核苷酸发生 C→T 杂合性突变，使 1 933 位密码子（CGA，编码 Arg）转变为终止密码 TGA。

MYH9 相关综合征呈常染色体显性遗传，往往有家族史。由于患者的出血倾向较轻，幼年时常无症状，因此往往在成年后才被诊断。患者的血小板计数有不同程度的减少，有时可严重降低。血涂片检查具有重要的意义，易见巨大的血小板；除爱泼斯坦综合征外，都可在中性粒细胞中发现蓝灰色的包涵体。有时包涵体染色较浅不易察觉，应将血涂片深染并偏碱性。如能用 DAPI 荧光染料染色，可在荧光显微镜下清楚地见到包涵体，该法也可用流式细胞仪检测。电子显微镜观察中性粒细胞包涵体的结构有助于不同类型的鉴别诊断。骨髓检查见巨核细胞内膜带异常，丛状集聚在一定区域。要注意眼、耳与尿的检查，有无蛋白尿与镜下血尿，有无肾功能异常，及要时做肾组织活检。发生肾功能衰竭者预后不良。

患者有明显的血小板减少，绝大多数患者在初诊时都被误诊为 ITP，经受了不必要的激素治疗或脾切除。医生要注意患者是否自幼就有血小板减少或出血倾向，是否有家族史，要亲自查看血涂片与骨髓片，注意血小板的大小与形态，以免误诊。

患者的血小板巨大，要与 BSS 或其他有巨大血小板的疾病鉴别。

奥尔波特综合征表现为肾炎、耳聋和先天性白内障，但无巨大血小板、血小板减少与中性粒细胞包涵体，一般不会混淆。

（四）其他先天性血小板功能异常性疾病

1. 储存池病

血小板含有特异的 α 颗粒与致密颗粒，具有重要的功能，缺乏这些颗粒将引起出血。

（1）α 储存池缺陷：本病又称灰色血小板综合征，由于瑞氏染色血小板呈灰蓝色而命名，属常染色体遗传。正常血小板包含约 40 个 α 颗粒，内含有血小板特异或相对特异的蛋白，前者如血小板第 4 因子（PF4）、β 血小板球蛋白（βTG）、凝血酶敏感蛋白（TSP）和血小板源生长因子（PDGF），后者如纤维蛋白原、因子 V、vWF、IgG、白蛋白和纤维连接蛋白等。电镜下，患者缺乏正常的 α 颗粒，仅有空泡和小的 α 颗粒前体，其他颗粒正常，空泡外膜和小 α 颗粒前体有 P-选择素和 GPⅡbⅢa，在凝血酶刺激下可转位至血小板表面。

本病为常染色体隐性遗传。临床表现为从儿童期即可有出血，主要是轻中度皮肤黏膜出血，多有脾肿大。实验室检查检查有出血时间延长、血小板轻中度减少和血小板巨大，呈灰色，通常较难辨认。血小板聚集几乎正常，出血时间延长，提示血小板存在质的缺陷，血小板寿命缩短。α 颗粒的内容物如 PF4、βTG、vWF、TSP、纤维连接蛋白和因子 V 大大减少，但白蛋白和 IgG 正常，血浆中 PF4 和 βTG 浓度正常或增高。电子显微镜检查 α 颗粒减少或缺如。

（2）δ 储存池病：正常血小板包含 3～6 个致密颗粒（δ 颗粒），颗粒内含有 ADP、

ATP、钙离子、焦磷酸盐和 5-羟色胺等。δ 颗粒膜上有 granulophysin（CD63），该蛋白在血小板被激活时，转位至血小板膜表面。

本病为常染色体显性遗传。临床表现为轻中度出血，分娩，拔牙或手术后可有过度出血，服用阿司匹林等抗血小板药后出血加重。血小板计数和形态通常正常，出血时间一般延长，ADP 和肾上腺素诱导的血小板聚集缺少第二波，低浓度胶原诱导的聚集减少或缺如，但对高浓度胶原则正常或几乎正常。血小板中 5-羟色胺含量减少，但其摄取正常，由于无储存之处，5-羟色胺出血小板或被血小板单胺氧化酶代谢。δ 颗粒的 ADP 浓度不再与整个血小板 ADP 含量平行，ATP：ADP 比值升至 3.0（正常 <2.5），采用流式细胞术，以米帕林（阿的平）染色，可快速检出 δ 储存池缺陷的血小板。电子显微镜检查无致密颗粒。

（3）αδ 储存池缺陷：很少患者同时有 α 和 δ 颗粒不同程度的缺陷，临床表现和实验室检查主要同 δ 储存池缺陷，一般 δ 颗粒缺乏较 α 颗粒严重。有报道可同时伴 P-选择素和 α_2 肾上腺素减少，GPⅣ 增加。

2. 威—奥综合征

本病的病因为威—奥蛋白（WASP）的异常，WASP 在所有造血干细胞及其衍生的系列均有表达，它参与了 G 蛋白耦联受体的信号传递，与肌动蛋白多聚化有关。部分患者 CD43 的缺陷，CD43 富含糖类，表达在 T、B 淋巴细胞、单核细胞、中性粒细胞及血小板上。CD43 异常主要是 O-连的寡糖合成异常。CD43 可结合 ICAM-1，后者参与免疫功能，因此 CD43 异常可能与免疫缺陷有关。

本病为 X 染色体连锁遗传，临床上严重程度差异很大，主要表现为小血小板、血小板减少、反复感染、湿疹，但仅 1/4 的患者有典型的三联征：感染、血小板减少和湿疹。1/3 无家族史。患者常在出生数月内即有出血表现，如鼻出血、出血性腹泻和颅内出血，生后 6 个月出现湿疹、感染。每年有 2% 的危险伴发淋巴网状系统恶性肿瘤如急性白血病、大细胞非霍奇金淋巴瘤等，此时有淋巴结及肝脾肿大。可伴自身免疫性疾病如关节炎、血管炎、自身免疫性溶血性贫血和免疫性血小板减少等。免疫功能低下可能增加了该病伴发淋巴网状系统恶性肿瘤的危险，成年前的死因主要是感染、出血或恶性肿瘤。生存期一般 <10 年。

实验室检查为血小板计数减少，约一半的患者在诊断时 $<20 \times 10^9/L$，血小板体积减小至正常人的 50%，血小板内钙蛋白酶减少。少部分有淋巴细胞和嗜酸性粒细胞减少。出血时间延长，但与血小板计数不成比例。血小板聚集和致密体释放功能有不同程度的异常，血小板形态基本正常。免疫学检测变化很大，部分有 CD8 T 细胞减少、血清 IgG 一般正常、IgM 减少、IgA 和 IgE 增高，脂多糖刺激的免疫反应缺陷。

3. 植物固醇代谢异常

植物固醇血症，又称 β-谷固醇血症，是一种常染色体隐性遗传病。患者主要表现为脂质代谢异常，植物固醇在血液和组织中积聚，从而引起黄色瘤、早发性冠心病、动脉粥样硬化和关节炎等。最近 Rees 与国内学者相继发现部分患者还表现为溶血性贫血、血小板减少和脾肿大，少数患者只有血液学异常而无黄色瘤或全身性表现，极易误诊。植物固醇血症患者红细胞膜的植物固醇含量也升高，导致红细胞异形与溶血，血小板减少而体积增大，出血倾向较轻，一般无自发性出血，往往在生命早期就有巨脾。本病的分子缺陷是 *ABCG5* 和 *ABCG8* 基因突变，血浆中植物固醇含量增高数十倍，而血清中胆固醇含量正常或仅轻度增加。用高效液相层析或气相层析—质谱技术定量测定血浆（血清）植物固醇含量可诊断本病。有条件的单位可开展 *ABCG5* 和 *ABCG8* 基因检测。植物固醇血症被认为是一种罕见疾病，全世界至今仅有 100 例报道。但我院血液科就发现了 7 个家系 12 个病例，说明本病决非如想象的罕见。

4. 斯科特综合征

是一种少见的常染色体隐性遗传性出血性疾病，其特征是患者单纯的血小板膜磷脂促凝血活性（PCA，原称血小板第三因子）缺乏。静息血小板膜上磷脂酰胆固醇（PC）和鞘氨醇（SM）主要分布在双分子层外层，而磷脂酰丝氨酸（PS）和磷脂酰乙醇胺（PE）几乎全部排列于内层。当血小板被激活时，膜磷脂在双分子层间快速翻转，导致这种非对称性分布消失，PS 暴露于膜表面，其上因子Ⅴa 的结合位点、凝血因子和凝血因子酶的浓度在活化的血小板膜表面大大增加，凝血因子酶催化效率提高了近 106 倍。

斯科特综合征患者的血小板 PS 表达明显低于正常，并与凝血因子酶活性存在相关性，说明患者血小板及其他血细胞在激活时，PS 暴露于膜表面障碍，PCA 降低，有关的发病机制可能与氨基磷脂转移酶（转运 PS 和 PE 从膜外至膜内侧）、外翻转酶或脂质移位酶有关。

临床上表现为出血。当患者血小板和其他血细胞被激活时，血小板微颗粒形成减少，导致正常凝血所需的依赖维生素 K 的酶复合物的激活和装配障碍，引起出血。实验室检查为血清凝血因子时间缩短，可被洗涤的正常血小板或脂质提取物所纠正，但正常人的血清不能纠正，反映了凝血过程中，凝血因子消耗减少。白陶土或蝰蛇毒作激活药，测定 PF3 有效性结果降低。血小板计数、形态、黏附聚集功能均正常。

5. 其他少见的疾病

其他少见的疾病包括魁北克血小板病、蒙特利尔血小板综合征、巨大血小板伴二尖瓣功能不全、血小板减少无桡骨、赫曼斯基—普德拉克综合征、白细胞异常色素减退综合征以及 GATA-I 相关的血小板减少伴红细胞生成异常。这类疾病罕见，本章不作介绍。

二、先天性血小板功能异常的治疗

目前对先天性血小板功能异常尚无特效治疗。临床治疗包括基本治疗和对症治疗。

（一）基本治疗

对患者进行健康教育、提高患者对自身疾病的认识，注意口腔卫生对于减少牙龈出血非常重要。严禁使用抗血小板药物。由于出血而致的缺铁和贫血可补充铁剂和叶酸。尽早注射乙肝疫苗，注射时采用小针头，延长注射部位压迫时间，以防过度出血。在月经初潮时，即可有大量出血，事实上，几乎所有患者有月经过多，须行激素治疗，必要时，须紧急行子宫切除术，因此，在月经初潮前给予激素治疗是合理的，但应考虑到骨骼生长提前终止等不良反应。

（二）对症治疗

有牙龈出血或拔牙时，氨甲环酸漱口（15 mL，5% 溶液，每天 4 次），对于控制牙龈出血有效。局部应用氨甲环酸、凝血酶等可控制局部出血。但应用牛凝血酶者，可产生抗牛凝血酶抗体，且制剂中污染的因子Ⅴ，可诱导产生抗因子Ⅴ抗体，它与人因子Ⅴ有交叉反应，可导致严重出血。鼻出血较难控制，棉拭子局部用缩血管药物；硝酸银或三氯醋酸烧灼；前后鼻腔填塞；颌动脉结扎或栓塞。

（三）血小板输注

血小板输注是严重出血的主要支持治疗手段，也用于预防手术等应急时。由于患者终身须输血小板，因此应尽早注射乙肝疫苗。所输的血小板和红细胞须去除白细胞，以防同种免疫反应的发生和巨细胞病毒（CMV）的传播，也可预防输血时的发热反应。拟受孕的妇女，如 Rh 阴性，应避免输 Rh 阳性的血小板。有条件者，在开始就应输 HLA 相配的血小板，以最大程度减少同种免疫反应。

（四）止血药物

抗纤溶药物有效，氨基己酸（40 mg/kg，口服，每天 4 次）或氨甲环酸（0.5 ~ 1 g，口服，每天 3 ~ 4 次），后者胃肠道不良反应较少，但如有 DIC 时应禁用。去氨升压素（DDAVP）一般无效，但有报道可改善出血症状。近年来有关重组因子Ⅶa 治疗先天性血小板功能异常的报道逐渐增多，有条件时可以试用。

（五）骨髓移植与基因治疗

同种异体骨髓移植已经在多例血小板无力症与威—奥综合征患者获得成功，但考虑骨髓移植的危险性与可能产生的 GVHD，仅在特殊病例可以考虑。

基因治疗是未来发展的方向，目前已开展了血小板无力症与巨大血小板综合征基因治疗的动物实验，但实际应用尚待时日。

（辛　延）

第二节　获得性血小板功能异常

临床上获得性血小板功能异常要比原发性血小板功能异常更为多见。获得性血小板功能异常患者的血小板计数往往正常，并且有原发病或用药物治疗，因此容易被临床医生忽视。

一、病因

（一）药物所致的血小板功能异常

心脑血管疾病患者须长期服用抗血小板药物，是获得性血小板功能异常的最主要原因。

1. 阿司匹林及其他非甾体抗炎药

阿司匹林通过乙酰化抑制环氧化酶的活性，阻断了花生四烯酸的代谢过程，使血小板不能生成血栓烷（TX）A2。个别患者在服用阿司匹林后也可发生身体其他部位出血甚至颅内出血。美国曾对 22 000 男性医生用阿司匹林做心脑血管疾病一期预防实验，结果 0.5% 的人发生严重的胃肠道出血并须输血治疗，0.2% 发生脑出血，比对照组明显增高。

一般认为，除阿司匹林以外的其他非甾体抗炎药很少引起出血。但近几年来的总结资料表明，这类药物使胃肠道出血的发生率增高 4 倍，吲哚美辛（消炎痛）与萘普生的反应比布洛芬或氯灭酸更多见，在老年或原有消化性溃疡的患者尤易发生。

2. 氯吡格雷

氯吡格雷抑制血小板 ADP 受体，有特异的抗血小板作用。氯吡格雷引起出血的危险与阿司匹林相似。氯吡格雷偶可抑制骨髓引起血小板减少，约 0.2% 的患者在服用这类药物的 2 周内可能诱发血栓性血小板减少性紫癜，临床上应引起重视。氯吡格雷在体内经代谢后才有活性。近年来新一代的 ADP 受体拮抗剂 prasugrel 有直接与更强的作用，抗栓效果更好；但新的资料显示，prasugrel 引起主要出血与致命性出血的危险性为 2.4% 与 0.4%，明显高于氯吡格雷治疗组。

3. 抗 GPⅡbⅢa 复合物

抗 GPⅡbⅢa 复合物是新一代的抗血小板药物，通过阻断纤维蛋白原受体抑制血小板聚集。这些药物包括阿昔单抗、合成多肽和小分子非肽物质。抗 GPⅡbⅢa 复合物可预防经皮冠状动脉手术或急性心肌梗死溶栓后的血管再闭塞。Abciximab 可能导致血小板减少，0.3% ~1% 的患者血小板计数低于 $20 \times 10^9/L$。Abciximab 有很强的抑制血小板功能的作用，可能导致明显的出血，发生率为 1.4% ~10.9%，主要表现为手术失血增加，穿刺部位持续渗血，腹膜出血，少数发生颅内出血。严重出血往往与同时运用的大剂量肝素有关，如按体重减低肝素用量可明显减少颅内出血的发生率。

4. 其他药物

某些抗生素，如青霉素、氨苄西林、羧苄西林与阿洛西林等，偶尔有导致的血小板功能异常的报道。

（二）全身性疾病

其他一些疾病或病理过程，如尿毒症、肝硬化、骨髓瘤、骨髓增殖性疾病与心肺旁路手术，也可因血小板功能异常导致出血的发生。

二、治疗

获得性血小板功能异常的治疗基本与原发性血小板功能异常相同。有原发病者应以治疗原发病为主；与药物有关者应暂时停用药物。有明显出血表现时须输注新鲜血小板。止血药物，如重组因子Ⅶa、抗纤溶药物与 DDAVP 也有止血效果。

（辛　延）

参考文献

［1］沈悌，赵永强．血液病诊断及疗效标准［M］．北京：科学出版社，2018.

［2］格里芬·罗杰斯，尼尔·杨．贝塞斯达血液病学手册［M］．陈文明，译．北京：北京大学医学出版社，2018.

［3］浦权，姚永华．实用血液病骨髓病理学彩色图谱［M］．北京：科学出版社，2018.

［4］李宓．血液净化相关并发症［M］．北京：科学出版社，2016.

［5］李华，邹平．人体血液流变学［M］．北京：科学出版社，2016.

［6］周剑峰，孙汉英，张义成．血液病诊疗指南［M］．北京：科学出版社，2016.

［7］曾小菁．血液学检验技术［M］．北京：科学出版社，2016.

［8］李娟，王荷花．血液病简明鉴别诊断学［M］．北京：人民卫生出版社，2016.

［9］高广勋，董宝侠．血液病分子病理诊断学［M］．北京：第四军医大学出版社，2016.

［10］张梅，胡翊群．血液与肿瘤疾病［M］．北京：人民卫生出版社，2015.

［11］孙仁华，黄东胜．重症血液净化学［M］．杭州：浙江大学出版社，2015.

［12］黄晓军，吴德沛．内科学·血液内科分册［M］．北京：人民卫生出版社，2015.

［13］葛建国．血液病用药指导［M］．北京：人民军医出版社，2015.

［14］孙光．血液与造血系统健康［M］．北京：中国协和医科大学出版社，2015.

［15］李德爱，李雪松，张晓坚．血液病治疗药物的安全应用［M］．北京：人民卫生出版社，2015.

［16］阮长耿．血液病学高级教程［M］．北京：人民军医出版社，2015.

［17］胡豫．血液内科疾病临床诊疗思维［M］．北京：人民卫生出版社，2014.

［18］黄晓军．血液内科［M］．北京：中国医药科技出版社，2014.

［19］崔巍，韩冰．血液系统疾病［M］．北京：科学技术出版社，2014.

［20］王建祥．血液病诊疗规范［M］．北京：中国协和医科大学出版社，2014.